国医大师金世元中药特色技术传承丛书

北京地区中草药识别手册

主编 金 艳 鞠 海 李京生 罗 容

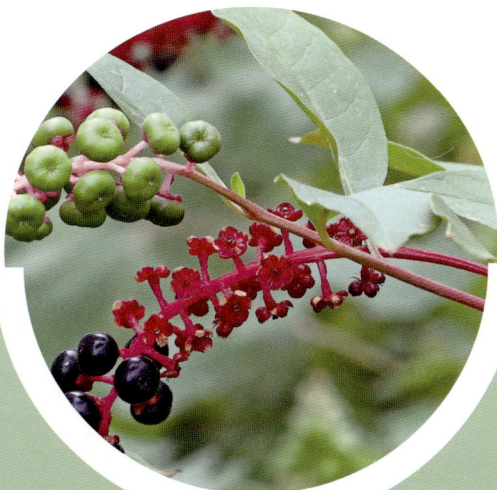

中国中医药出版社
·北 京·

图书在版编目（CIP）数据

北京地区中草药识别手册 / 金艳，鞠海，李京生，等主编 .—北京：
中国中医药出版社，2020.4

ISBN 978 – 7 – 5132 – 5940 – 8

Ⅰ . ①北… Ⅱ . ①金… ②鞠… ③李… Ⅲ . ①中草药—
北京—手册 Ⅳ . ① R282–62

中国版本图书馆 CIP 数据核字（2019）第 274742 号

中国中医药出版社出版

北京经济技术开发区科创十三街 31 号院二区 8 号楼
邮政编码　100176
传真　010–64405750
山东临沂新华印刷物流集团有限责任公司印刷
各地新华书店经销

开本 880×1230　1/32　印张 10.5　字数 241 千字
2020 年 4 月第 1 版　2020 年 4 月第 1 次印刷
书号　ISBN 978 – 7 – 5132 – 5940 – 8

定价　68.00 元
网址　www.cptcm.com

社 长 热 线　010–64405720
购 书 热 线　010–89535836
维 权 打 假　010–64405753

微信服务号　zgzyycbs
微商城网址　https://kdt.im/LIdUGr
官 方 微 博　http://e.weibo.com/cptcm
天猫旗舰店网址　https://zgzyycbs.tmall.com

如有印装质量问题请与本社出版部联系（010–64405510）

序

　　我自 1940 年在药庄学徒至今，从事中医药工作已近 80 年，一直致力于将自己在中药鉴别、中药炮制、中药制剂、中药调剂和中成药合理使用等方面积累的经验传授给大家。1961 年我调入北京卫生学校创建中药专业以来，培养学生 1200 余人，自 1991 年，亲自带徒已有百余人。

　　欣逢盛世，中医药迎来天时、地利、人和大好发展时机。老骥伏枥，志在千里，我每月坚持为徒授课，然毕竟年事已高、精力有限。所幸 2016 年北京市朝阳区启动中药特色技术传承工程，本人亲传弟子金艳、李京生、鞠海、于葆墀、罗容、翟华强和北京中医药大学中药学院李向日教授入选为指导老师，遴选朝阳区基层中药师和中医师作为学术经验传承人，成为我的再传弟子。本人亲传弟子、朝阳区卫生健康委中医药管理科科长冯传有经常与各位指导老师研究中药特色技术传承教学方式和内容，定期向我汇报朝阳区医药圆融教学工作进展。朝阳区中药特色技术传承工程师徒们走过首都城区，踏遍京郊大地，辨识中药；亦到河北安国、云南昆明、四川成都、安徽亳州等中药材市场及浙江杭州胡庆余堂、北京同仁堂等老字号药店游学观摩，到山东烟台考察海洋药材，开展中药饮片传统炮制、中药传统制剂实践教学；到北京各大医院中药房学习中药饮片调剂技术；到北京地质博物馆学习矿物类药的鉴别；到梅花鹿、蛇、蚕等养殖基地学习动物类药的养殖技术；参加本人讲授的中成药合理使用大课堂的学习。朝阳区中药特色技术传承团队注重教学成果转化，将教学内容与全区医疗机构中药采购验收专项检查和中药饮片抽检工作相结合，建立了区级中药质控专家团队；承办全市中药饮片采购验收人员技能培训班，参加全国第四次中药资源普查（北京市昌平区）工作；通过定期举办朝阳区医疗机构中药师沙龙，建立中药师微信群答疑解惑的方式，让更多人能够学习到中药特色传统技术与现代知识，提升了师承工程效果。为将中草药传统识别经验、中药饮片传统性状鉴别、中药饮片传统炮制方法等传授给更多中医药人，提升基层中医药服务能力，为百姓提供更好的中医药健康服务，全体师徒三年多来注重收集中药历史文献，将实地采集的标本、自己拍摄的鲜药和中药饮片照片分类整理、汇集成册，编著成适合基层中医药从业人员使用的系列手册，几易其稿。《国医大师金世元中药特色技术传承丛书》首本《北京地区中草药识别手册》交我逐幅照片审校，提出修改意见，终成此书。即将出版之际，我欣然为之作序，希望此系列丛书能让更多的基层中医药人员受益，将中医学精华传承下去，造福人类，走向世界。

金世元

2019 年 8 月 24 日

目　录

上篇　总论

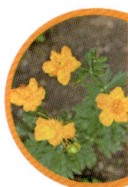
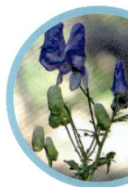
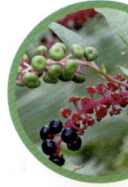
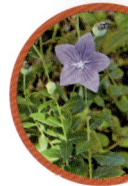

下篇　各论

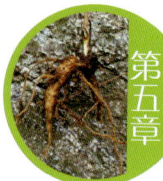

第五章　根及根茎类　　021

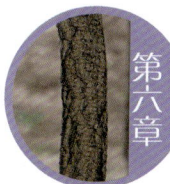

第六章　皮、茎木类　127

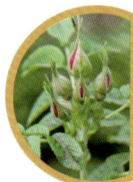

第七章 花、叶类 149

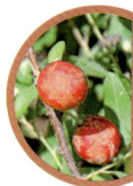

第八章 果实、种子类 185

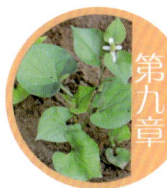

第九章　全草类 253

注：打 * 中药为有毒品种。

上篇　总论

第一章

北京市地理及中草药资源概况

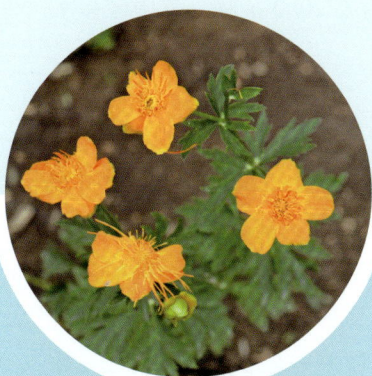

一、北京市地理概况

北京作为祖国的首都，处于华北大平原的西北端。其面积约1.68余万平方公里。北京市的东部和南部属于平原，北部和西部是山区。山区约占全市面积的五分之三。西部山区称西山，属于太行山脉，北部山地称为军都山，属于燕山山脉；两条山脉在南口汇合。山地大部海拔在1 000米以下；最高峰为东灵山，海拔高达2 303米，是北京境内的最高峰，山区和平原交界处，有海拔200米以下的丘陵地带，自西北向东南形成平缓降落的坡度。北京平原是由许多大大小小的扇形地和洪冲淤积平原连接而成，形成这些平原的河流有永定河、潮白河、温榆河、拒马河等。

北京四季明显，冬季寒冷而干燥；夏季有来自海洋的偏南气流，温和而湿润，属于温带大陆性季风气候。平原无霜期为195天，山区的无霜期短。北京的降雨多集中于夏季，6～8三个月的降水量约占全年降水总量的70%。冬季降水量少，夏季高温多雨，与植物的生长季节相适应，为植物提供了生长繁殖的有利条件。

北京的植物资源丰富，有高等植物2000余种，其中较多具有经济价值及药用价值的植物。

二、北京市中草药资源概况

北京有较丰富的中草药资源，据20世纪60～80年代资源普查，有中草药300余种，其中常用中草药有数十种，东北部、北部、西北部、西南部山区野生中草药品种有黄芩、地榆、柴胡、白头翁、漏芦、防风、仙鹤草、葛根、益母草、蛇莓、牛蒡子、升麻、远志、桔梗、豨莶草、白屈菜等；东南部、南部平原地区野生中草药品种有小蓟、马齿苋、地肤子、龙葵、萹蓄、鸭跖草、墨旱莲、旋覆花等。南部的大兴、西北部的海淀等湿地野生品种有芦根、蒲黄等。

北京市中草药生长环境条件：

（1）高山　海拔1 000米以上，分布有山地草甸的地带，气候高寒潮湿，土壤湿润并含有机质较多，植被茂密。生长的中草药有金莲花、拳参等。

（2）低山　海拔1 000米以下，阳坡生长的中草药有漏芦、黄芩、知母、远志等，阴坡生长的中草药有五味子、草乌、黄精、玉竹等。

（3）河边　湖边沼泽地生有芦根、蒲黄等中草药。

（4）田间　荒地、路边生有车前草、萹蓄、小蓟、马齿苋等。

部分中草药的生长有严格的条件，如卷柏、瓦松等。而有些中草药的生命力强，对环境适应能力强，平原及山区均可生长，如车前草、萹蓄等。

中草药的栽培，有的品种可以追溯至新中国成立前，如药店所需的鲜薄荷、鲜藿香、鲜佩兰等，多由丰台樊村一带的花农种植。新中国成立后，北京市药材公司在昌平小汤山建有中草药种植试验基地，20世纪60～70年代有很多农村合作医疗站种植中草药。近几十年郊区的一些公司或个人逐渐开始重视中草药的种植，如怀柔种植西洋参，门头沟发展黄芩的种植，园林部门结合绿化种植药用观赏中草药，如连翘、月季、玫瑰、杜仲、牡丹、芍药、丹参、瞿麦（包括石竹）、杜仲、槐、银杏、垂盆草、鸡冠花、月季等。

第二章

中草药的采收

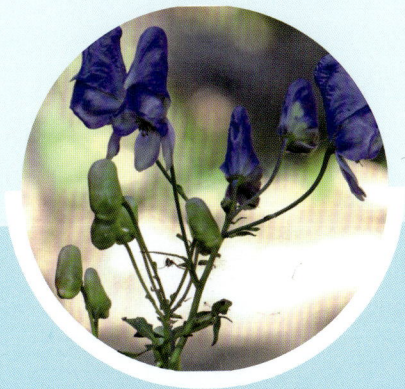

一、采收原则

1. 遵守国家有关法规。

2. 注意资源保护和环境保护，以利于野生资源的可持续发展。一般采大留小，采收时注意留下种子。

3. 采收要注意采收季节，有计划采收，不要采收过多，以防破坏资源和使用不完造成浪费。

4. 正确识别原植物，避免采错或误采有毒植物，如北京就曾出现过黄花铁线莲（透骨草）误采成有毒的细叶铁线莲（断肠草）的事故。

5. 采集时要注意对识别不清的植物不要随便口尝，避免中毒。

二、采收季节

中草药的质量与产地、生长年限、采收季节、采收时间及采收方法等有密切的关系。如草麻黄在春天生物碱含量很低，但到夏天含量增加，并在 8～9 月达到最高点，此后含量又显著下降。所以，中草药的采收应该在有效成分含量最高的时候进行，才能得到优质的药材。

由于中草药药用部位不同，适宜的采收时间是不同的，一般采收规律如下：

1. 根及根茎类　根和根茎类中草药一般多在深秋、初冬季节，植物生长停止、花叶萎谢的休眠期及春初发芽前或刚露苗时采收。因为初春时植物准备萌发，根部储藏的大量营养物质刚开始分解；而在秋冬时植物根及根茎储满养分，代谢低，有效成分高，营养物质丰富。如防风、南沙参等。但也有例外情况。

2. 藤及木类　藤及木类中草药一般多在秋冬季节采收，如忍冬藤等；若与叶同用，则应在植株生长最旺盛时采收，如槲寄生等。有的可结合林木砍伐采收，如松节等。

3. 皮类　茎皮类中草药多在春夏之交采收，此时植物生长旺盛，皮部养分和汁液增多，形成层细胞分裂快，皮部与木部易于分离，利于剥取树皮，同时伤口也较易愈合，如黄柏、杜仲、合欢皮等。根皮多在秋季采收。如香加皮、地骨皮等。

4. 叶类　叶类中草药宜在植株生长最旺盛，花未开放或花开时采收，此时植株已经完全长成，光合作用旺盛，有效成分含量高，若一旦结实，叶肉储藏的营养物质便转移到花或果实中，影响其质量和产量，如大青叶、紫苏叶等。但也有些叶类宜在秋霜后采收，如桑叶须经霜后采。

5. 花类　花类中草药多在花蕾含苞待放时采收，如金银花、槐米等，如已盛开，则花易散瓣、破碎、褪色、香气散失而影响质量；有的则在花朵初开时采收，如月季花、菊花等；而花粉类中草药应在盛开时采收，如蒲黄、松花粉等。

6. 果实及种子类　果实类中草药多在自然成熟时采收，如山楂、瓜蒌等。种子多应在完全成熟后采收，这时种子发育成熟，籽粒饱满，有效成分高，如牵牛子等；对成熟期不一致的种子类中草药，宜分批采收，以免种子散落，如急性子等。

7. 全草类　全草类中草药多在植物生长最旺盛或花将开放时采收，如益母草、青蒿等。

第三章

中草药的产地加工

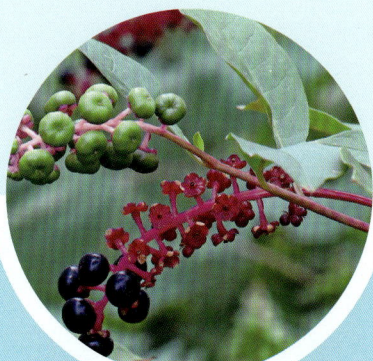

采收的中药除少数供鲜用外，如生地、芦根等，绝大部分均根据需要在产地经过拣、洗、切、蒸、煮、烫、干燥等处理，以符合商品规格要求，保证药材质量，便于包装、运输与储存。

中草药因种类多，商品规格要求不一，各地传统用药习惯也不相同，故加工方法各异。现将一般常见的加工方法简述如下：

一、拣、洗

采回的药材需除去杂质及非入药部分，如柴胡去地上茎，香加皮去木心，赤芍去地上部分，花类去茎叶等。同时还要洗净泥土，但要注意有的中草药不能水洗，如黄芩、生地等洗后会变质。

二、切

凡质地坚硬，不易干燥的根及根茎类药材，如葛根、苦参等，常趁鲜时切成片或块，以利干燥。还有一些较大的果实类中草药如木瓜，往往纵切成两瓣再干燥。

三、蒸、煮、烫

一些富含浆汁、淀粉或糖分多的药材，采回后，洗净放入沸水中烫片刻或稍煮，如百合等；有的经蒸后能杀死虫卵，保存药效，如桑螵蛸等。

四、刮皮

药材采收后，洗净入沸水烫后刮去外皮，然后干燥，使色洁白美观，如北沙参、白芍等。

五、去壳

种子类药材，果实采回后晒干去壳取种子，如苦杏仁、决明子等。

六、发汗

有些药材采回后，需堆放起来使其发热，或微蒸、煮后堆放起来发热，使其内部水分往外挥发，变软变色，以利干燥，这种方法称"发汗"。如厚朴、玄参等，通过发汗，使其具有特殊色泽。有的药材为了内外干燥一致，必须经过"发汗"处理。

七、干燥

药材在采收后初步加工时，需进行干燥。常用的干燥方法有以下几种。

1. 晒干 利用阳光直接晒干，这是一种最方便、经济的干燥方法。但晒干法常受天气变化的影响，是其缺点，必要时阴雨天可改用烘干法。多数药材可用晒干法来干燥，但需注意：①含挥发油的药材不宜采用此法，以免挥发油散失，如薄荷等；②药材色泽和有效成分受日光照射后易变色、变质者，不宜用此法，如红花、金银花等；③在烈日下晒后易爆裂者不宜用本法，如牛黄。

2. 烘干 利用火热或电热使药材干燥的方法，可在烘箱、烘房或烘炕上进行，其优点是不受天气变化的影响，干燥速度快。温度一般以 50～60℃为宜。若药材成分会因加热而变化的，干燥时应用40℃以下的低温处理为好，其中以20～30℃为宜。一般根及根茎类以30～65℃为宜；果实类以70～90℃为宜；含挥发油类的中草药，宜 25 ～ 30℃。

3. 阴干 将药材放置或悬挂在通风的室内或荫棚下，使水分在空气中自然蒸发而干燥。此法主要适用于含挥发性成分的花类、叶类及草类药材，如薄荷、玫瑰花、荆芥等。需经常翻动，以防霉坏或色泽不匀。

第四章

中草药的野外辨识技巧

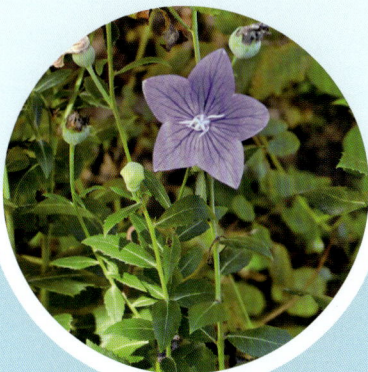

中药大部分为植物，野外识别中草药前首先要做好一些必要的准备工作。一是提前了解野外的环境情况。中草药生长有不同的环境，即使在同一个地区的山区、平原生长的中草药种类也不尽相同，山区的高山与低山中草药种类也不同，如低山地带可见酸枣仁、远志、桔梗等，而高山地带可见拳参、金莲花、瞿麦等。二是准备好必要的工具书，如中草药图谱等书籍（尽量选择适合本地区应用的）；用电脑或手机查阅《中国植物志》等资料。另外去野外采集识别中草药要准备好必要的采挖工具和野外防护用品，注意人身安全。

1. 观察高等植物、低等植物 低等植物包括藻类（如生长在海洋的昆布、海藻）、地衣类（如松萝）；高等植物包括苔藓类、蕨类（如北京石韦）；种子植物（又分为裸子植物和被子植物，裸子植物如侧柏、油松；被子植物如柴胡、防风等），种子植物又分为双子叶植物（如益母草、党参）和单子叶植物（如薏苡仁、白茅根）；现在使用最多是种子植物，而在种子植物中药用数量最多的是被子植物。

2. 观察木本植物、草本植物 木本植物分为乔木（也习称为树木，如桑、合欢）、灌木（如连翘）、木质藤本（如木通）；草本植物分为多年生草本（如桔梗）、二年生草本（如板蓝根）、一年生草本（如荆芥、决明子）、草质藤本（如牵牛子）。

3. 观察药用植物茎的特征 木本植物要观察树干、枝条或藤茎的颜色、皮孔、有无刺状物等。

草本植物注意观察茎的特征：①形态：如野菊花茎为圆柱形、益母草茎为方柱形、香附茎为三棱柱形；②有无节和节间：如薏苡的节和节间明显；③有无毛茸：如豨莶草茎有毛；④茎的质地：如仙人掌为肉质茎。

4. 观察叶的特征　首先观察叶的着生状态，也就是叶序类型，叶有互生（如苍术）、对生（如紫苏）、轮生（如黄精）、簇生（如银杏）。其次要注意观察叶的特征：①叶片形态（叶形、叶缘、叶基、叶端）、大小、有无分裂、颜色、表面特征等，不同的药用植物叶片形状不同；②有无叶柄、叶鞘；③有无托叶；④叶的质地，膜质（如半夏）、草质（如薄荷）、革质（如柿）、肉质（如马齿苋）；⑤叶片有无毛茸等特征；⑥有无特殊气味；⑦有无乳汁。还要注意植物的叶是单叶还是复叶，杜仲、桔梗、牵牛等药用植物的叶均为单叶，葛根为三出复叶，国槐为单数羽状复叶，皂荚树为双（偶）数羽状复叶，柚为单身复叶。

5. 观察花和花序的特征　花是植物分类的主要依据，注意花的形态，丹参是唇形花，槐花是蝶形花，桔梗的花是钟形花。花主要注意观察：①花萼；②花冠（花瓣），如常见的月季花为离瓣花（花瓣分离），牵牛花为合瓣花；③雄蕊的数目、类型；④雌蕊形态、类型；⑤有无特异气味等。

注意花序的类型，车前草是穗状花序，苦参是总状花序，半夏是肉穗花序，大葱是伞形花序，柴胡是复伞形花序，山楂是伞房花序，菊花是头状花序，无花果是隐头状花序，益母草是轮伞花序。

6. 观察果实和种子的特征　注意观察果实的形状、颜色、大小、表面特征、气味等；还要注意果实的类型，果实分为单果（肉质果、干果）、聚花果和聚合果。肉质果包括浆果（如枸杞子）、柑果（如柚）、核果（如桃、杏）、梨果（如苹果、山楂）、瓠果（如瓜蒌、西瓜）；干果又分为裂果和不裂果，裂果包括蓇葖果（如萝藦）、蒴果（如连翘、百合）、荚果（如决明子、大豆）、角果（如油菜）；不裂果包括翅果（如杜仲）、双悬果（如小茴香）、颖果（如小麦、水稻）、坚果（如板栗）、瘦果（如向日葵）、胞果（如地肤子）；桑椹为聚花果；八角茴香为聚合果。

种子要注意形状、大小、种皮的颜色、表面特征（种脐、合点、种脊）、质地、折断面（种仁）、气味等特征。

7. 观察根和根茎的特征　根与根茎是两个不同的植物器官，因多生于土壤中，有相似之处。

根茎属于茎的变态，与根不同的是有节和节间，如黄精、白茅根、玉竹等药用植物的药用部分均为根茎，苍术等药用部分也是根茎；百合、薤白等植物的药用部分是鳞茎，同样属于茎的变态。

注意观察根系的类型，根系分为直根系（如柴胡）、须根系（如紫菀）。注意根的形态：如黄芩为圆锥形根，而石斛的气生根不长在土壤中而长在地上的茎上，菟丝子的根是寄生根寄生在豆科等植物上。何首乌块根折断面皮部可见有多个类圆形的异型维管束，习称"云锦花纹"；商陆根的折断面可见有多个同心环纹，习称"罗盘纹"。

8. 真菌类中草药的识别　真菌为低等生物，主要为菌丝，没有根、茎、叶的分化，以孢子繁殖。真菌类中草药有的药用部分为子实体，如灵芝的子实体分为菌盖和菌柄、马勃的子实体为球形、猪苓的药用部位是生长在地下的菌核。野外识别时应注意观察真菌的形状、大小、颜色、气味等特征。

下篇

各论

第五章

根及根茎类

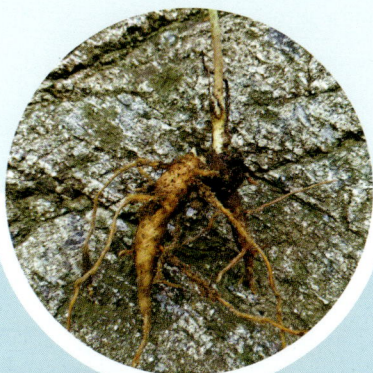

○ 山 药 ○

【基　原】本品为薯蓣科植物薯蓣 *Dioscorea opposita* Thunb. 的干燥根茎。

【分布生境】北京山区有野生，如怀柔二道关、昌平白羊沟等地。生于山坡、林下、灌木丛中。

【植物形态】多年生缠绕草质藤本。根茎长圆柱形；单叶在茎下部互生，中部以上的叶对生，叶片卵状三角形至宽卵形或戟形，边缘常 3 浅裂至 3 深裂；幼苗时叶片为宽卵形或卵圆形，叶腋内常有珠芽。雌雄异株。雄花序为穗状花序，苞片和花被片有紫褐色斑点；雄蕊 6。雌花序为穗状花序。蒴果三棱状扁圆形或三棱状圆形。花、果期 6～10 月。

【采收加工】秋季茎叶枯萎后采挖，切去根头，洗净，除去外皮及须根，干燥；习称"毛山药"；或选择肥大顺直的干燥"毛山药"，置清水中，浸至无干心，闷透，切齐两端，用木板搓成圆柱状，晒干，打光，习称"光山药"。

【经验鉴别】光山药和毛山药二者功效没有区别，习惯上认为光山药质量较好。光山药长圆柱形，表面洁白色，光滑细腻，两端平齐；毛山药表面黄白色，偶带有未刮净的栓皮。二者均质地坚实，断面白色，颗粒状，粉性足，气微，味淡微酸。质量均以条粗壮、质地坚实、粉性足者为优。

【性味归经】甘，平。归脾、肺、肾经。

【功能主治】补脾养胃，生津益肺，补肾涩精。用于脾虚食少，久泻不止，肺虚喘咳，肾虚遗精，带下，尿频，虚热消渴。

【用法用量】内服：煎汤，15～30g；或入丸、散。外用：捣敷。

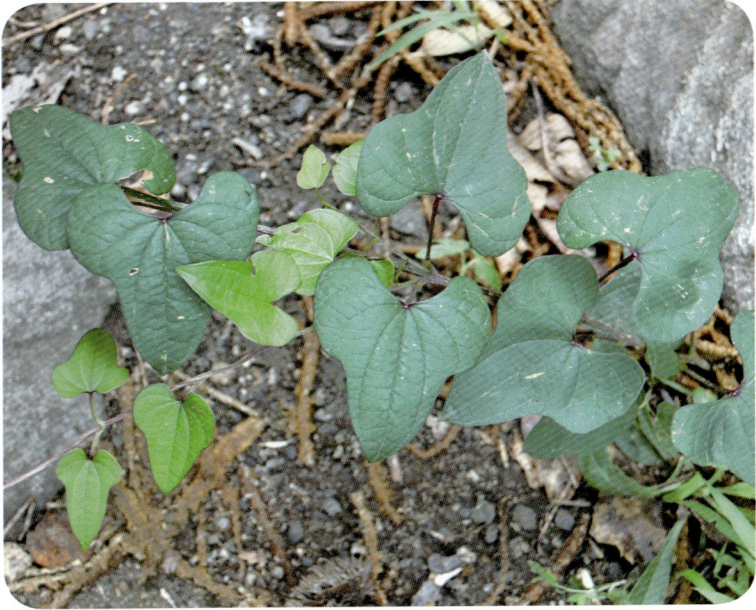

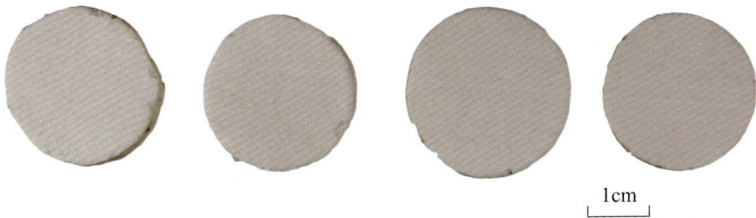

1cm

○ 三颗针 ○

【基　　原】本品为小檗科植物细叶小檗 *Berberis poiretii* Schneid 等同属数种植物的干燥根。

【分布生境】北京山区野生，如昌平马刨泉等地。生于山坡、路边、灌木丛中。

【植物形态】落叶灌木，高约 1m。根黄色。茎上有分叉的刺（1 至多叉），叶簇生，叶倒披针形至狭倒披针形，全缘。穗状总状花序，花黄色；萼片 2 轮，花瓣倒卵形或椭圆形。浆果长圆形，红色，花、果期 5 ～ 9 月。

【采收加工】春、秋二季采挖，除去泥沙和须根，晒干或切片晒干。

【经验鉴别】本品呈类圆柱形，表面灰棕色，栓皮易剥落，质地坚硬，断面纤维性，鲜黄色。气微，味苦。质量以色黄、味苦者为佳。

【性味归经】苦，寒。归肺、脾、胃、大肠经。

【功能主治】清热燥湿，泻火解毒。用于湿热泻痢，黄疸，湿疹，咽痛目赤，聤耳流脓，痈肿疮毒。

【用法用量】内服：煎汤，9 ～ 15g，或泡酒。外用：适量，研末调敷。

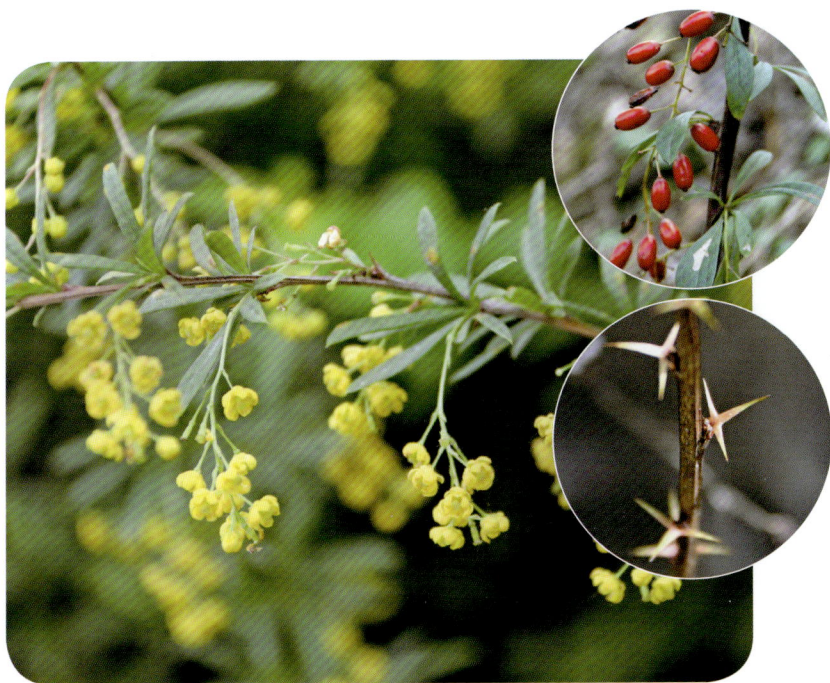

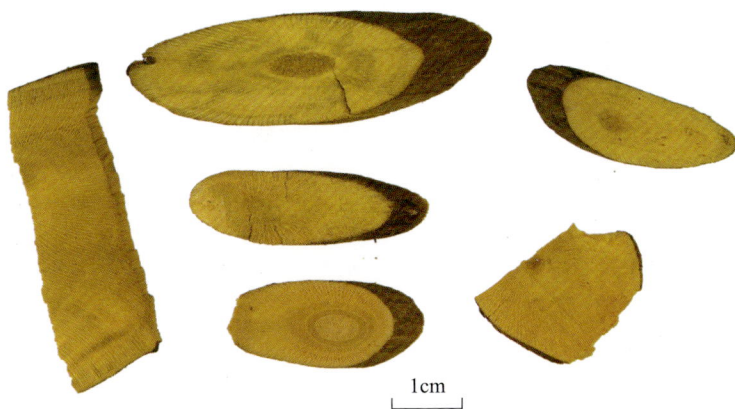

1cm

○ 牛 膝 ○

【基　　原】本品为苋科植物牛膝 *Achyranthes bidentata* Bl. 的干燥根。

【分布生境】北京有野生及栽培，如北京植物园樱桃沟有野生。生于山沟阴湿处。

【植物形态】多年生草本，高 70 ～ 120cm；根圆柱形；茎四棱形，绿色或带紫色，分枝对生。叶片椭圆形或椭圆披针形，少数倒披针形。穗状花序顶生及腋生；花多数；苞片宽卵形，小苞片刺状，花被片 5，披针形；雄蕊 5；退化雄蕊顶端平圆。胞果矩圆形。花、果期 7 ～ 10 月。

【采收加工】冬季茎叶枯萎时采挖，除去须根及泥沙，捆成小把，晒至干皱后，将顶端切齐，晒干。

【经验鉴别】本品呈细长条圆柱形，直径 0.4 ～ 0.6cm，表面灰黄色或淡棕色，具横长的皮孔样突起。质硬脆，易折断，受潮后变软，断面平坦，淡棕色，略呈角质样而油润，中心维管束木质部较大，黄白色，其外周散有多数黄白色点状维管束，断续排列成 2 ～ 4 轮。气微，味微甜而后稍苦涩。质量均以条粗壮，皮细，色灰黄，味甜者为优。

【性味归经】苦、酸，平。归肝、肾经。

【功能主治】逐瘀通经，补肝肾，强筋骨，利尿通淋，引血下行。用于经闭，痛经，腰膝酸痛，筋骨无力，淋证，水肿，头痛，眩晕，牙痛，口疮，吐血，衄血。

【用法用量】内服：煎汤，5 ～ 12g；浸酒、熬膏或入丸、散。外用：捣敷。

【注　　意】孕妇慎用。

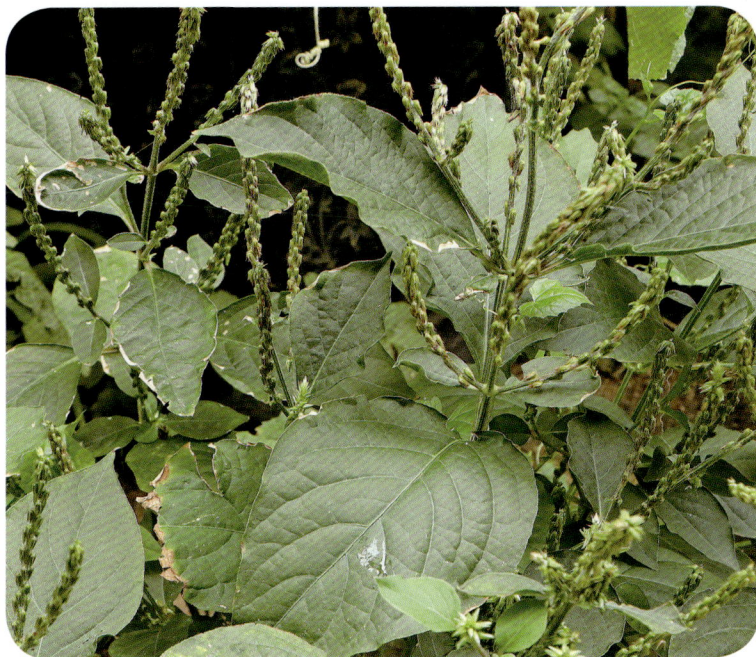

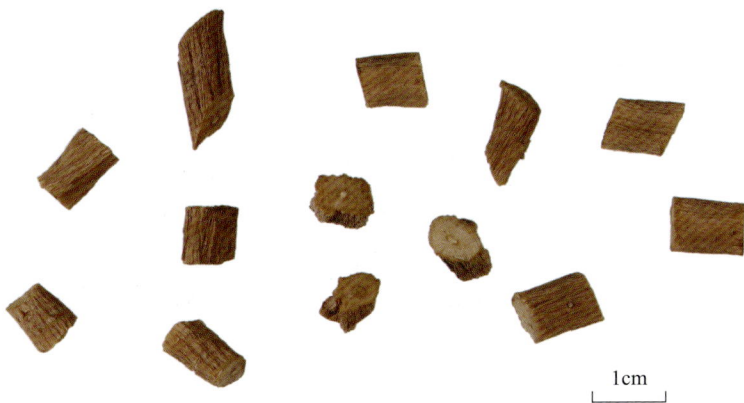

1cm

○ 丹 参 ○

【基　　原】本品为唇形科植物丹参 *Salvia miltiorrhiza* Bge. 的干燥根及根茎。

【分布生境】北京山区有野生，如怀柔二道关等地。生于山坡、林下。

【植物形态】多年生草本。根外表红色。茎直立，高 40 ～ 80cm，四棱形，密被长柔毛。叶常为奇数羽状复叶，小叶 3 ～ 5 枚。叶片卵形或椭圆状圆形，两面有毛。轮伞花序组成顶生的或腋生的总状花序，密被腺毛和长柔毛。花萼钟形，紫色；唇形花冠蓝紫色，能育雄蕊 2；花柱外伸。小坚果。花、果期 5 ～ 8 月。

【采收加工】春、秋二季采挖，除去泥沙，干燥。或趁鲜切片，干燥。

【经验鉴别】目前丹参以栽培品为主，亦有野生品，二者比较，野生品质量为优。野生品根茎粗短，表皮红棕色，粗糙，栓皮糟朽，手捻易脱落。质硬脆，易折断；断面粗糙疏松，有裂隙或略平整而致密，皮部棕红色，木部灰黄色至紫褐色，有明显的白色点状导管束，放射状排列呈菊花形。气微，味微涩。栽培品主根较粗壮，分枝少，表面红棕色，具纵皱纹，栓皮紧贴皮部，不易脱落。质坚实，断面较平坦，略呈角质样，白色或略呈粉白色。质量均以条粗壮、色红者为佳。

【性味归经】苦，微寒。归心、肝经。

【功能主治】祛瘀止痛，活血通经，清心除烦。用于月经不调，经闭痛经，癥瘕积聚，胸腹刺痛，热痹疼痛，疮疡肿痛，心烦不眠，肝脾肿大，心绞痛。

【用法用量】水煎服，9 ～ 15g。

【注意事项】不宜与藜芦同用。

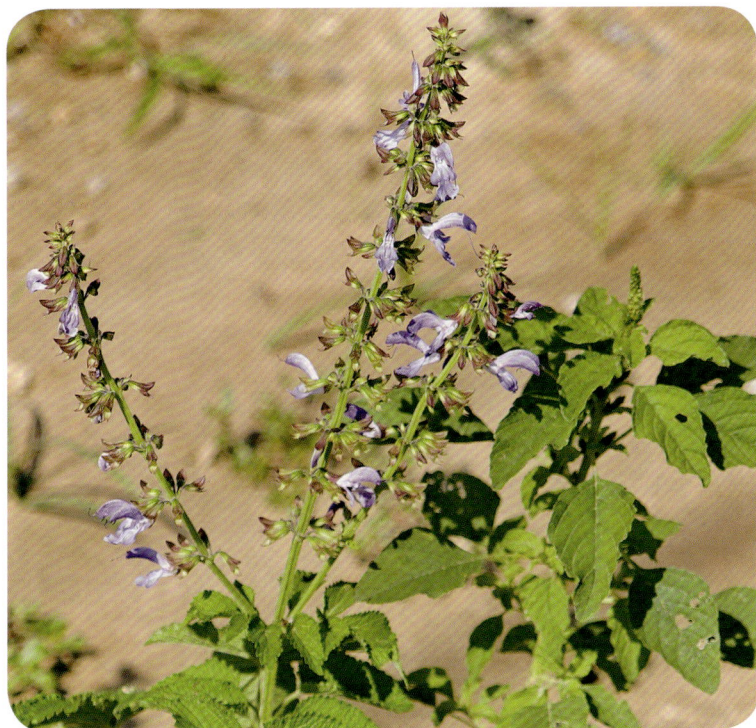

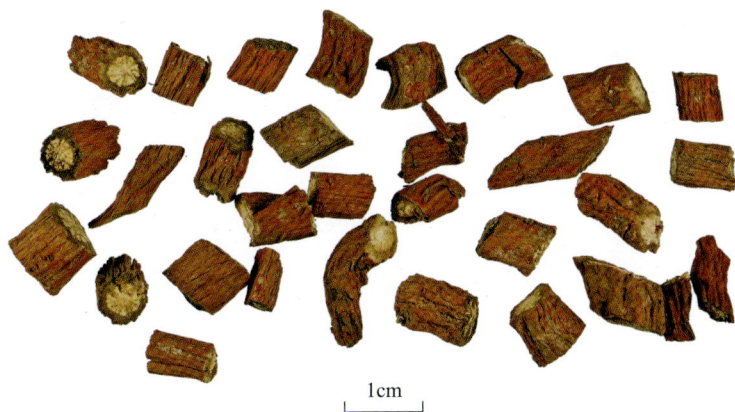

1cm

○ 升 麻 ○

【基　原】本品为毛茛科植物兴安升麻 *Cimicifuga dahurica* (Turcz.) Maxim 的干燥根茎。

【分布生境】北京山区有野生，如雾灵山。生于阴坡草丛、林边、灌木丛中。

【植物形态】多年生草本，高 1 ～ 2m。根茎呈结节状。茎直立。叶互生，下部茎生叶为二至三回 3 出复叶；圆锥花序生于枝顶，花单性，雌雄异株。萼片花瓣状，退化雄蕊 2 ～ 4 枚，心皮（子房）4 ～ 7；蓇葖果。花、果期 7 ～ 9 月。

【采收加工】秋季采挖，除去泥沙，晒至须根干时，燎去或除去须根，晒干。

【经验鉴别】本品为不规则的长形块状，多分枝，呈结节状，表面黑褐色或棕褐色，上面有数个圆形空洞的茎基痕，洞内壁显网状沟纹；下面具须根痕。体轻，质坚硬，有裂隙，纤维性，黄绿色或淡黄白色。质量以个大、质坚、表面黑褐色、断面黄绿色者为佳。

【性味归经】辛、微甘，微寒。归肺、脾、胃、大肠经。

【功能主治】发表透疹，清热解毒，升举阳气。用于风热头痛，齿痛，口疮，咽喉肿痛，麻疹不透，阳毒发斑，脱肛，子宫脱垂。

【用法用量】内服：煎汤，3 ～ 10g；或入丸、散。外用：适量，研末调敷或煎汤含漱；或淋洗。

【附　注】同科植物大三叶升麻 *Cimicifuga heracleifolia* Kom. 和升麻 *Cimicifuga foetida* L. 的干燥根茎也作升麻使用。

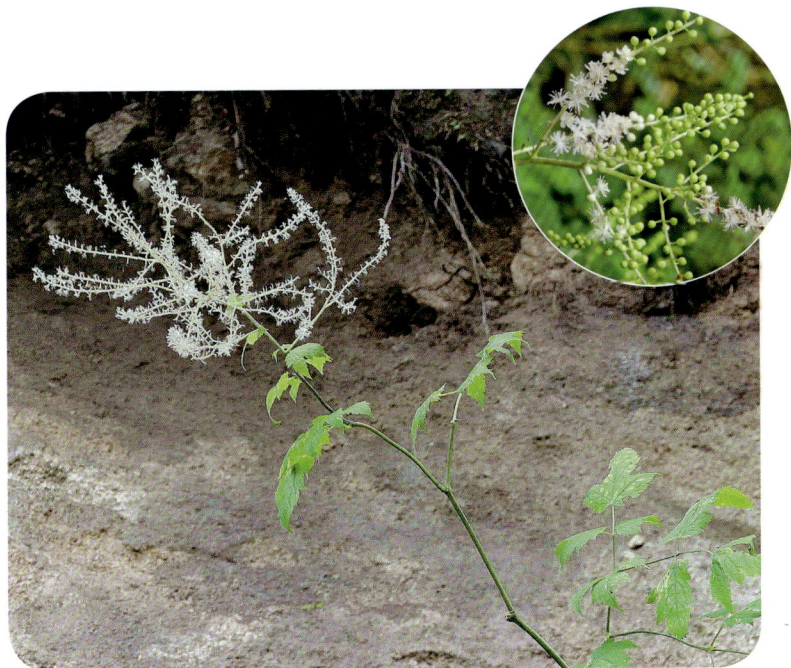

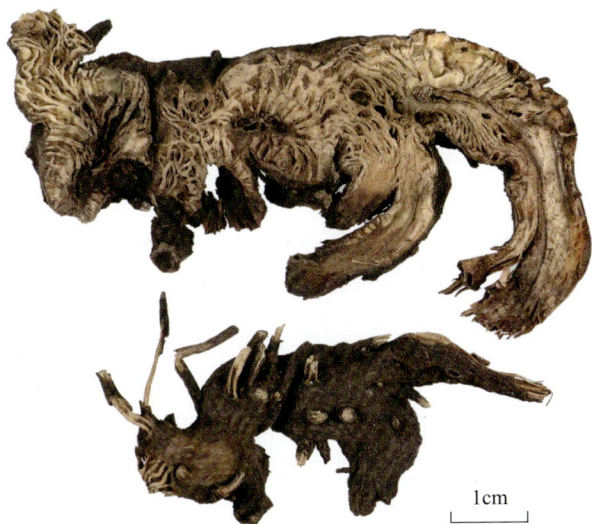

1cm

○ 天南星★ ○

【基　　原】本品为天南星科植物天南星（一把伞南星）*Arisaema erubescens* (Wall.) Schott、东北天南星 *Arisaema amurense* Maxim. 的干燥块茎。

【分布生境】北京山区有野生，如延庆玉渡山、昌平白羊沟等地。生于阴坡、林下潮湿处。

【植物形态】**天南星**　多年生草本，块茎扁球形。叶1枚，小叶片7～23枚轮生于叶柄顶端，小叶片披针形、倒披针形；肉穗花序，具佛焰苞；雌雄异株，雄蕊2～4，雌花子房卵圆形。浆果红色。花、果期5～9月。

东北天南星　叶1枚，小叶片5（幼叶3），小叶卵形、卵状椭圆形至宽倒卵形。

【采收加工】秋季茎叶枯萎时采挖，除去须根及外皮，干燥，炮制后入药。

【经验鉴别】本品呈扁球形，表面类白色或淡棕色，顶端有凹陷的茎痕，周围有麻点状根痕，有的块茎周边有小扁球状侧芽。质坚硬，不易破碎，断面白色，粉性。气微辛，味麻辣。质量以个大、色白、粉性足者为佳。

【性味归经】苦、辛，温；有毒。归肺、肝、脾经。

【功能主治】燥湿化痰，祛风止痉，散结消肿。外用顽痰咳嗽，风痰眩晕，中风痰痹，口眼㖞斜，半身不遂，癫痫，惊风，破伤风；外用治痈肿，蛇虫咬。

【用法用量】一般炮制后用，3～9g；外用生品适量，研末以醋或酒调敷患处。

【注　　意】孕妇慎用。

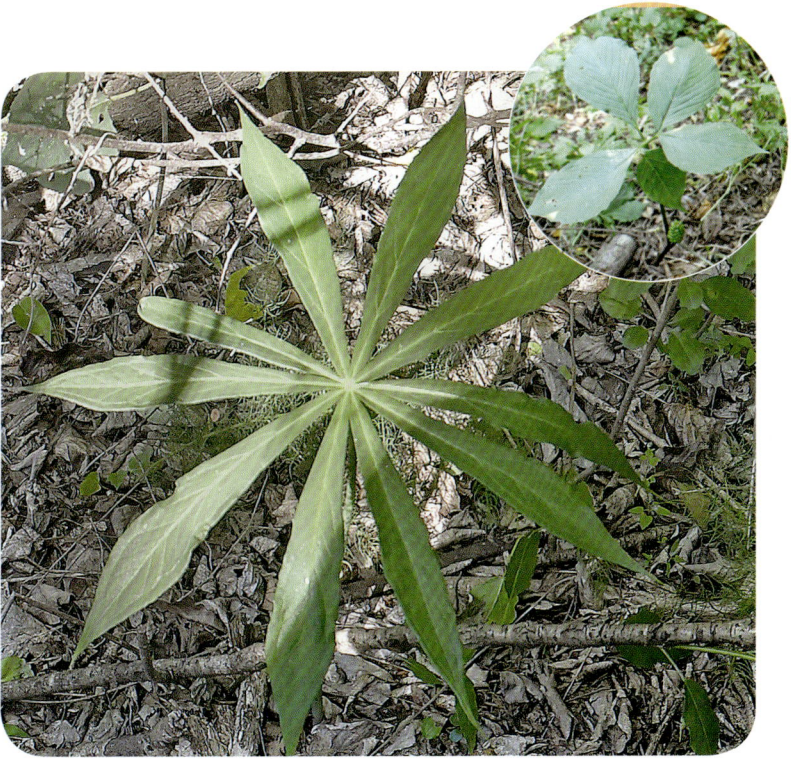

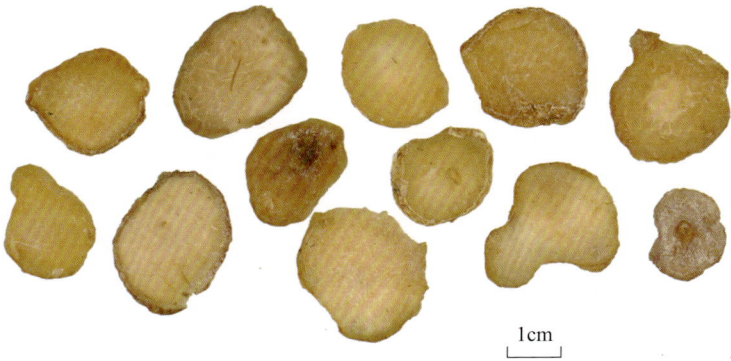

1cm

掌叶半夏（虎掌）★

【基　　原】本品为天南星科植物掌叶半夏 *Pinellia pedatisecta* Schott 的干燥块茎。《中国药典》没有收载，其药材常作为"天南星"用。

【分布生境】北京山区有野生，生于山坡阴湿处。

【植物形态】多年生草本。块茎近球形。叶片掌状分裂，小叶 9 ～ 11 片。肉穗花序顶生，具佛焰苞；花单性，无花被，雌雄同株；雄花着生在花序上端，雄蕊密集成圆筒状；雌花着生在花序下部，花序先端附属物线状，浆果卵圆形，绿色。花期 6 ～ 7 月。

功效同天南星。

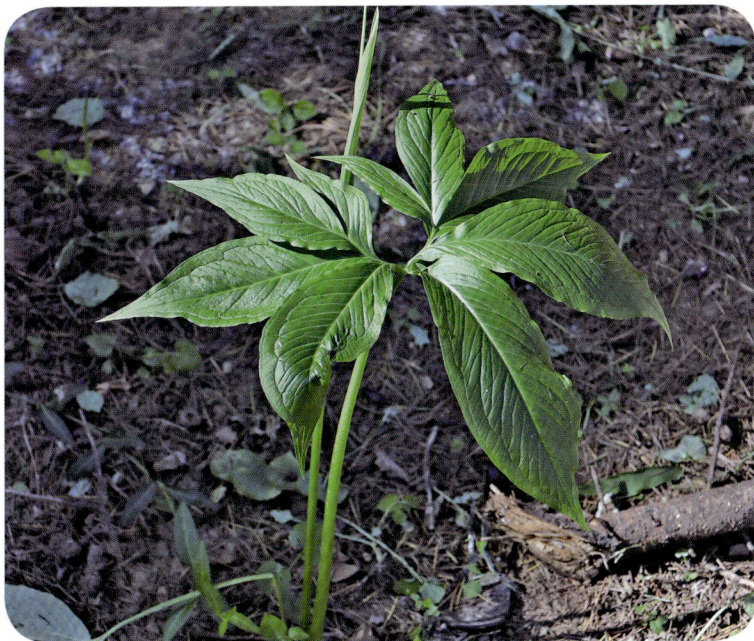

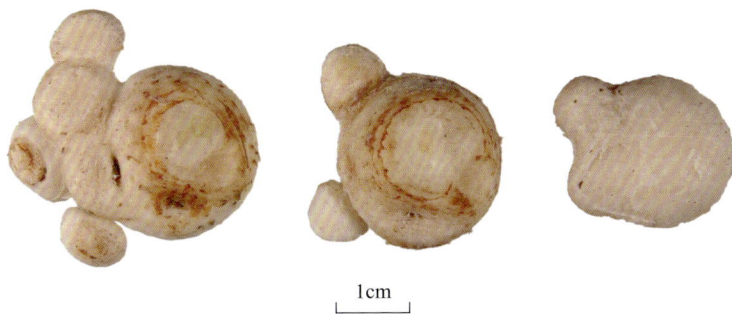

1cm

○ 半 夏★ ○

【基　　原】本品为天南星科植物半夏 *Pinellia ternata* (Thunb.) Breit. 的干燥块茎。

【分布生境】北京山区及平原常见，如颐和园等地有野生。生于山坡草丛、荒地。

【植物形态】多年生草本。块茎圆球形。叶柄基部具鞘，鞘内、鞘部以上或叶片基部（叶柄顶头）有珠芽；幼苗叶片单叶卵状心形至戟形全缘，老株叶片 3 全裂（3 片小叶），长圆状椭圆形或披针形。佛焰苞绿色或绿白色，肉穗花序，雌花序长，雄花序短；附属器有时"S"形弯曲。浆果卵圆形。花果期 5 ～ 8 月。

【采收加工】夏秋季采挖，洗净，除去外皮及须根，晒干。

【经验鉴别】本品呈类球形，有的稍偏斜。表面白色或浅黄色，顶端有凹陷的茎痕，周围密布麻点状根痕。质坚实，断面洁白，富粉性。味辛辣、麻舌而刺喉。质量以个大、皮净、色白、质坚实、粉性足者为佳。

【性味归经】辛、温；有毒。归脾、胃、肺经。

【功能主治】燥湿化痰，降逆止呕，消痞散结。用于湿痰寒痰，咳喘痰多，风痰眩晕，痰厥头痛，呕吐反胃，胸脘痞闷，梅核气；外治痈肿痰核。

【用法用量】内服一般炮制后使用，3 ～ 9g。外用适量。

【注　　意】不宜与川乌、制川乌、草乌、制草乌、附子同用。

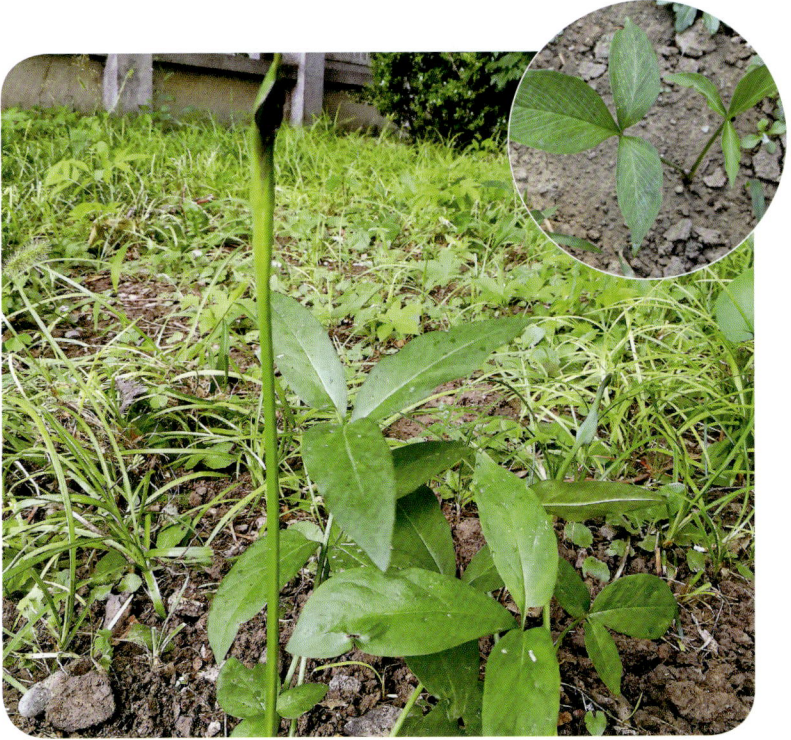

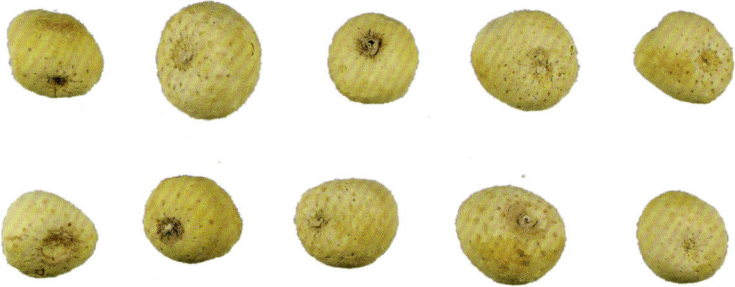

○ 白附子 * ○

【基　　原】本品为天南星科植物独角莲 *Typhonium giganteum* Engl. 的干燥块茎。

【分布生境】北京上方山有野生。生于阴湿林下。

【植物形态】多年生草本。地下块茎似芋头，卵形至卵状椭圆形。叶片大，三角状卵形、戟状箭形或卵状宽椭圆形。佛焰苞紫红色，肉穗花序，雌花序长，雄花序短；附属器圆柱形直立；雄花金黄色，雌花棕红色。浆果熟时红色。花、果期 6～9 月。

【采收加工】秋季采挖，除去须根及外皮，晒干。

【经验鉴别】本品呈椭圆形或卵圆形，表面白色至黄白色，略粗糙，有环纹及须根痕，顶端有茎痕或芽痕。质坚硬，断面白色，粉性。气微，味淡，麻辣刺舌。质量以个大、质坚实、色白、粉性足者为佳。

本品饮片与天南星饮片极易混淆，由于二者的炮制类似，片形、切面特点都很相似，为了将二者加以区别，在切片时特意将白附子按长轴切片，白附子片长椭圆形较天南星片更长。

【性味归经】辛，温；有毒。归胃、肝经。

【功能主治】祛风痰，定惊搐，解毒散结，止痛。用于中风痰壅，口眼㖞斜，语言謇涩，惊风癫痫，破伤风，痰厥头痛，偏正头痛，喉痹咽痛，毒蛇咬伤。

【用法用量】3～6g。炮制后用。

【注　　意】孕妇慎用。生品内服宜慎。

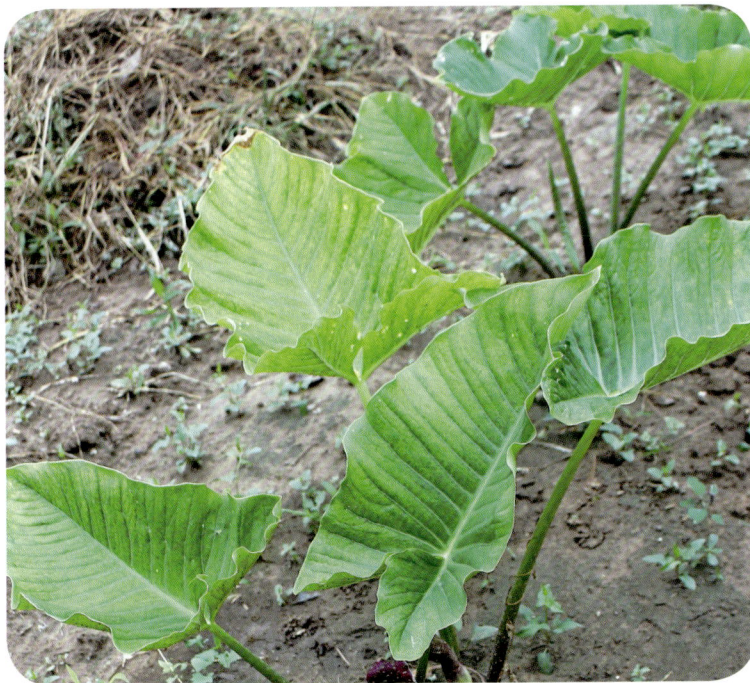

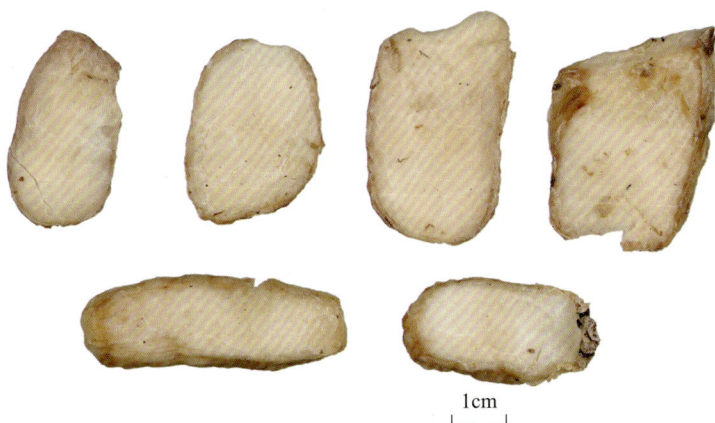

1cm

○ 白头翁 ○

【基　　原】本品为毛茛科植物白头翁 *Pulsatilla chinensis* (Bge.) Regel 的干燥根。

【分布生境】北京山区野生，如怀柔二道关、昌平马刨泉等地。多生于阳坡。

【植物形态】多年生草本。全株密被白色柔毛。根圆锥形；基生叶 4 ～ 5；叶柄被长柔毛。叶片宽卵形 3 全裂。花茎苞片 3，基部合生成筒状 3 深裂，外面密被白色长柔毛。花单生。萼片 6，紫色，花瓣状，外面密被白色柔毛。雄蕊多数，雌蕊多数。聚合瘦果，宿存花柱羽毛状。花期 4 ～ 5 月。

【采收加工】春、秋二季采挖，除去泥沙，干燥。

【经验鉴别】本品药材性状重点关注黄棕色表皮和根头部密生白色长绒毛。质量以条粗长、质地坚实者为佳。

【性味归经】苦，寒。归胃、大肠经。

【功能主治】清热解毒，凉血止痢。用于热毒血痢，阴痒带下，阿米巴痢疾。

【用法用量】内服：煎汤，9 ～ 15g；或入丸、散。外用：适量，煎水洗或捣敷。

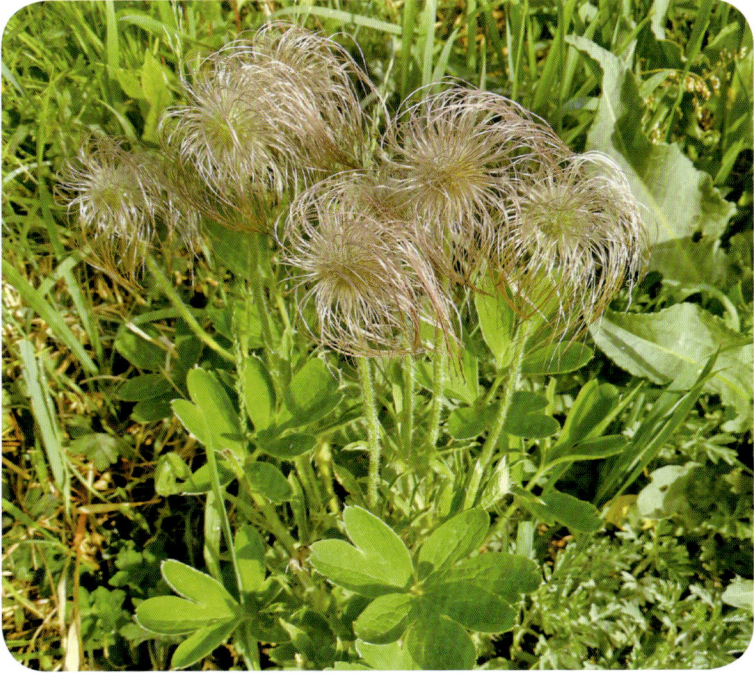

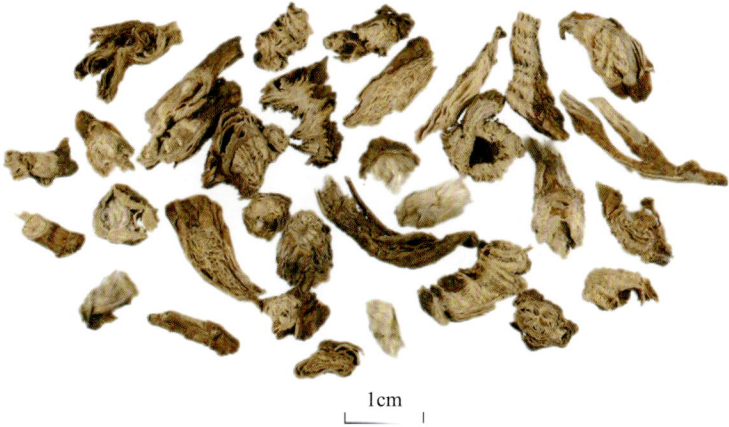

1cm

○ 白 薇 ○

【基　　原】本品为萝藦科植物白薇 *Cynanchum atratum* Bge. 的干燥根及根茎。

【分布生境】北京山区有野生，如雾灵山等地。生于草丛、草坡、林缘、路边。

【植物形态】多年生草本，高 50cm；须根。叶卵形或卵状长圆形，两面均被有白色绒毛。伞形聚伞花序，花深紫色，花萼外面有绒毛；花冠辐状，副花冠 5 裂，有合蕊柱；柱头扁平。蓇葖果单生，种子扁平，种毛白色。花、果期 6 ～ 9 月。

【采收加工】春、秋二季采挖，洗净，干燥。

【经验鉴别】本品根茎粗短，有结节，多弯曲。上面有圆形的茎痕，下面及两侧簇生多数细长的根，状如马尾。表面棕黄色。质脆，易折断，断面皮部黄白色，木部黄色。气微，味微苦。质量以根粗长、色黄白者为佳。

【性味归经】苦、咸，寒。归胃、肝、肾经。

【功能主治】清热凉血，利尿通淋，解毒疗疮。用于温邪伤营发热，阴虚发热，骨蒸劳热，产后血虚发热，热淋，血淋，痈疽肿毒。

【用法用量】内服：煎汤，5 ～ 10g；或入丸、散。外用：适量研末贴敷；或用鲜品捣烂敷。

【附　　注】同科植物蔓生白薇 *Cynanchum versicolor* Bge. 的干燥根和根茎也作白薇使用。

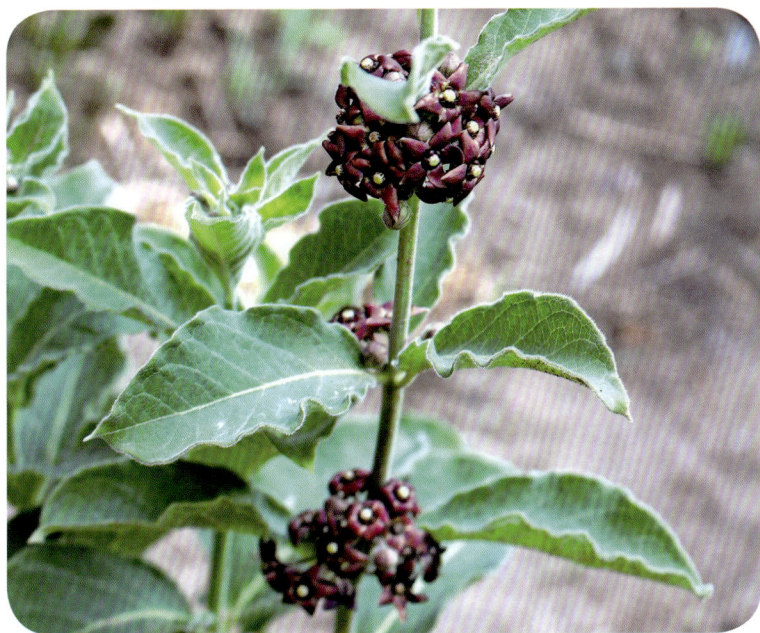

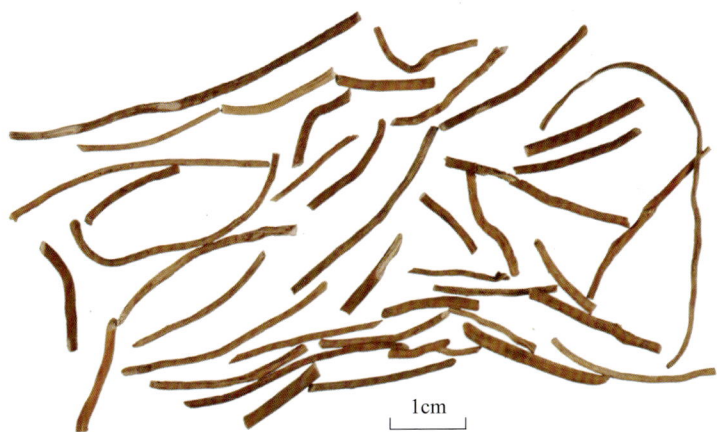

1cm

◦ 白 芍 ◦

【基　　原】本品为毛茛科植物芍药 *Paeonia lactiflora* Pall. 的干燥根。

【分布生境】北京公园有栽培，多为观赏。

【植物形态】多年生草本，高 50～80cm。根肥大。茎直立。叶互生具长柄；二回三出复叶。花大，单生于花茎的分枝顶端；萼片 3；花瓣 10 片左右或更多，白色、粉红色或红色；雄蕊多数，花药黄色；心皮（子房）3～5 枚，分离。蓇葖果 3～5 枚。花期 5 月。

【采收加工】白芍栽培品 4～5 年即可采挖。一般夏秋季采挖，洗净，除去头尾及细根，置沸水中煮后除去外皮或去皮后再煮，晒干。

【经验鉴别】白芍主产安徽者为"亳白芍"，产四川者为"川白芍"，产浙江者为"杭白芍"，由于区域特色，白芍的产地加工方式不同等原因，使得性状略有差异。但质量均以条粗长、质地坚实、挺直光滑、颜色鲜艳者为佳，习以"杭白芍"质佳。

【性味归经】苦、酸，微寒。归肝、脾经。

【功能主治】养血调经，敛阴止汗，柔肝止痛，平抑肝阳。用于血虚萎黄，月经不调，自汗，盗汗，胁痛，腹痛，四肢挛痛，头痛眩晕。

【用法用量】内服：煎汤，6～15g；或入丸、散。

【注　　意】不宜与藜芦同用。

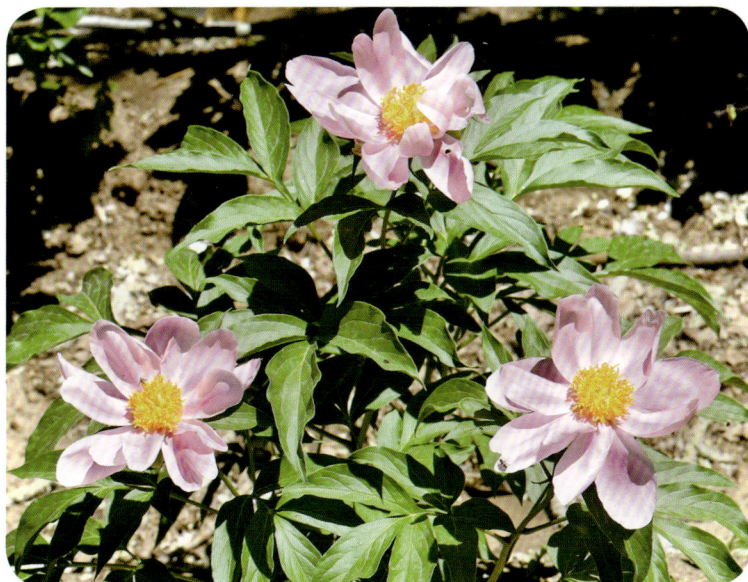

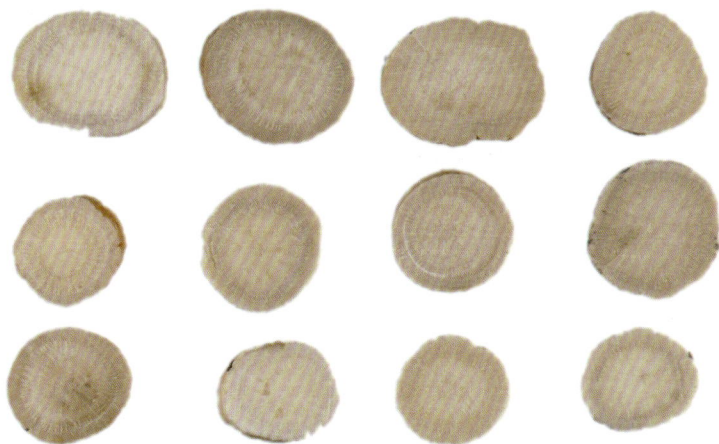

1cm

○ 白茅根 ○

【基　　原】本品为禾本科植物白茅 *Imperata cylindrical* Beauv. var.*majoy* (Nees) C.E.Hubb. 的干燥根茎。

【分布生境】北京郊区湿地处常见野生，如小汤山。

【植物形态】多年生草本。有根茎。秆直立，高 30 ～ 80cm，具节。叶多集中于基部，叶片长，主脉明显；圆锥花序，雄蕊 2。颖果。花期 5 ～ 6 月。

【采收加工】春、秋二季采挖，洗净，鲜用或晒干，除去须根及膜质叶鞘，捆成小把。

【经验鉴别】本品呈细的长圆柱形，表面黄白色或淡黄色，微有光泽，具纵皱纹，节明显，体轻，断面皮部白色，多裂隙，呈放射状排列，中柱淡黄色，易与皮部剥离。气微，味微甜。质量以色白、味甜者为佳。

【性味归经】甘，寒。归肺、胃、膀胱经。

【功能主治】凉血止血，清热利尿。用于血热吐血，衄血，尿血，热病烦渴，黄疸，水肿，热淋涩痛；急性肾炎水肿属于上述证候者。

【用法用量】内服：煎汤，9 ～ 30g，鲜品 30 ～ 60g；或捣汁。外用：适量，鲜品捣汁涂。

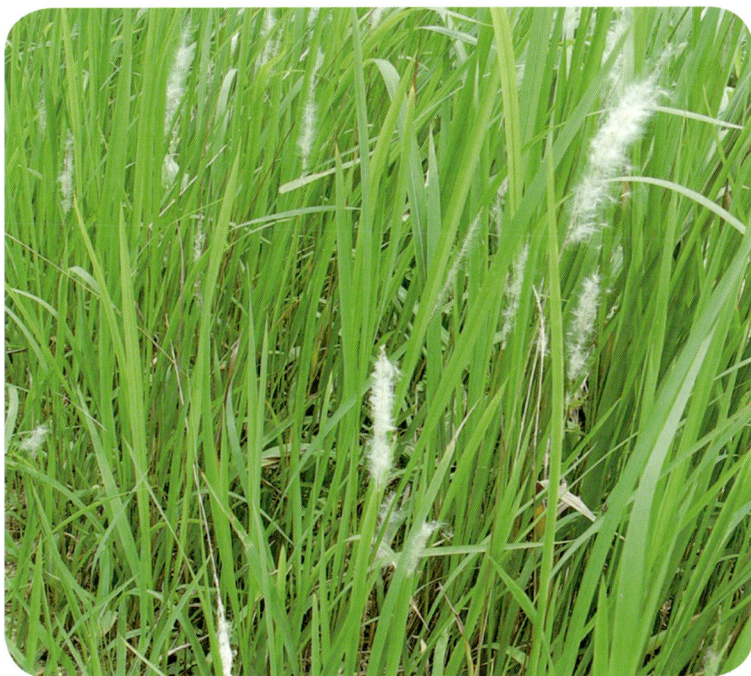

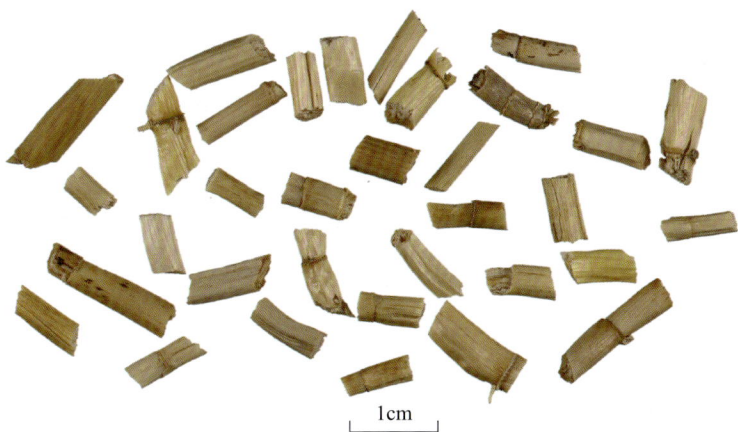

1cm

○ 北豆根 ○

【基　　原】本品为防己科植物蝙蝠葛 *Menispermum dauricum* DC. 的干燥根茎。

【分布生境】北京山区常见野生，如昌平长峪城。生于路边灌丛、疏林中。

【植物形态】多年生藤本植物。根茎横生。茎圆柱形；叶盾状三角形至七角形，形如蝙蝠。圆锥花序腋生，雌雄异株。雄花黄绿色，萼片 6，花瓣 6 ～ 8，雄蕊 12 ～ 18。核果类球形黑色。花、果期 5 ～ 9 月。

【采收加工】春、秋季采挖，除去茎叶、须根、泥土，晒干或洗净趁鲜切片，干燥。

【经验鉴别】本品呈细长圆柱形，弯曲，表面黄棕色至暗棕色，并可见突起的根痕和纵皱纹，外皮易剥落。质韧，不易折断，断面纤维细，木部淡黄色，呈放射状排列，中心有髓。气微，味苦。质量以条粗长、外皮黄棕色、断面色浅黄者为佳。

【性味归经】苦，寒；有小毒。归肺、胃、大肠经。

【功能主治】清热解毒，祛风止痛。用于咽喉肿痛，肠炎痢疾，风湿痹痛。

【用法用量】内服：煎服，3 ～ 9g。外用：适量，研末调敷或煎水泡洗。

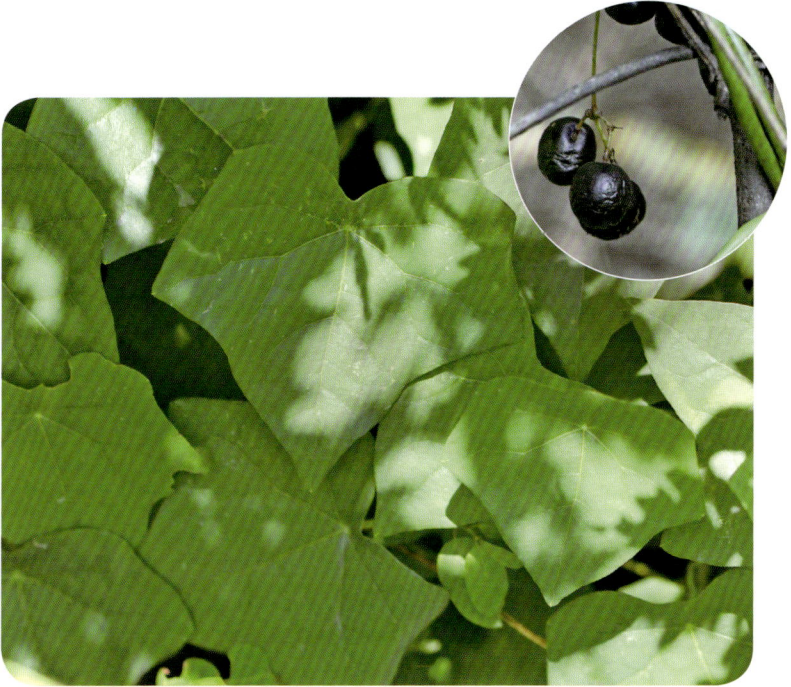

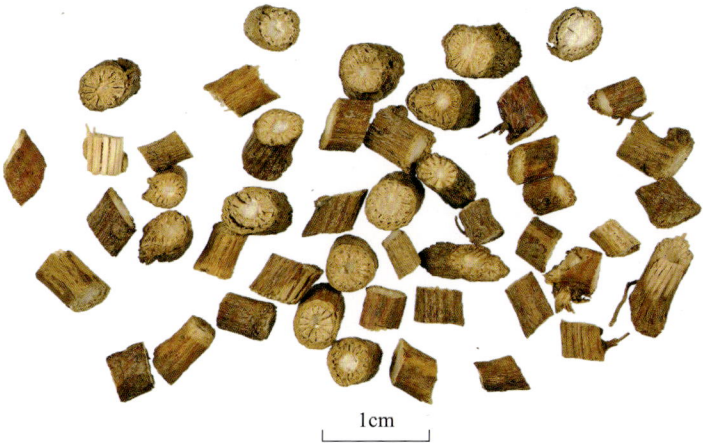

1cm

○ 北沙参 ○

【基　原】本品为伞形科植物珊瑚菜 *Glehnia littoralis* Fr. Schmidt ex Miq. 的干燥根。

【分布生境】北京有栽培。

【植物形态】多年生草本。全株被白色柔毛。主根细长圆柱形。基生叶厚，分裂，边缘有缺刻状锯齿；茎生叶，叶柄基部渐膨大或鞘状。复伞形花序顶生，密生灰褐色长柔毛；小伞形花序有花 15 ～ 20；花瓣白色；双悬果。花期 5 ～ 7 月，果期 6 ～ 8 月。

【采收加工】栽培 2 ～ 3 年，秋季采挖，除去须根，洗净，稍晾，置沸水中烫后，除去外皮，干燥。

【经验鉴别】本品为细长条状圆柱形，中间较粗，两端细，根条单一，很少分枝。传统加工方式为，将其蒸软，取出放木板上搓直削光，再用红线绳捆成小把，类似细香束状，习称"高香子"或"一炷香"，说明其又细又长。质量以根条细长、不分枝、质坚、味甘者为佳。

【性味归经】甘、微苦，微寒。归肺、胃经。

【功能主治】养阴清肺，益胃生津。用于肺热燥咳，劳嗽痰血，热病津伤口渴。

【用量用法】水煎服，4.5 ～ 9g。

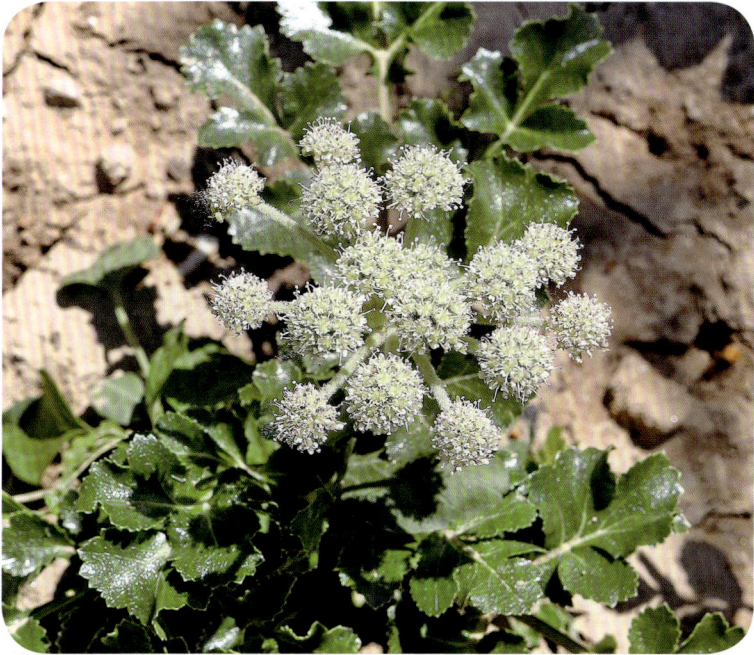

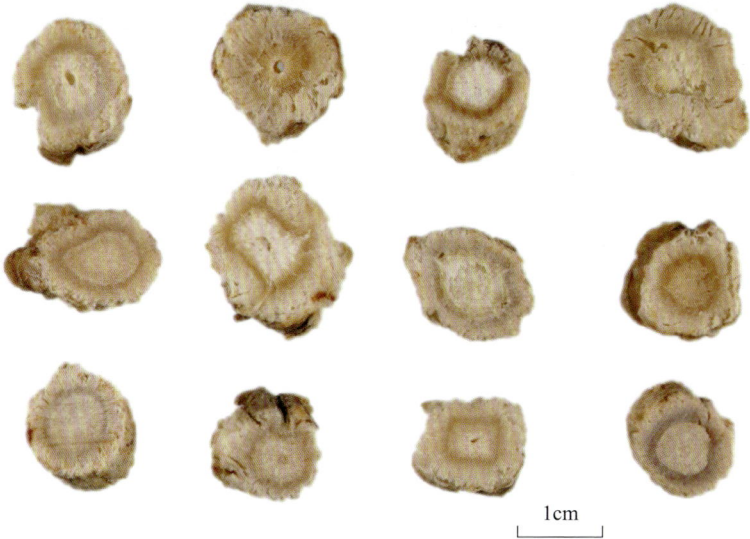

1cm

○ 玉 竹 ○

【基　　原】本品为百合科植物玉竹 *Polygonatum odoratum* (Mill.)Druce 的干燥根茎。

【分布生境】北京山区有野生，如昌平大杨山。生于山坡阴湿处。

【植物形态】多年生草本，根茎横走，肉质。茎有棱，具 7～12 叶。叶互生，无柄；叶片椭圆形至卵状长圆形。花腋生，1～3 朵簇生；花被筒状，黄绿色至白色，雄蕊 6；花柱长 10～14mm。浆果球形，熟时蓝黑色。花期 4～6 月。

【采收加工】秋季采挖，除去须根，洗净，晒至柔软后，反复揉搓、晾晒至无硬心，晒干；或蒸透后，揉至半透明，晒干。

【经验鉴别】本品呈长圆柱形，略扁，少分枝。表面黄白色或黄棕色，半透明，断面角质样或显颗粒性，气微，味甘，嚼之发黏。质量以条长肥壮、色黄白者为佳。

【性味归经】甘，微寒。归肺、胃经。

【功能主治】养阴润燥，生津止渴。用于肺胃阴伤，燥热咳嗽，咽干口渴，内热消渴。

【用法用量】水煎服，6～12g。

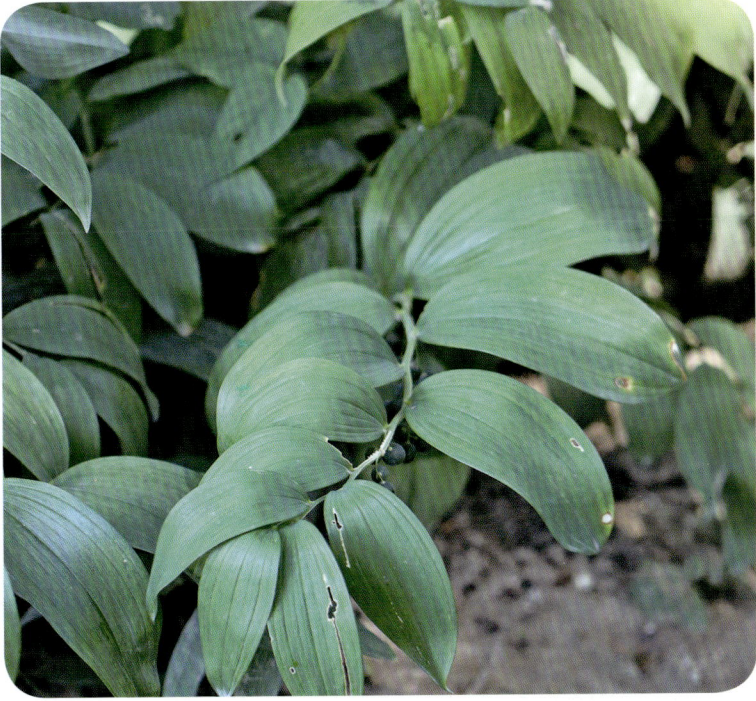

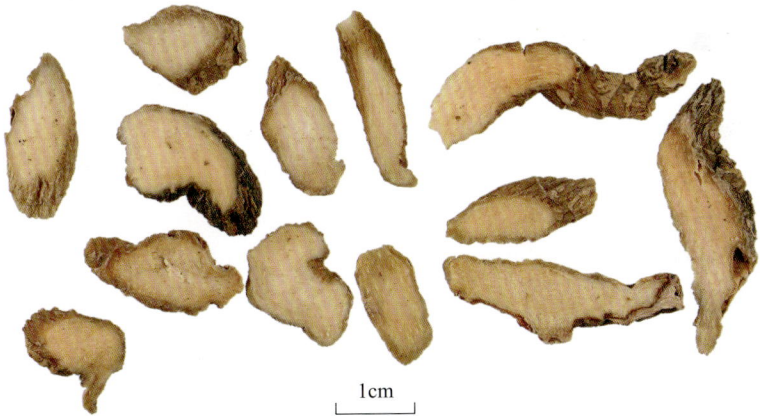

1cm

○ 地　榆 ○

【基　　原】本品为蔷薇科植物地榆 *Sanguisorba officinalis* L. 的干燥根。

【分布生境】北京山区常见野生，如怀柔二道关、昌平马刨泉、门头沟白瀑寺等地。生于山坡草地、林缘。

【植物形态】多年生草本。根粗壮。奇数羽状复叶，小叶 2 ～ 5 对，长椭圆形至长圆状卵形，边缘有尖锯齿。托叶 2，抱茎。穗状花序，萼片 4，暗紫红色，雄蕊短于萼片；花药黑色；花柱 4。瘦果。花期 6 ～ 7 月。

【采收加工】春、秋二季采挖，除去须根，洗净干燥，或趁鲜切片，干燥。

【经验鉴别】本品呈不规则纺锤形或圆柱形，表面灰褐色至暗棕色，有纵纹。质硬，断面粉红色或淡黄色，木部略呈放射状排列。气微，味微苦涩。另外，长叶地榆的商品称"绵地榆"，较地榆颜色偏红，断面皮部有多数黄白色或黄棕色绵状纤维。质量均以条粗、质硬者为佳。

【性味归经】苦、酸、涩，微寒。归肝、大肠经。

【功能主治】凉血止血，解毒敛疮。用于便血，痔血，血痢，崩漏，水火烫伤，痈肿疮毒。

【用法用量】9 ～ 15g。外用适量，研末涂敷患处。

【附　　注】同科植物长叶地榆 *Sanguisorba officinalis* L.var. *longifolia* (Bert.) Yu et Li 的干燥根也作地榆使用。长叶地榆的商品称"绵地榆"，较地榆颜色偏红，断面皮部有多数黄白色或黄棕色绵状纤维。

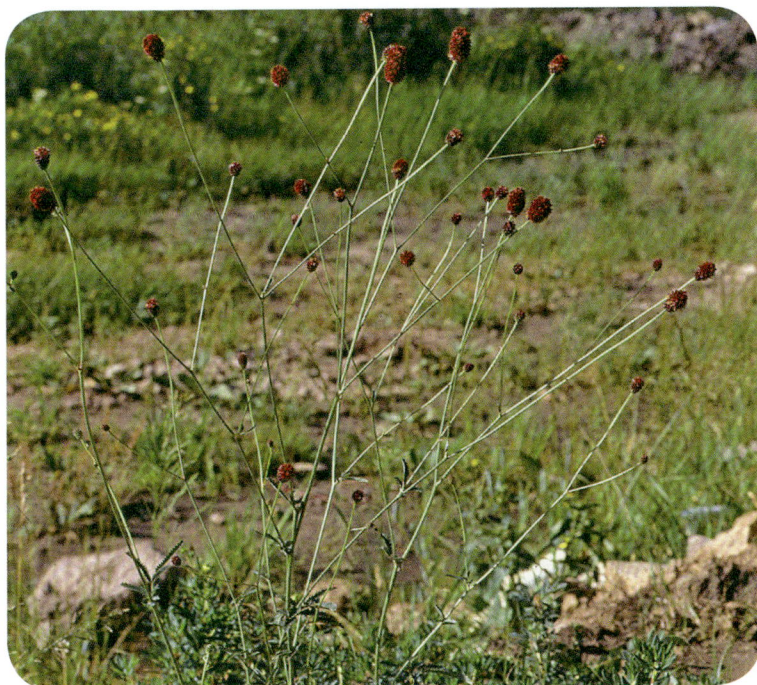

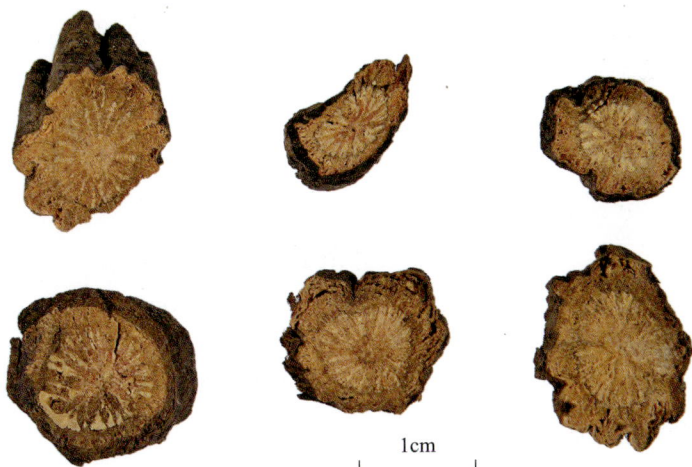

1cm

○ 地 黄 ○

【基　原】本品为玄参科植物地黄 *Rehmannia glutinosa* Libosch. 的新鲜或干燥块根。

【分布生境】北京郊区常有野生。生于路边。

【植物形态】多年生草本。全株密被灰白色柔毛。块根肉质肥厚。叶通常在茎基部集成莲座状，叶片倒卵状披针形至长椭圆形，叶片皱缩，边缘具不规则钝齿；总状花序；花萼钟状，5裂，花冠略呈二唇形；雄蕊4枚，二强；花柱单一。蒴果。花、果期4～9月。

【采收加工】野生品过去北京曾经使用过，由于块根小，现已不用。栽培品秋季采挖，除去芦头、须根及泥沙，鲜用；或将地黄缓缓烘焙至约八成干。前者习称"鲜地黄"，后者习称"生地黄"。

【经验鉴别】**鲜地黄**　呈纺锤形或条状，表面浅红黄色，具弯曲的纵皱纹、芽痕、横长皮孔样突起及不规则疤痕。肉质，易断，断面皮部淡黄白色，可见橘红色油点，木部黄白色，导管呈放射状排列。气微，味微甜、微苦。

生地黄　多呈不规则的团块状或长圆形，中间膨大，两端稍细。表面棕黑色或棕灰色，极皱缩，具不规则的横曲纹。体重，质较软而韧，断面棕黑色或乌黑色，有光泽，具黏性。气微，味微甜。

质量鲜地黄以块根肥大、表面无黑斑者为佳。生地黄以块根肥大，体重，断面乌黑色者为佳。

【性味归经】**鲜地黄**　甘、苦，寒；归心、肝、肾经。**生地黄**　甘，寒；归心、肝、肾经。**熟地黄**　甘，微温；归肝、肾经。

【功能主治】**鲜地黄**　清热生津，凉血，止血。用于热病伤阴，舌绛烦渴，发斑发疹，吐血，衄血，咽喉肿痛。**生地黄**　清热凉血，养阴生津。用于热入营血，温毒发斑，吐血衄血，热病伤阴，舌绛烦渴，津伤便秘，阴虚发热，骨蒸劳热，内热消渴。**熟地黄**　补血滋阴，益精填髓。用于血虚萎黄，心悸怔忡，月经不调，崩漏下血，肝肾阴虚，腰膝酸软，骨蒸潮热，盗汗遗精，内热消渴，眩晕，耳鸣，须发早白。

【用法用量】鲜地黄12～30g；生地黄10～15g；熟地黄10～15g。

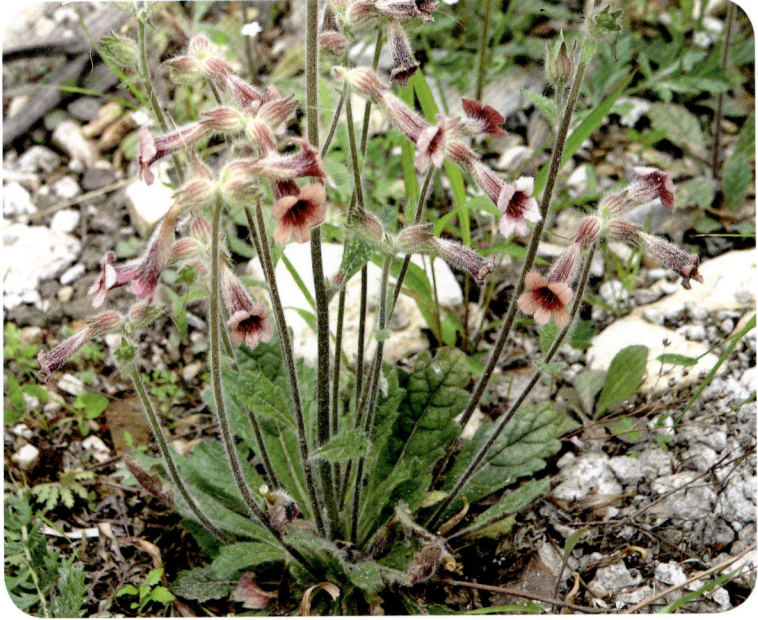

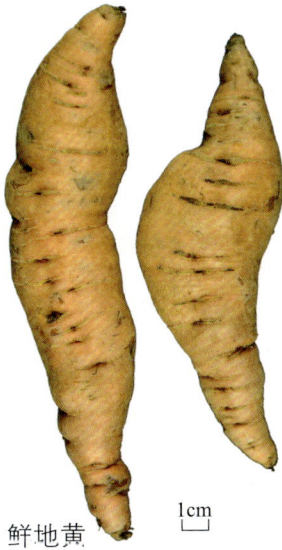

鲜地黄

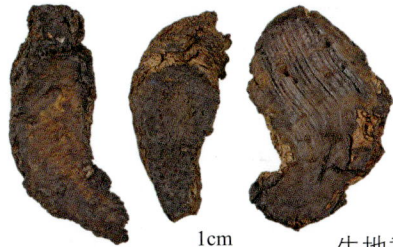

生地黄

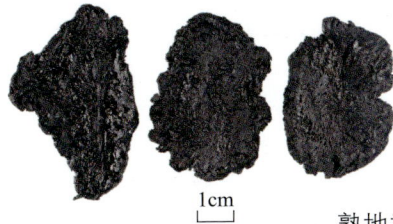

熟地黄

○ 防 风 ○

【基　　原】木品为伞形科植物防风 *Saposhnikov divaricataia* (Turcz.) Schyischk 的干燥根。

【分布生境】北京山区有野生，如怀柔二道关、昌平马刨泉、门头沟白瀑寺等地。生于山坡、草丛。

【植物形态】多年生草本。根粗壮。基生叶簇生，叶柄基部成叶鞘；叶片 2 ～ 3 回羽状深裂。复伞形花序；小伞形花序具 4 ～ 10 朵花；萼片三角状卵形；花瓣白色，双悬果。花、果期 7 ～ 9 月。

【采收加工】秋季采收未出花茎者，将根挖出，除去杂质，干燥。或趁鲜切片，干燥。

【经验鉴别】栽培品与传统野生品性状差异较大，半野生半栽培品性状更接近于野生品。根头部密集环节（俗称"蚯蚓头"），质地松脆，体轻，断面皮部浅棕色，有裂隙，俗称"菊花心"，木部浅黄色，形成层为棕色环，切片后形如鱼眼，又称"鱼眼防风"。质量均以皮细紧、条粗壮、切面"鱼眼"明显者为佳。

【性味归经】辛、甘，温。归膀胱、肝、脾经。

【功能主治】解表祛风，胜湿止痉。用于感冒头痛，风湿痹痛，风疹瘙痒，破伤风。

【用法用量】煎服，4.5 ～ 9g；或入丸、散。外用，研末调敷。

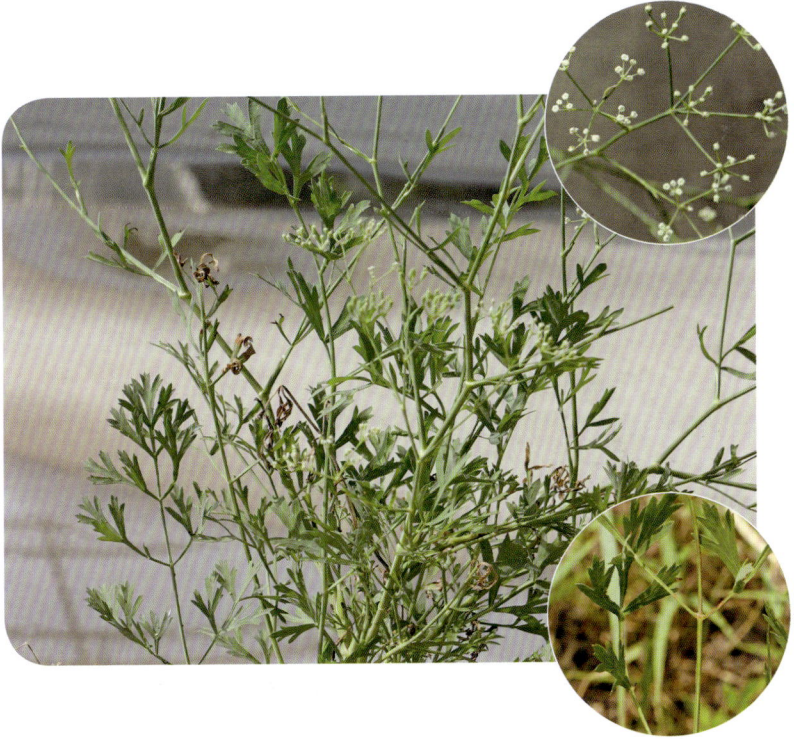

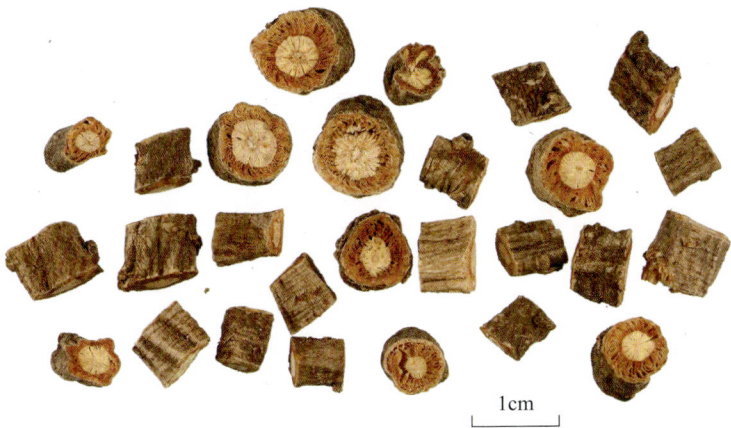

1cm

○ 苍 术 ○

【基　　原】本品为菊科植物北苍术 *Atyactylodes lancea* (Thunb.) DC. 的干燥根茎。

【分布生境】北京山区有野生。生于山坡草地、林下。

【植物形态】多年生草本。株高 30 ～ 50cm。根状茎肥大。茎疏被柔毛。叶革质，倒卵形、长卵形、椭圆形至宽椭圆形，不裂或 3 ～ 5 羽状浅裂至深裂，边缘有具硬刺的齿；头状花序，管状花白色。瘦果。花、果期 7 ～ 9 月。

【采收加工】春、秋二季采挖，除去泥沙，晒干，撞去须根，或除去须根趁鲜切片，干燥。

【经验鉴别】南苍术、北苍术同等入药，但传统认为南苍术质量更佳。南苍术呈不规则连珠状明显，质坚实，断面黄白色，散有多数橙黄色或棕红色油点，习称"朱砂点"，遇水折断面暴露稍久，可析出白色毛状结晶，习称"起霜"，香气浓郁。北苍术呈结节状较多，断面"朱砂点"较南苍术为少，香气较浊。饮片中注意是否混有关苍术，关苍术表皮较黑，断面色白，裂隙明显。

【性味归经】辛、苦，温。归脾、胃、肝经。

【功能主治】燥湿健脾，祛风散寒，明目。用于脘腹胀满，泄泻，水肿，脚气痿躄，风湿痹痛，风寒感冒，夜盲。

【用法用量】内服：煎汤，3 ～ 9g；或入丸、散。

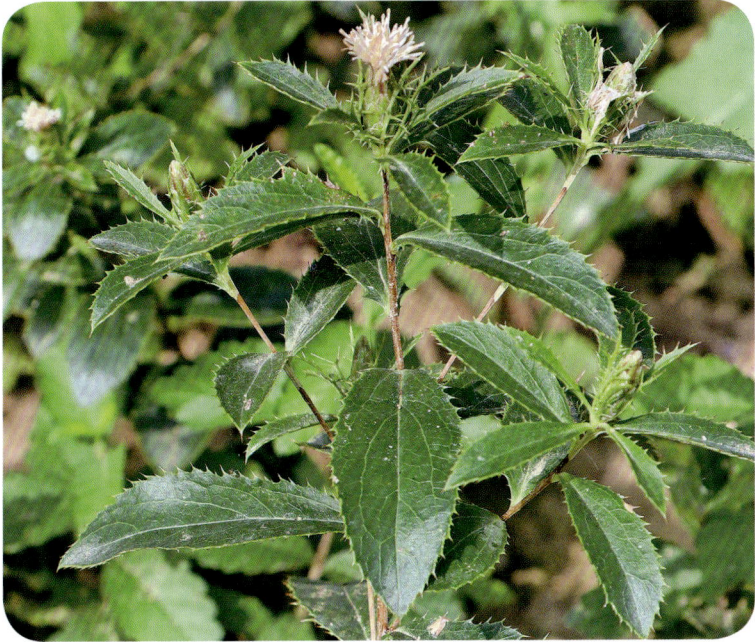

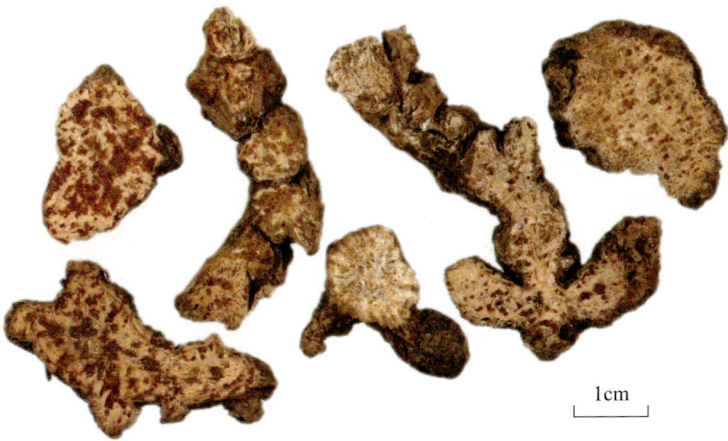

1cm

○ 远 志 ○

【基　　原】本品为远志科植物远志 *Polygala tenuifolia* Willd. 或卵叶远志 *Polygala sibirica* L. 的干燥根（根皮）。

【分布生境】北京山区有野生，如怀柔二道关、昌平马刨泉等地。多生于阳坡。

【植物形态】**远志**　多年生草本，高 25 ～ 40cm。茎基部丛生，单叶互生，叶片线形全缘，总状花序，花小，花瓣 3，淡紫色，先端着生流苏状附属物；雄蕊 8，雌蕊 1，柱头 2 裂。蒴果扁平。花、果期 5 ～ 8 月。

卵叶远志　叶片大，披针形或椭圆状披针形，绿色。

【采收加工】春、秋季采挖，除去须根及泥沙，剥去木心，晒干。

【经验鉴别】本品为中空的管状，在抽木心时挤压而形成深陷的横皱纹，表面棕黄色。气微，味苦、微辛，嚼之有刺喉感。质量以身干，色灰黄，筒粗，肉厚，去净木心者为佳。

【性味归经】苦、辛，温。归心、肾、肺经。

【功能主治】安神益智，祛痰，消肿。用于心肾不交引起的失眠多梦、健忘惊悸、神志恍惚，咳痰不爽，疮疡肿毒，乳房肿痛。

【用量用法】煎服，3 ～ 9g。

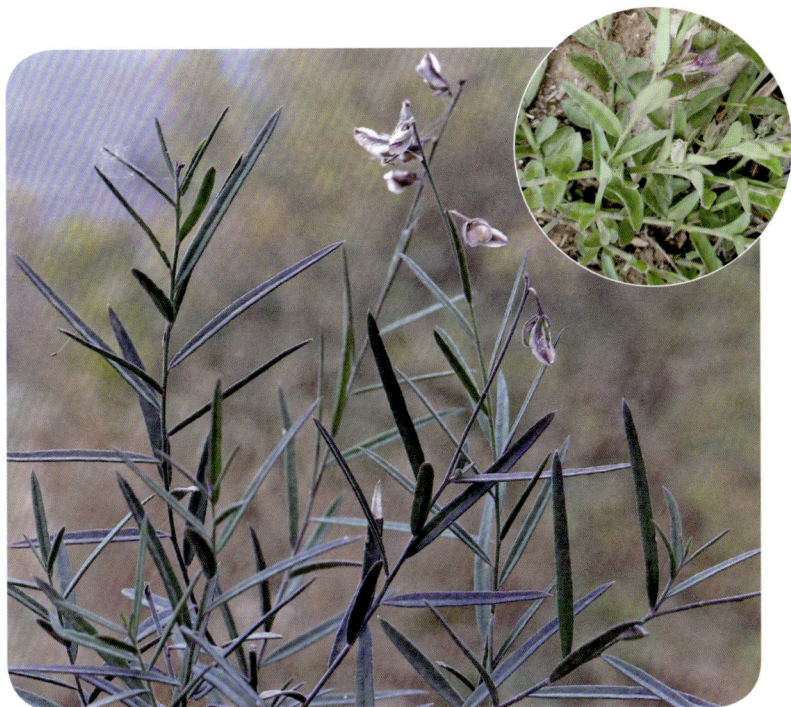

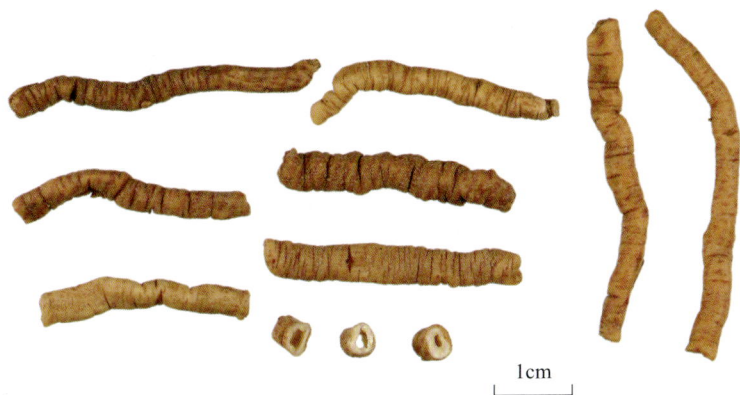

1cm

◦ 何首乌 ◦

【基　　原】本品为蓼科植物何首乌 *Polygonum multiflorum* Thunb. 的干燥块根。

【分布生境】北京有栽培，如昌平药王谷。生于灌丛、山坡林下。

【植物形态】藤本植物。块根肥厚；茎下部木质化。叶卵形或长卵形全缘，主脉类白色；花序圆锥状，花被 5，白色或淡绿色，雄蕊 8，花柱 3。瘦果 3 棱形。花期 8 ～ 10 月。

【采收加工】秋季叶枯萎时采挖，削去两端，洗净，个大的切成块，干燥。

【经验鉴别】本品体重，质地坚实，断面中心木部较大，周围伴有 4 ～ 11 个，有的多于 11 个类圆形的异型维管束环列（俗称"云锦状花纹"）。质量均以个大，体重，坚实，断面无裂隙，显粉性者为佳。

【性味归经】苦、甘、涩、温。归肝、心、肾经。

【功能主治】**生品**　解毒，消痈，截疟，润肠通便。用于疮痈，瘰疬，风疹瘙痒，久疟体虚，肠燥便秘。**炮制品**　补肝肾，益精血，乌须发，强筋骨，化浊降脂。用于血虚萎黄，眩晕耳鸣，须发早白，腰膝酸软，肢体麻木，崩漏带下，高脂血症。**首乌藤**　养血安神，祛风通络。用于失眠多梦，血虚身痛，风湿痹痛，皮肤瘙痒。

【用法用量】生品 3 ～ 6g。炮制品 6 ～ 12g。煎服。

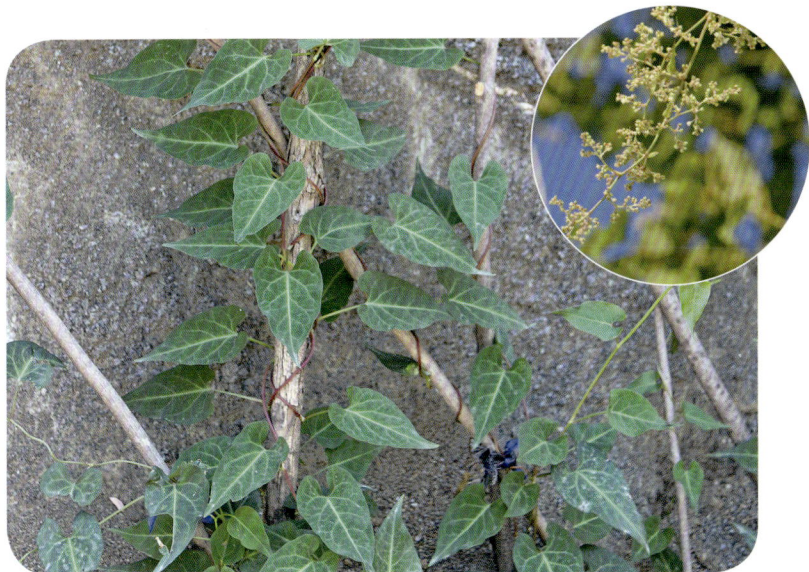

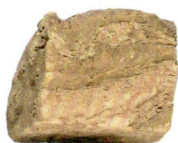

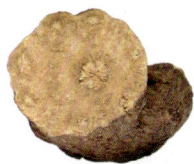

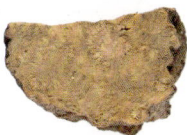

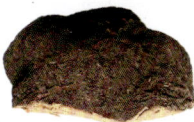

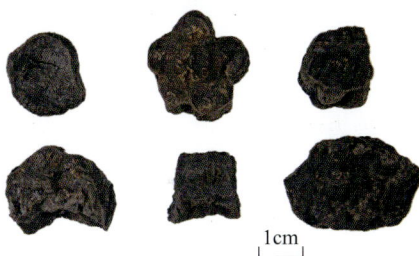

制何首乌

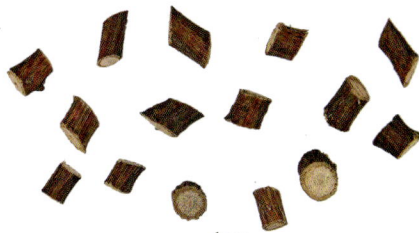

1cm

生何首乌

1cm

首乌藤

○ 芦 根 ○

【基　　原】本品为禾本科植物芦苇 *Phragmites communis* Trin. 的新鲜或干燥根茎。

【分布生境】北京平原、山区有野生，如怀柔汤河口等地。生于河湖湿地。

【植物形态】多年生草本，根茎发达。秆高 1～3m，具节，有叶鞘，叶舌边缘密生短毛，叶片披针形，圆锥花序着生稠密下垂的小穗；小穗有 4～7 花。颖果。花、果期 7～10 月。

【采收加工】全年均可采挖，除去芽、须根及膜状叶，鲜用或晒干。

【经验鉴别】本品呈扁圆柱形，表面黄白色，微有光泽，节明显，节间有纵皱纹，体轻，质韧，不易折断。断面黄白色，中空，壁上有小孔排列成环。气微，味甘。质量以条粗、色白、有光泽者为佳。

【性味归经】甘，寒。归肺、胃经。

【功能主治】清热泻火，生津止渴，除烦，止呕，利尿。用于热病烦渴，肺热咳嗽，胃热呕哕，热淋涩痛。

【用法用量】15～30g；鲜品用量加倍，或捣汁用。

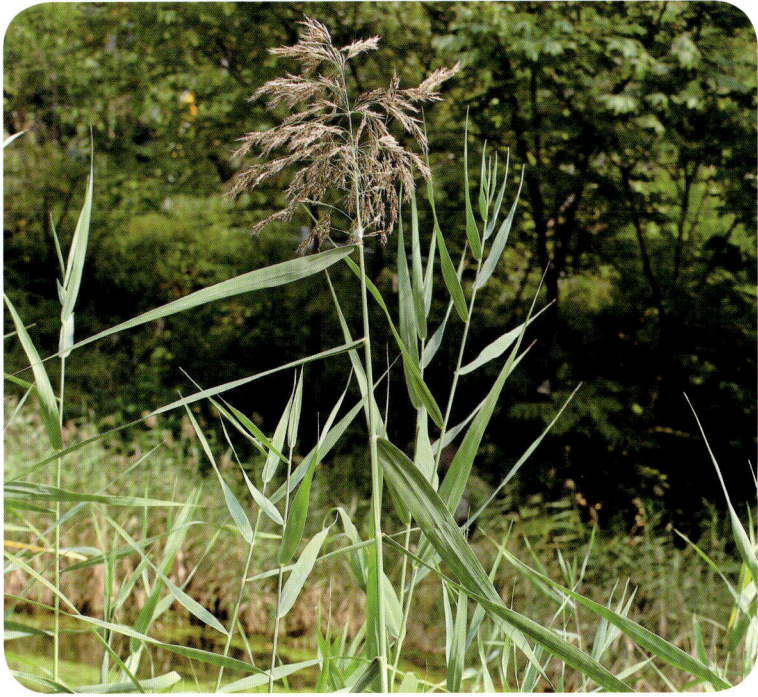

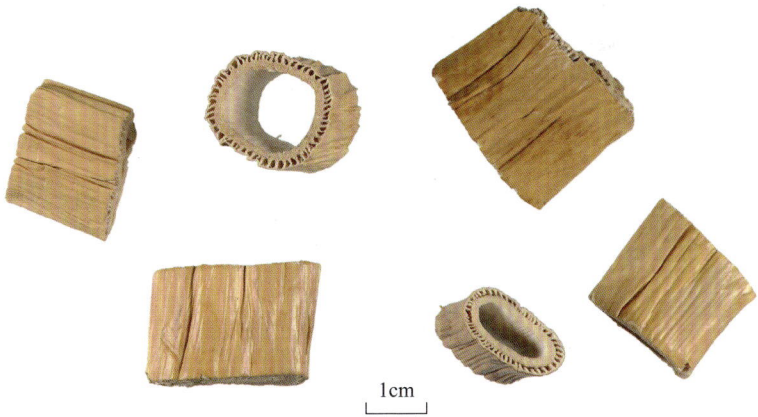

1cm

○ 苦 参 ○

【基　　原】本品为豆科植物苦参 *Sophora flavescens* Ait. 的干燥根。

【分布生境】北京山区有野生，如怀柔二道关、昌平马刨泉等地。生于山坡、林下。

【植物形态】亚灌木或多年生草本。株高 60～130cm。茎绿色。奇数羽状复叶，有小叶 15～25，小叶披针形或窄卵形。总状花序顶生。蝶形花冠，黄白色，萼具 5 短齿。荚果圆柱形呈不明显的念珠状。花、果期 6～9 月。

【采收加工】春、秋二季采挖，切去根头，除去细根、泥土，趁鲜切片，晒干。

【经验鉴别】本品外皮薄，多破裂反卷，易剥落，剥落处显黄色，光滑。质硬，不易折断，断面纤维性强，切面黄白色，具放射状纹理及裂隙，有的具异型维管束呈同心性环或不规则散在。气微，味极苦。质量以条匀、不带疙瘩头、皮细、无须根者为佳。

【性味归经】苦，寒。归心、肝、胃、大肠、膀胱经。

【功能主治】清热燥湿，杀虫，利尿。用于热痢，便血，黄疸尿闭，赤白带下，阴肿阴痒，湿疹、湿疮，皮肤瘙痒，疥癣麻风；外治滴虫性阴道炎。

【用法用量】内服：煎汤，3～9g；或入丸、散。外用：适量，煎水熏洗。

【注意事项】不宜与藜芦同用。

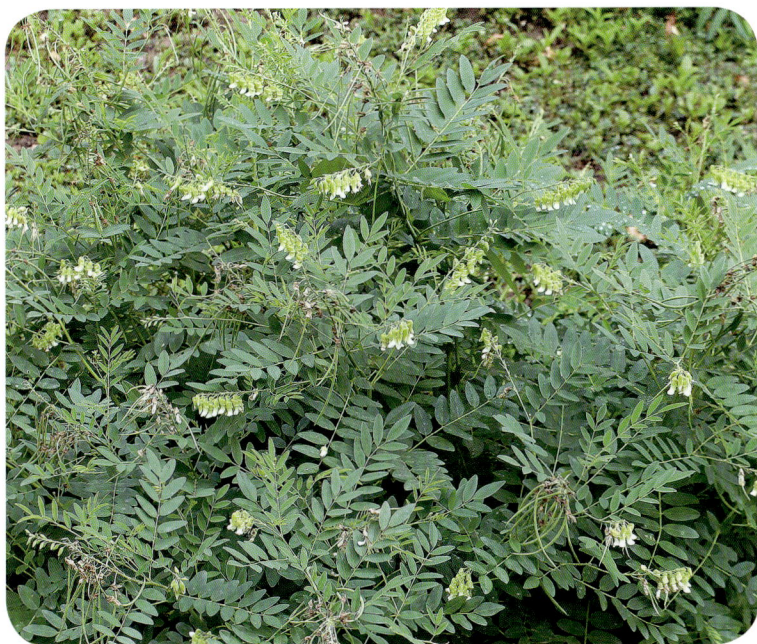

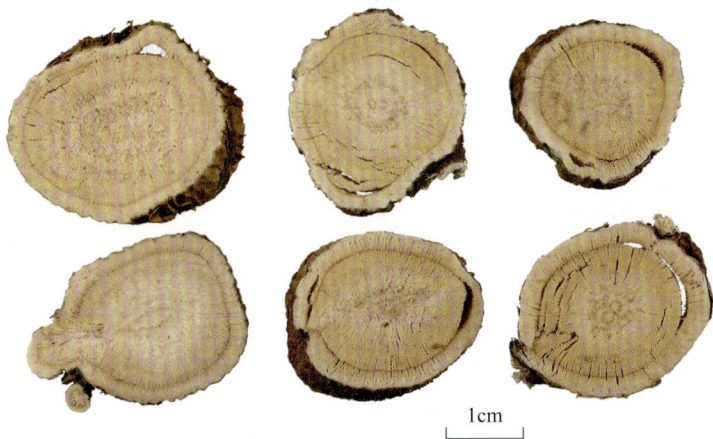

1cm

○ 知 母 ○

【基　　原】本品为百合科植物知母 *Anemarrhena asphodeloides* Bge. 的干燥根茎。

【分布生境】北京山区有野生，如昌平马刨泉、门头沟白瀑寺等地。生于向阳山坡。

【植物形态】多年生草本。根茎粗壮。叶基生，线形，平行叶脉。花葶长；总状花序；花粉红色、淡紫色至白色；花被片线形。蒴果。花期 5 ～ 7 月。

【采收加工】秋季采挖，除去须根及泥沙，晒干，习称"毛知母"；除去外皮，晒干，习称"知母肉"；或趁鲜切片，干燥。

【经验鉴别】**毛知母**　本品呈长条状，微弯曲略扁，偶有分枝，一端有浅黄色的茎叶残痕。表面黄棕色至棕色，上面有一凹沟，具紧密排列的坏状节，节上密生黄棕色的残存叶基；下面隆起而略皱缩，并有凹陷或突起的点状根痕。质硬，断面黄白色。气微，味微甜、略苦，嚼之带黏性。

知母肉　呈长条形，表面黄白色。北京习用知母肉。

质量均以条肥壮、滋润、质坚、色白、嚼之发黏者为佳。

【性味归经】苦、甘、寒。归肺、胃、肾经。

【功能主治】清热泻火，生津润燥。用于外感热病，高热烦渴，肺热燥咳，骨蒸潮热，内热消渴，肠燥便秘。

【用法用量】内服：煎汤，6 ～ 12g，或入丸、散。

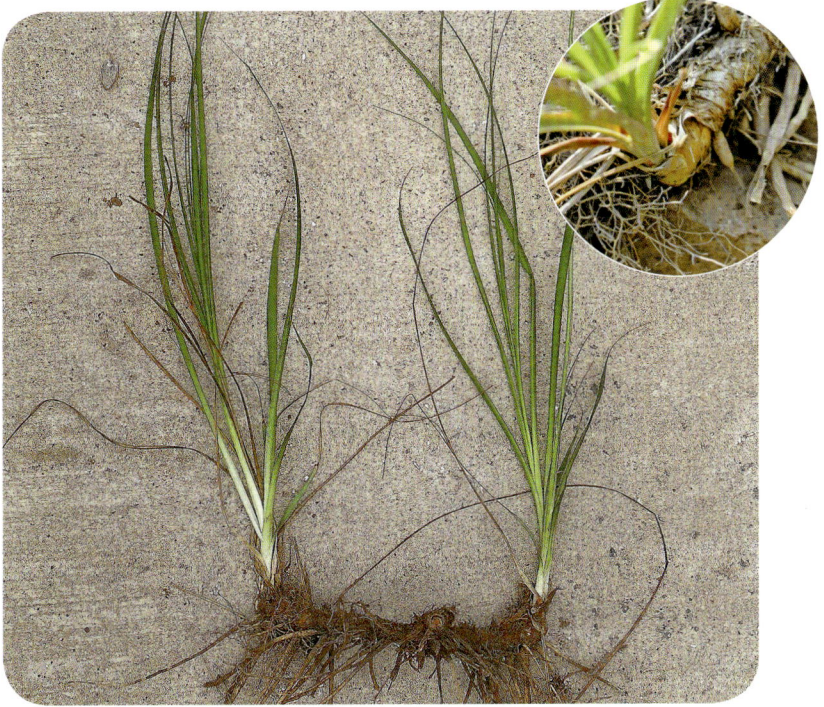

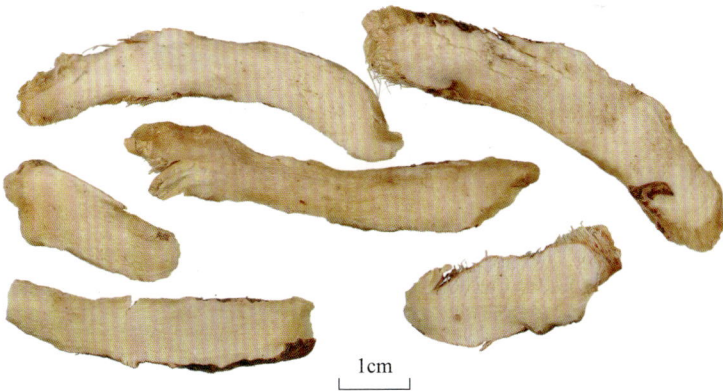

1cm

○ 板蓝根 ○

【基　原】本品为十字花科植物菘蓝 *Isatis indigotica* Fort. 的干燥根。

【分布生境】北京有栽培。

【植物形态】二年生草本。根肥厚近圆锥形。基生叶莲座状，叶片长圆形至宽倒披针形，边缘全缘；总状花序在枝顶形成圆锥状；十字形花冠，萼片 4；花瓣 4，黄色；雄蕊 6，4 长 2 短；雌蕊 1，短角果近长圆形，扁平，花、果期 4～6 月。

【采收加工】秋季采挖当年生板蓝根，除去泥沙及须根，晒干。或趁鲜洗净、切片、干燥。

【经验鉴别】本品根头部略膨大，可见绿色或暗棕色轮状排列的叶柄残基和密集的疣状凸起。表面灰黄色或灰棕色，断面皮部黄白色，木部黄色。气微，味微甜后苦涩。质量以条长，均匀，质润者为佳。

【性味归经】苦，寒。归心、胃经。

【功能主治】清热解毒，凉血利咽。用于温毒发斑，舌绛紫暗，痄腮，喉痹，烂喉丹痧，大头瘟疫，丹毒，痈肿。

【用量用法】煎服，9～15g。

【附　注】其叶为中药"大青叶"。

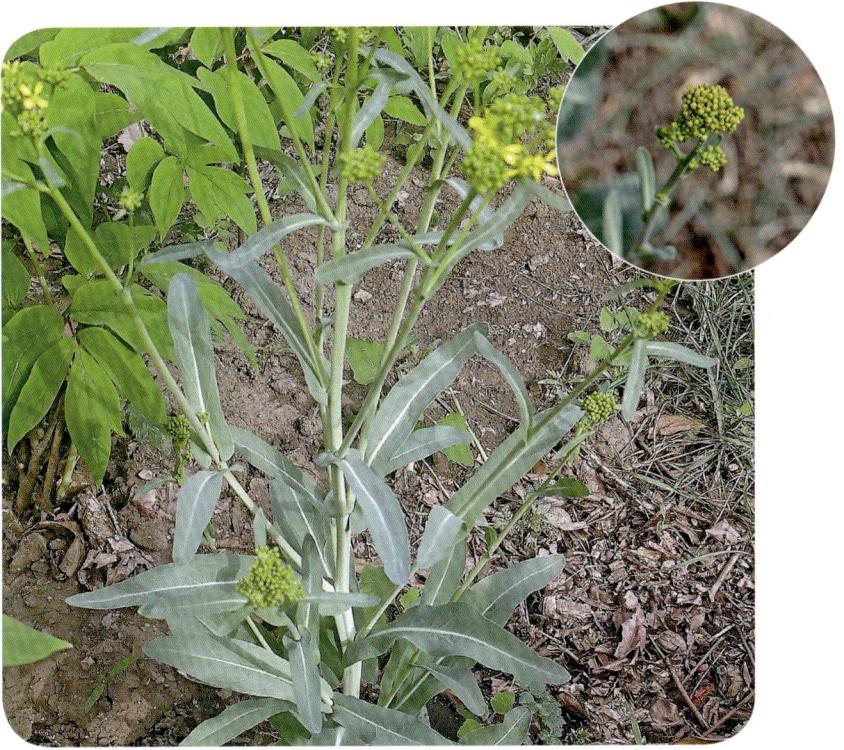

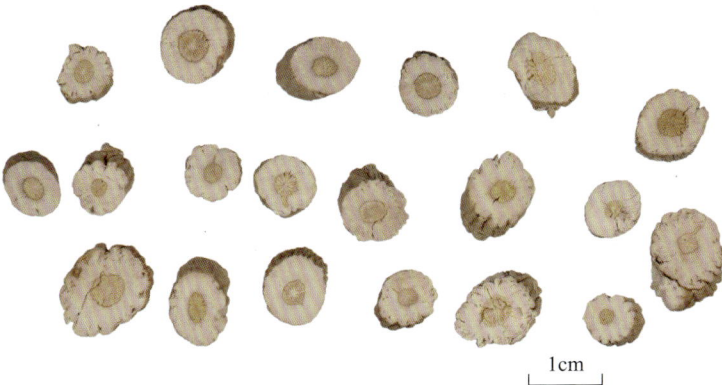

1cm

○ 虎 杖 ○

【基　　原】本品为蓼科植物虎杖 *Polygonum cuspidatum* Sieb. et Zucc. 的干燥根及根茎。

【分布生境】北京有栽培，怀柔二道关河边湿地有少量野生。生于山坡灌丛、路边、田边湿地。

【植物形态】多年生草本。高 1～2 米，茎表面散生红色或紫红斑点。叶宽卵形或卵状椭圆形，托叶鞘膜质，花单性，雌雄异株，花序圆锥状，花被 5 深裂，淡绿色，雄蕊 8；雌花花被片外面 3 片，背部具翅，花柱 3，瘦果具 3 棱。花、果期 7～10 月。

【采收加工】春、秋二季采挖，除去须根，洗净，趁鲜切短段或厚片，晒干。

【经验鉴别】本品多为团块状或不规则厚片，外皮棕褐色，切面皮部较薄，木部宽广，棕黄色，射线放射状，根茎髓中有隔或呈空洞状。质坚硬。气微，味微苦涩。质量以片厚薄均匀、质地坚实、色黄者为佳。

【性味归经】微苦，微寒。归肝、胆、肺经。

【功能主治】祛风利湿，清热解毒，散瘀定痛，止咳化痰。用于湿热黄疸，淋浊，带下，风湿痹痛，痈肿疮毒，水火烫伤，经闭，癥瘕，跌扑损伤，肺热咳嗽。

【用法用量】9～15g。外用适量。

【注　　意】孕妇慎用。

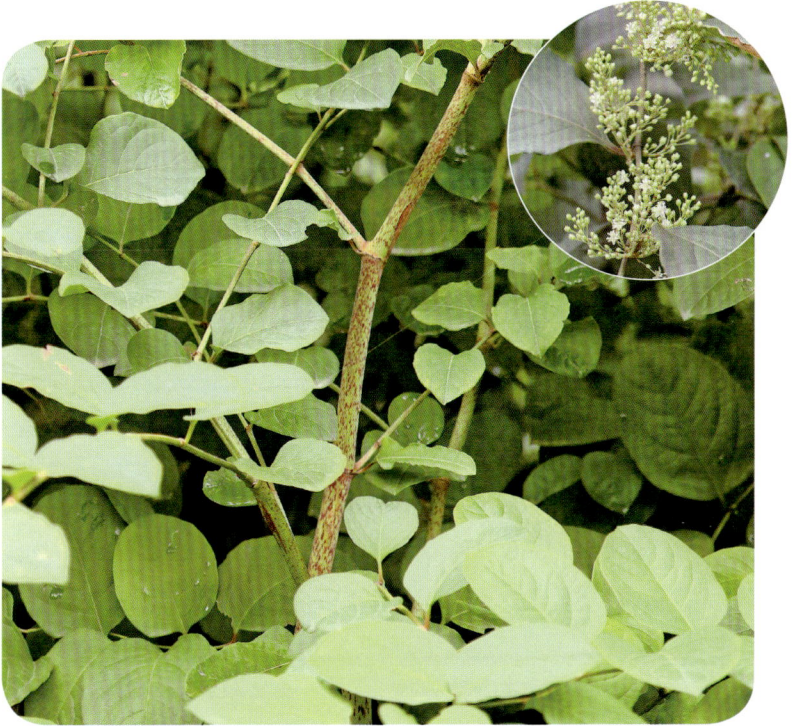

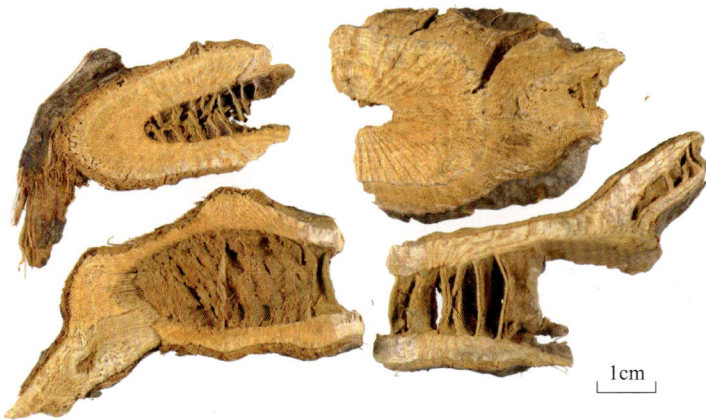

1cm

○ 草 乌★ ○

【基　原】本品为毛茛科植物北乌头 *Aconitum kusnezoffii* Reichb. 的干燥块根。

【分布生境】北京山区有野生，如昌平白羊沟等地。生于阴坡潮湿处、林下。

【植物形态】多年生草本植物，主根上具 1 ～ 2 个侧生块根；叶互生，叶片分裂，顶生花序常形成圆锥花序；盔形花紫蓝色，雄蕊多数，心皮（子房）4 ～ 5，蓇葖果。花期 7 ～ 9 月。

【采收加工】秋季茎叶枯萎时采挖，除去须根及泥沙，干燥。

【经验鉴别】本品块根呈不规则圆锥形，稍弯曲，状如乌鸦之头。表面有时生有短而尖的支根，俗称"钉角"。断面灰白色或暗灰色，粉性，有裂隙，可见多角形的形成层环纹及筋脉小点（维管束）。无臭，味辛辣，麻舌。质量以个大、肥壮、质地坚实、断面色灰白者为佳。

【性味归经】辛、苦，热；有大毒。归心、肝、肾、脾经。

【功能主治】祛风除湿，温经止痛。用于风寒湿痹，关节疼痛，心腹冷痛，寒疝作痛及麻醉止痛。

【用法用量】一般炮制后用。炮制品：1.5 ～ 3g，宜先煎、久煎。

【注　意】生品内服宜慎。孕妇禁用；不宜与半夏、瓜蒌、瓜蒌子、瓜蒌皮、天花粉、川贝母、浙贝母、平贝母、伊贝母、湖北贝母、白蔹、白及同用。

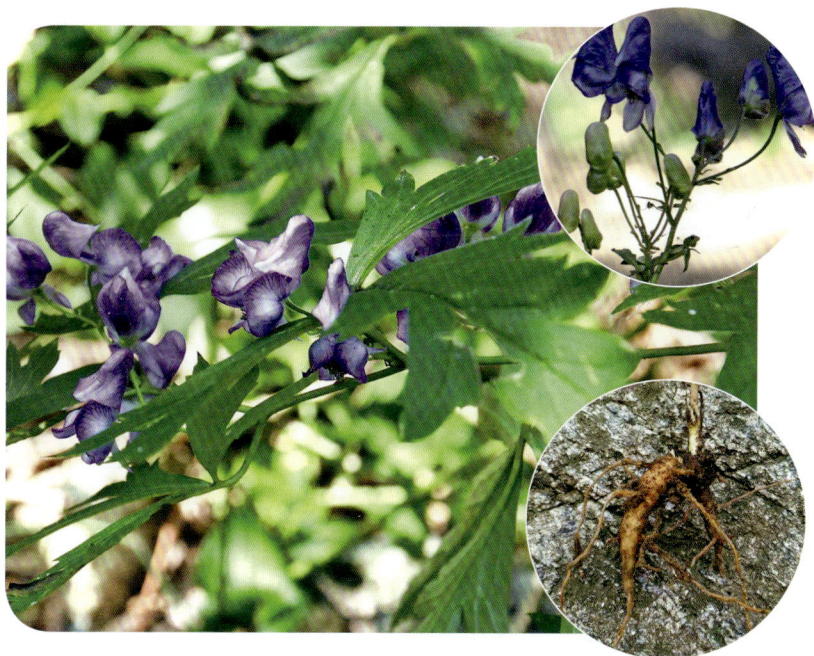

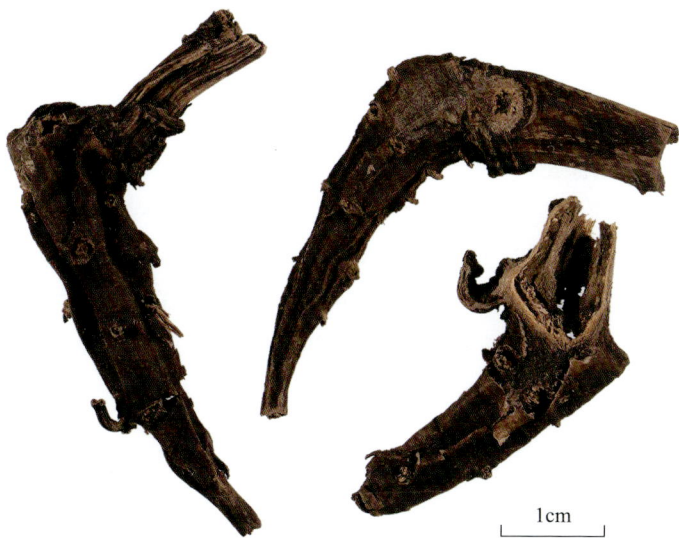

1cm

○ 威灵仙 ○

【基　　原】本品为毛茛科植物棉团铁线莲 *Clematis hexapetala* Pall. 的干燥根及根茎。

【分布生境】北京山区有野生，如昌平马刨泉等地。生于山坡草丛。

【植物形态】多年生直立草本，高 30 ～ 100cm；叶一至二回羽状深裂；花被片 4 ～ 8，通常 6，白色，外面密被毛；雄蕊无毛。瘦果，密生柔毛。花期 6 ～ 8 月。

【采收加工】秋季茎叶枯萎时采挖，除去泥沙，干燥。

【经验鉴别】本品根茎呈短圆柱形，须根表面棕褐色，多覆盖一层白霜，断面木部圆形，味微咸。目前市场以威灵仙多见，质地脆，粉性较强，横断面木部略呈方形，气微，味淡。质量以须根多、均匀而长、质硬脆者为佳。

【性味归经】辛、咸，温。归膀胱经。

【功能主治】祛风湿，通经络。用于风湿痹痛，肢体麻木，筋脉拘挛，屈伸不利。

【用法用量】内服：煎汤，6 ～ 10g，治骨鲠咽喉可用到 30g；或入丸、散；或浸酒。外用：适量，捣敷；或煎水熏洗。

【附　　注】同科植物威灵仙 *Clematis chinensis* Osbeck、东北铁线莲 *Clematis manshurica* Rupr. 的干燥根和根茎也作威灵仙使用。目前市场上威灵仙多见，质地脆，粉性较强，横断面木部略呈方形，气微，味淡。

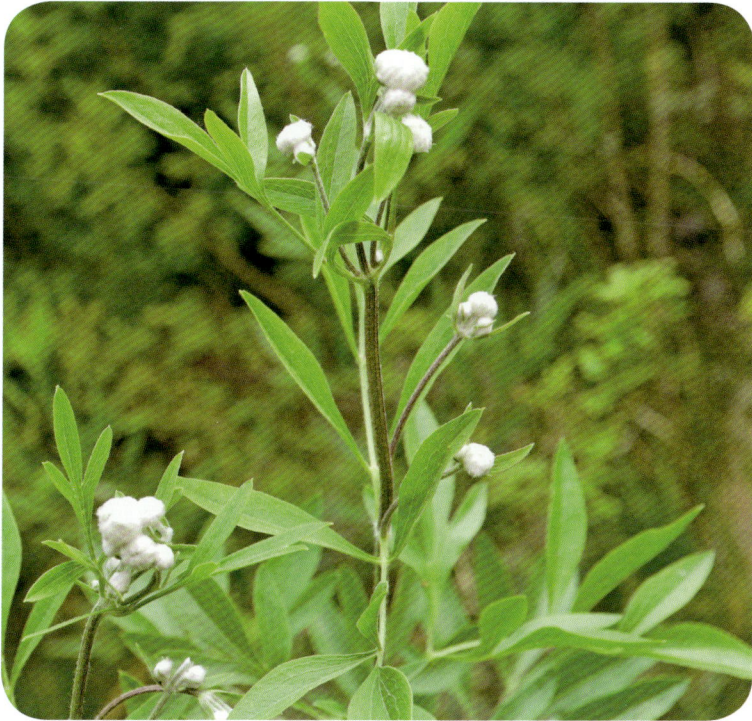

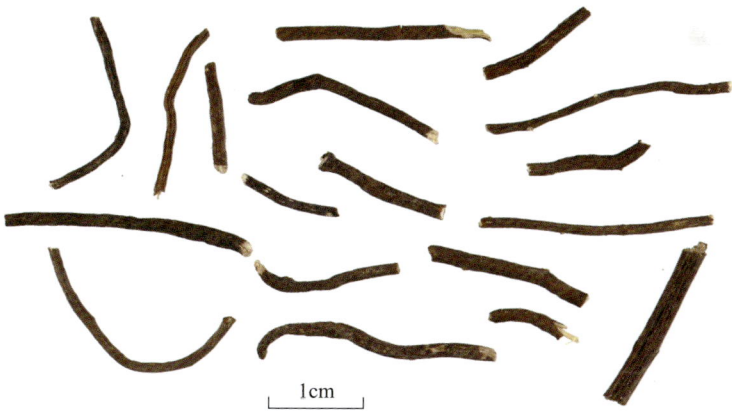

1cm

○ 茜 草 ○

【基　原】本品为茜草科植物茜草 *Rubia cordifolia* L. 的干燥根及根茎。

【分布生境】北京平原、山区常见野生，如怀柔二道关等地。生于山坡、荒地。

【植物形态】多年生攀援草本，根状茎和其节上的须根均为黄红色；茎有4棱，棱上有倒刺；叶常4片轮生，长卵形至卵状披针形；聚伞花序，花冠淡黄色，果球形。花、果期8～9月。

【采收加工】春、秋二季采挖，除去泥沙，干燥。

【经验鉴别】本品根呈圆柱形，略弯曲，主根不明显，支根丛生于根头部，数条或数十条，根表面红棕色或红褐色，质脆，易折断，断面平坦，紫红色，木部宽广，浅黄红色，导管孔多数。质量以根条粗长、外皮色红棕、断面黄红色者为佳。饮片中注意是否有大叶茜草混入，其栓皮较厚，断面中心空洞较大。

【性味归经】苦，寒。归肝经。

【功能主治】凉血，祛瘀，止血，通经。用于吐血，衄血，崩漏，外伤出血，经闭瘀阻，关节痹痛，跌扑肿痛。

【用法用量】内服：煎汤，6～10g；或入丸、散；或浸酒。

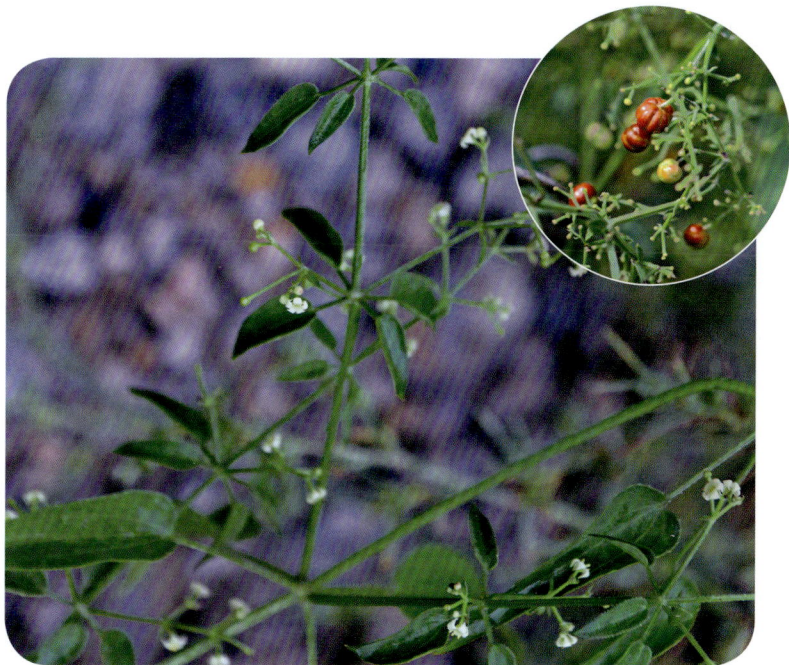

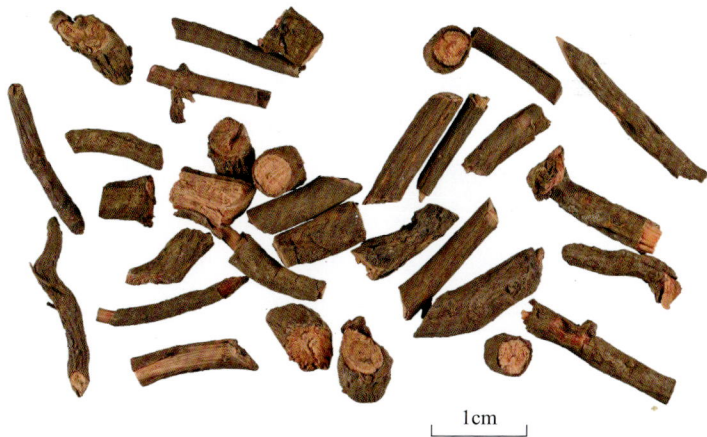

○ 多岐沙参 ○

【基　　原】本品为桔梗科植物多岐沙参 *Adenophora wawreana* Zahlbr. 的干燥根。

【分布生境】北京山区有野生，如怀柔二道关。生于山坡草丛、林边。

【植物形态】多年生草本，有白色乳汁，茎多分枝。叶互生，叶卵形、狭卵形至披针形，圆锥花序，钟形花冠，下垂，蓝紫色，雄蕊 5，蒴果，花、果期 7 ～ 10 月。

【采收加工】春、秋季采挖，除去须根，洗后趁鲜刮去粗皮，洗净，干燥；或洗后趁鲜刮去粗皮，洗净，切厚片，干燥。

【经验鉴别】本品呈圆锥形或圆柱形，表面黄白色或淡棕黄色，凹陷处常有残留的粗皮，靠上部多有深陷的环纹。体轻，质地松泡，多裂隙，断面黄白色。质量以根条粗长、去净外皮、色黄白者为佳。

【性味归经】甘、微寒。归肺、胃经。

【功能主治】养阴清肺，化痰，益气。用于肺热燥咳，阴虚劳嗽，干咳痰黏，气阴不足，烦热口干。

【用法用量】内服：煎汤 9 ～ 15g，或入丸、散。

【注意事项】宜与藜芦同用。

【附　　注】本品与同属植物"展枝沙参"的干燥根曾作为"南沙参"药用，但《中国药典》均未收载。展枝沙参 *Adenophora divaricata* Franch. 多生于阴坡林边、草丛。形态特征是茎直立，上部花序分枝；叶 3 ～ 4 片轮生，叶为菱状卵形、狭卵形。圆锥花序塔形。花、果期 7 ～ 10 月。

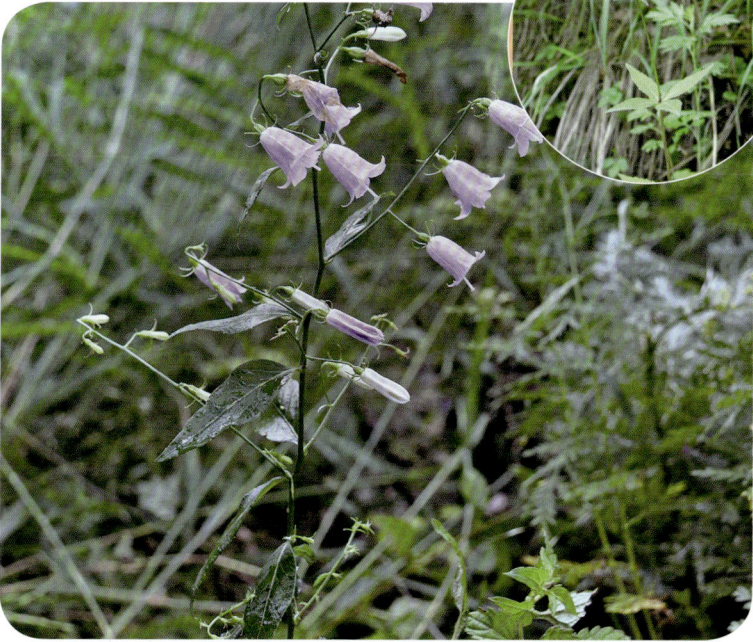

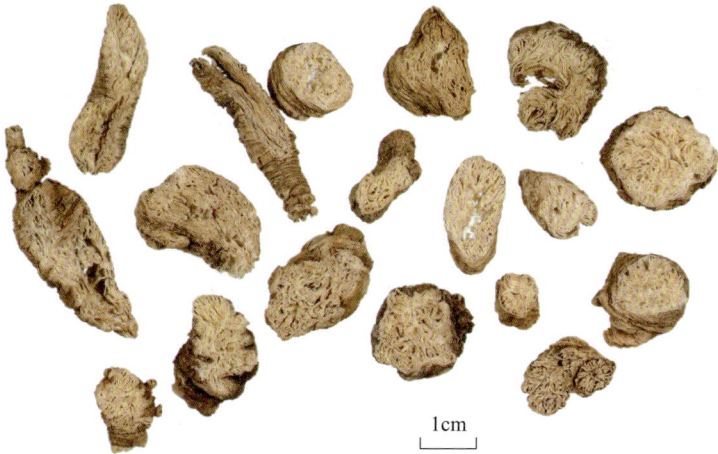

1cm

○ 穿山龙 ○

【基　　原】本品为薯蓣科植物穿龙薯蓣 *Dioscorea nipponica* Makino 的干燥根茎。

【分布生境】北京山区常见野生，如怀柔二道关等地。生于山坡、灌木丛中。

【植物形态】多年生缠绕草本，根茎横生；单叶互生，叶片广卵形或卵心形，掌状 3 ～ 5 浅裂。雌雄异株。雄花序穗状，雄蕊 6 枚，雌花序穗状，雌花小，黄绿色；蒴果具三翅。花、果期 7 ～ 9 月。

【采收加工】春、秋二季采挖，洗净，除去须根及外皮，晒干。

【经验鉴别】本品呈圆柱形，有分枝，常去掉栓皮，表面黄白色或棕黄色，有点状根痕和凸起的茎痕。质地坚硬，断面白色或黄白色，散生浅棕色维管束小点。气微，味苦涩。质量以粗壮、质坚实、断面色白者为佳。

【性味归经】甘、苦，温。归肝、肾、肺经。

【功能主治】祛风除湿，舒筋通络，活血止痛，止咳平喘。用于风湿痹痛，关节肿胀、疼痛麻木，跌扑损伤，闪腰岔气，咳嗽气喘。

【用法用量】内服：煎汤，9 ～ 15g；或浸酒。外用：适量，鲜品捣敷。

【注　　意】粉碎加工时，注意防护，以免发生过敏反应。

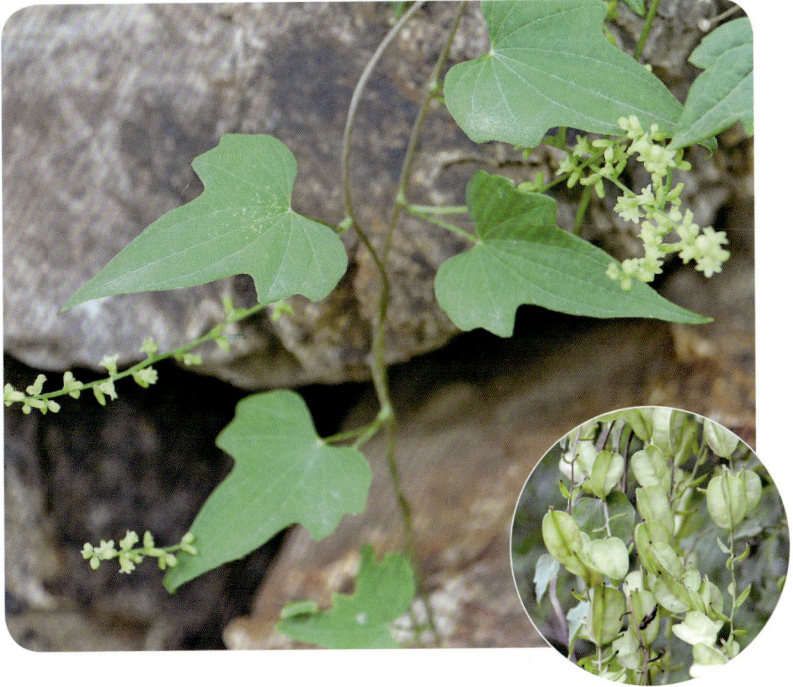

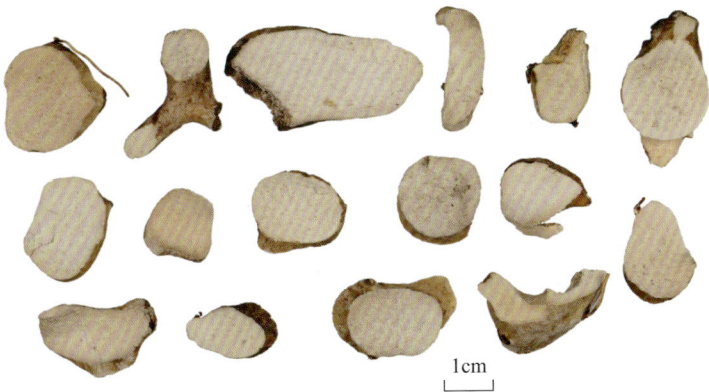

1cm

○ 柴 胡 ○

【基　原】本品为伞形科植物柴胡 *Bupleurum chinense* DC. 的干燥根。习称"北柴胡"。

【分布生境】北柴胡北京山区有野生，如怀柔二道关、昌平长峪城等地。生于山坡草丛、林缘。

【植物形态】多年生草本。株高 40 ～ 80cm。主根圆柱形或长圆锥形。茎上部多分枝，微呈"之"字形弯曲。基生叶倒披针形或狭椭圆形，复伞形花序多数；小伞形花序具 5 ～ 10 朵花；花黄色，花柱基深黄色；双悬果。花、果期 7 ～ 9 月。

【采收加工】春、秋季采挖，除去茎叶及泥土，干燥。或趁鲜切片，干燥。

【经验鉴别】北柴胡野生品呈圆锥形，多有分枝，根头部膨大，多具残茎基，表面灰黑色或灰棕色。质坚硬，不易折断，断面纤维性，皮部浅棕色，木部黄白色。气微香，味微苦辛。栽培品表面棕黄色或灰黄色，断面质地致密，皮部较野生稍宽。质量均以条粗长、无残留茎及须根者为佳。饮片中注意是否掺有地上部分，其断面中空明显。

【性味归经】苦，微寒。归肝、胆经。

【功能主治】和解表里，疏肝，升阳。用于感冒发热，寒热往来，胸胁胀痛，月经不调；子宫脱垂，脱肛。

【用法用量】内服：煎汤,3 ～ 9g；或入丸、散。外用：适量，煎水洗；或研末调敷。

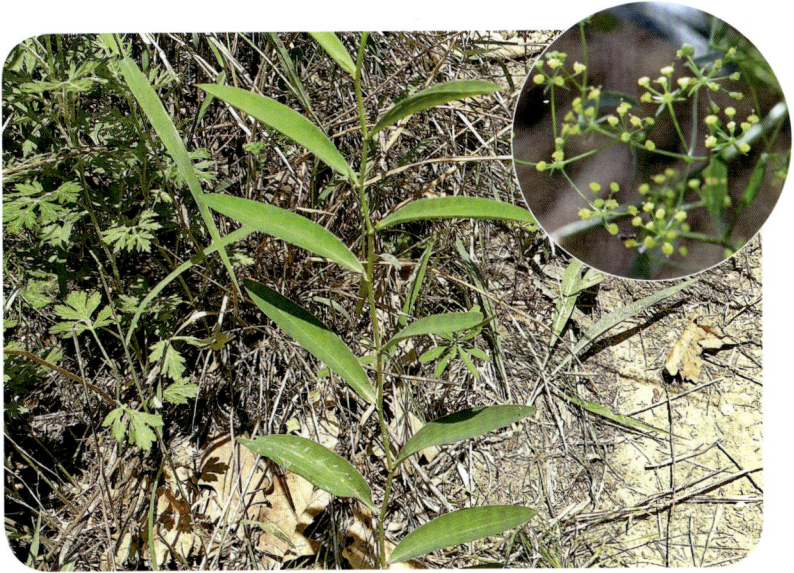

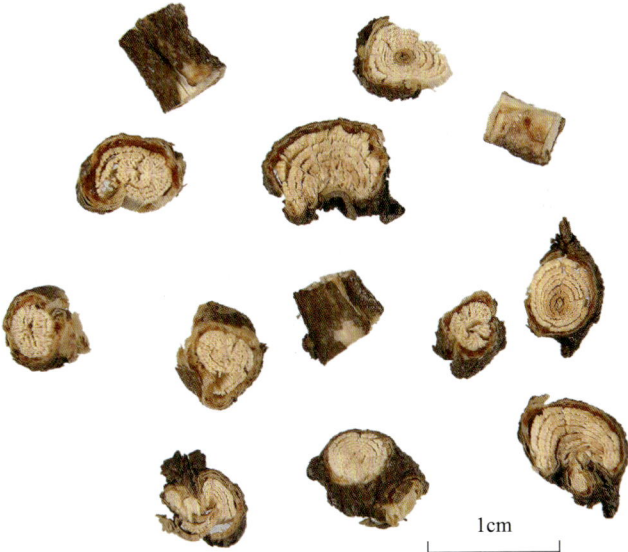

1cm

○ 射 干 ○

【基　　原】本品为鸢尾科植物射干 *Belamcanda chinensis* (L.) DC. 的干燥根茎。

【分布生境】北京有栽培。

【植物形态】多年生草本。根茎粗壮横生，鲜黄色；茎高 50～100cm。下部生叶。叶互生，扁平宽剑形，对折，互相嵌叠排成 2 列；聚伞花序伞房状顶生，花被片 6，橘黄色有暗红色斑点；雄蕊 3，雌蕊 1；子房下位，柱头 3 浅裂。蒴果，种子近圆形黑紫色。花、果期 6～9 月。

【采收加工】栽培 2～3 年，春初刚发芽或秋末茎叶枯萎时采挖，除去苗茎、须根，洗净，晒干。或趁鲜切片，干燥。

【经验鉴别】本品呈不规则的结节状，有较密集扭曲环纹，下面有残留的细根或根痕，上面有数个圆盘状凹陷的茎痕。质坚硬，断面色黄，微显颗粒状。质量以肥壮、断面色黄、无须根者为佳。

【性味归经】苦，寒。归肺经。

【功能主治】清热解毒，消痰，利咽。用于热毒痰火郁结，咽喉肿痛，痰涎壅盛，咳嗽气喘。

【用量用法】煎服，3～9g。

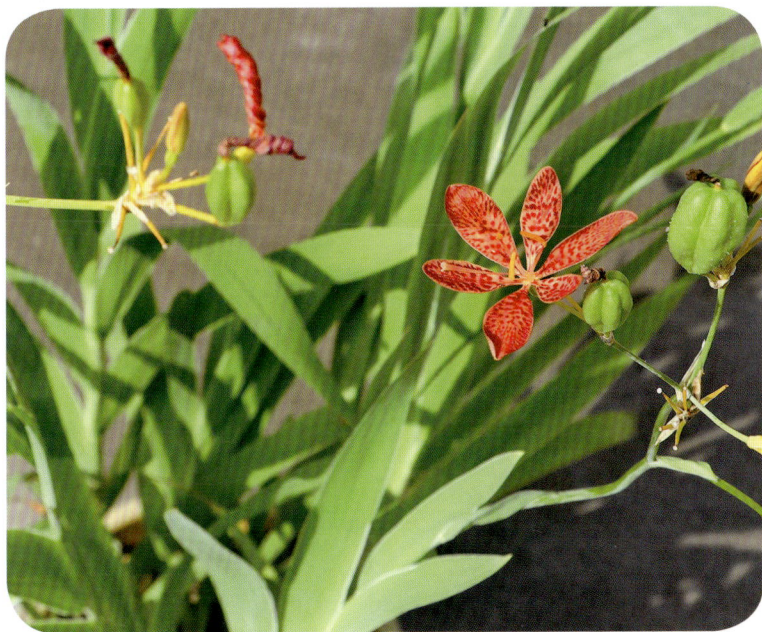

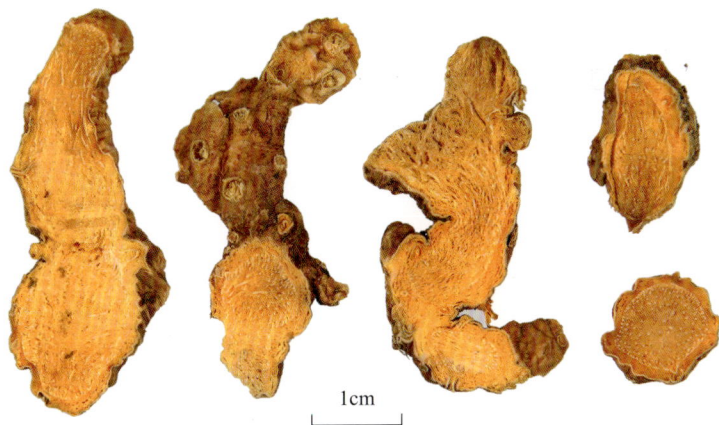

1cm

○ 桔 梗 ○

【基　　原】本品为桔梗科植物桔梗 *Platycodon grandiflorum* (Jacq.)A.DC. 的干燥根。

【分布生境】北京山区有野生，如怀柔二道关、昌平长峪城等地。生于山坡草丛。

【植物形态】多年生草本。具白色乳汁。根粗壮。茎基部叶 3 枚近轮生，上部互生，叶为卵形或卵状披针形，下面被白粉。花 1 ～数朵，花萼钟状，裂片 5；花冠蓝紫色浅钟状，5 浅裂，雄蕊 5，柱头 5 裂。蒴果。花、果期 7 ～ 10 月。

【采收加工】秋季采挖。根挖出后去净泥土及须根，趁鲜去掉外皮，晒干。或趁鲜切片，干燥。

【经验鉴别】本品野生品根茎上有多个半月形茎痕，断面不平坦，形成层为棕色环，皮部白色，有裂隙，俗称"菊花心"，木质部淡黄白色，习称"金井玉栏"。气微，味微甜，后苦。质量以根条粗长，质地坚实，表面色白，中心为淡黄色为佳。

【性味归经】苦、辛，平。归肺经。

【功能主治】宣肺，利咽，祛痰，排脓。用于咳嗽痰多，胸闷不畅，咽痛，音哑，肺痈吐脓，疮疡脓成不溃。

【用法用量】内服：煎汤,3 ～ 9g；或入丸、散。外用：适量。

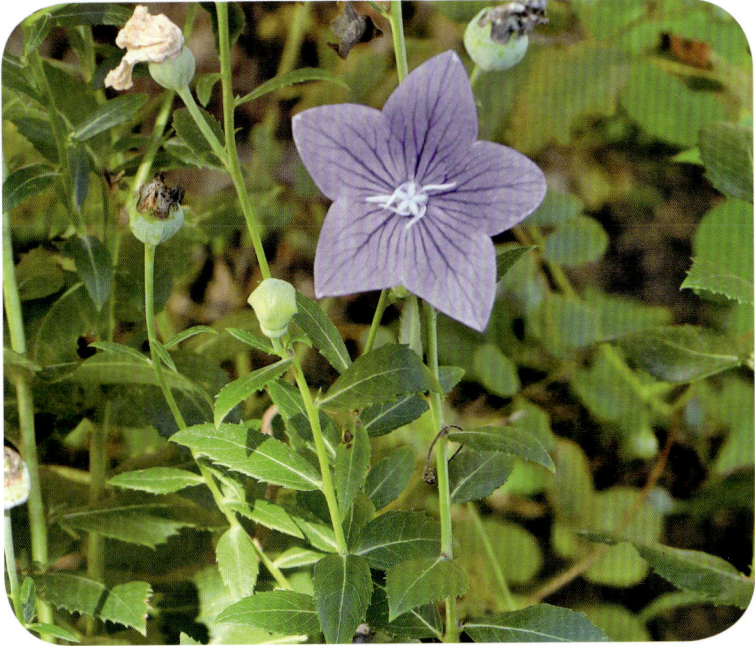

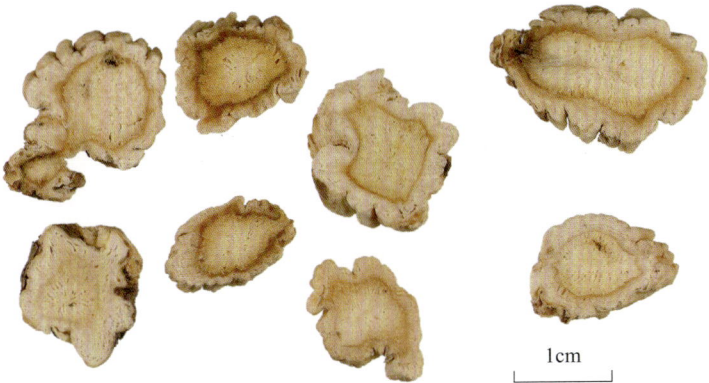

1cm

○ 党 参 ○

【基　　原】本品为桔梗科植物党参 *Codonopsis pilosula* (Franch.) Nannf. 的干燥根。

【分布生境】北京山区有野生，如昌平长峪城等地。生于阴坡草丛。

【植物形态】多年生藤本，有乳汁。叶互生或近对生，叶片卵形或狭卵形；花单生。花萼裂片 5，花冠宽钟状，黄绿色，内面有明显紫斑；雄蕊 5，柱头 3 裂。蒴果，种子细小多数，花果期 7 ～ 10 月。

【采收加工】秋季采挖，除去地上部分，晒干。

【经验鉴别】本品根头部有多数疣状突起的茎痕及芽，俗称"狮子盘头"。根头下有致密的环状横纹，向下渐稀疏，有的达全长一半，栽培品环状横纹少或无，支根断露处常有黑褐色胶状物，质较硬或略带韧性，断面有裂隙或放射状纹理，皮部淡黄白色或淡棕色，木部淡黄色，有特殊香气，味微甜。党参根据产地分为潞党、台党、凤党、东党、白条党，以及文党和单支党，习惯上认为凤党、文党、潞党、台党质量佳。质量均以条大粗壮、皮松肉紧、有狮子盘头芦及横纹、质柔润，味香甜、嚼之无残渣者为优。

【性味归经】甘，平。归脾、肺经。

【功能主治】健脾益肺，养血生津。用于脾肺气虚，食少倦怠，咳嗽虚喘，气血不足，面色萎黄，气短心悸，津伤口渴，内热消渴。

【用法用量】内服：煎汤，9 ～ 30g；或熬膏、入丸、散。

【注　　意】不宜与藜芦同用。

【附　　注】同科植物素花党参 *Codonopsis pilosula Nannf.* var.*modesta* (Nannf.) L.T.Shen 或川党参 *Codonopsis tangshen Oliv.* 的干燥根也作党参使用。

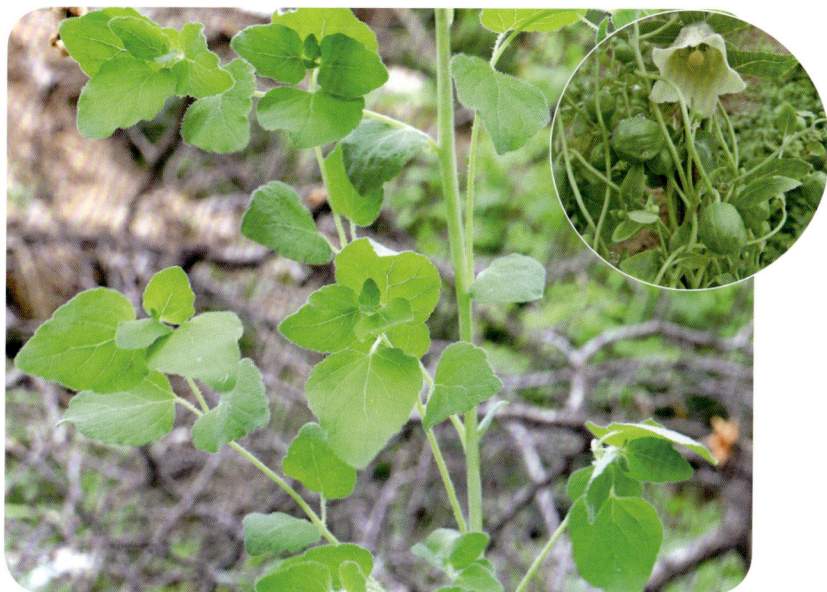

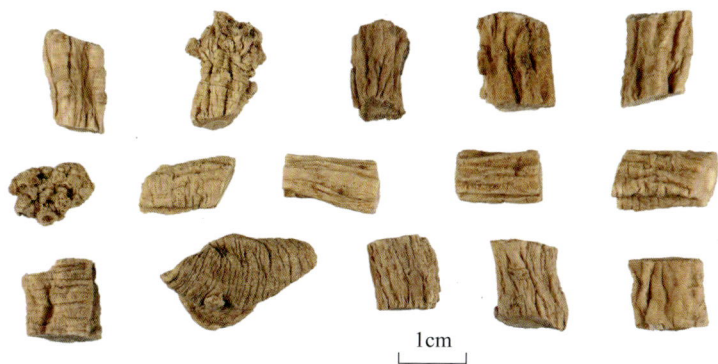

1cm

○ 羊乳（山海螺、四叶参）○

【基　　原】本品为桔梗科植物羊乳 *Codonopsis lanceolata* (Sieb. et Zucc.) Trautv. 的干燥根。

【分布生境】北京山区有野生，如延庆玉渡山等地。生于阴坡草丛。

【植物形态】为党参同属植物，区别是：根呈纺锤形，叶在主茎上互生，细小；在分枝顶端的叶 3～4 片近于轮生。

【采收加工】秋季采挖，除去地上部分，除去须根，晒干。

【经验鉴别】本品呈圆锥形或纺锤形，顶端有细而长的芦头，具较密的环纹。主根表面土黄色，上部环纹密集，下部有纵纹。质地硬脆，断面形成层明显，木部黄色。气特异。质量以个大、味甜者为佳。

【性味归经】甘，温。归脾、肺经。

【功能主治】补血通乳，清热解毒。用于病后体虚，乳汁不足；痈肿疮毒，乳痈。

【用法用量】内服：煎汤，15～30g。外用：鲜品适量，捣敷。

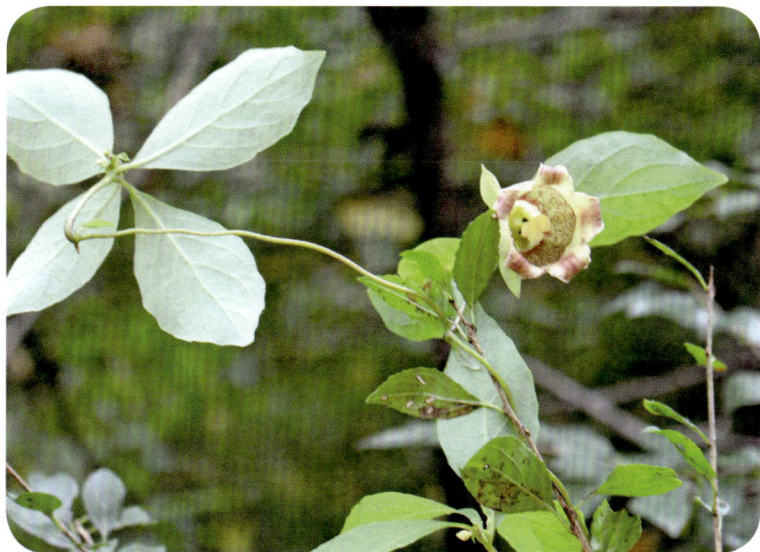

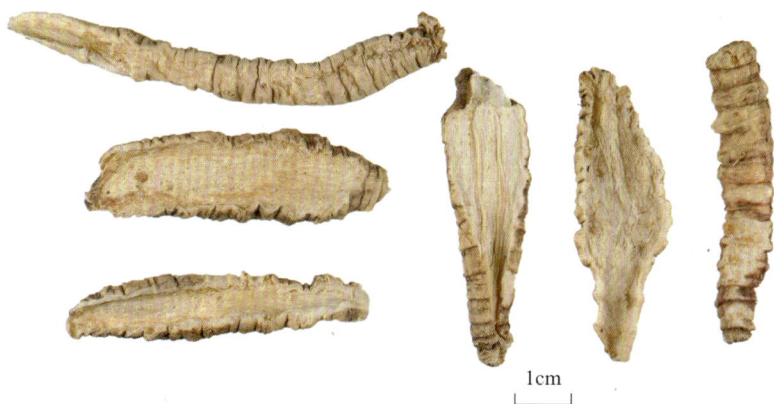

1cm

○ 徐长卿 ○

【基　　原】本品为萝藦科植物徐长卿 *Cynanchum paniculatum* (Bge.) Kitag. 的干燥根及根茎。

【分布生境】北京山区有野生，如延庆松山等地。生于山坡草丛。

【植物形态】多年生直立草本，高约 1m；根须状，茎不分枝，叶对生，披针形至线形；伞房状聚伞花序，花冠黄绿色，副花冠 5 裂，柱头 5 角形，蓇葖果长角状，种毛白色。花、果期 6～9 月。

【采收加工】秋季采挖，除去地上部分，阴干。

【经验鉴别】本品根茎呈不规则柱状，有盘节，节处周围着生多数根。根呈细长圆柱形，弯曲，表面淡黄白色至淡棕黄色或棕色，具纤细的须根。质脆，断面粉性，皮部类白色或黄白色，形成层环淡棕色，木部细小。气香，味微辛凉。质量以须根粗长、香气浓者为佳。

【性味归经】辛，温。归肝、胃经。

【功能主治】祛风，化湿，止痛，止痒。用于风湿痹痛，胃痛胀满，牙痛，腰痛，跌扑损伤；风疹，湿疹。

【用法用量】3～12g，后下。

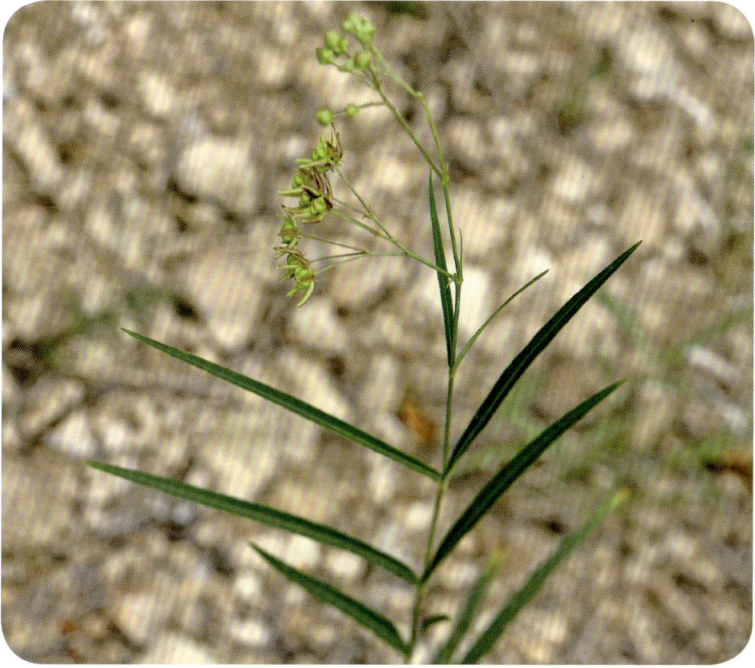

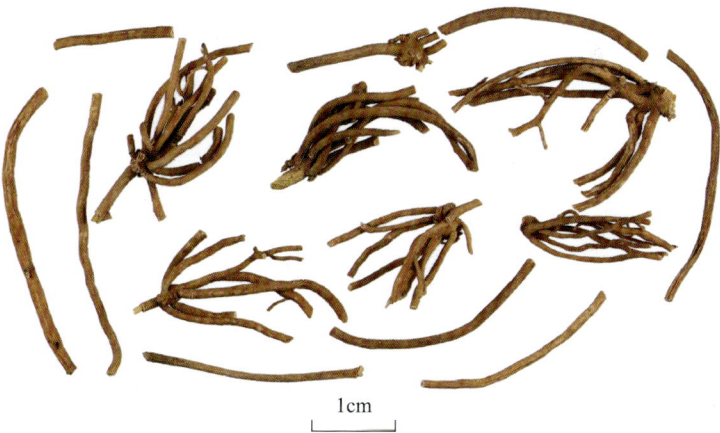

1cm

○ 秦 艽 ○

【基　原】本品为龙胆科植物秦艽 *Gentiana macrophylla* Pall. 或小秦艽（达乌里秦艽）*Gentiana dahurica* Fisch. 的干燥根。

【分布生境】北京延庆、昌平等地有少量野生。生于山坡草丛。秦艽在延庆玉渡山附近有野生，小秦艽在昌平西部山区有野生。

【植物形态】**秦艽**　多年生草本。基生叶莲座状丛生，茎生叶对生，披针形；花多朵簇生枝顶呈头状；花萼膜质，花冠蓝紫色；雄蕊 5；花柱短；蒴果。花、果期 7～10 月。

小秦艽　植物形态与秦艽相似，植物体较小。

【采收加工】春、秋二季采挖，除去泥沙；秦艽晒软，堆置"发汗"至表面呈红黄色或灰黄色时，摊开晒干，或不经"发汗"直接晒干；小秦艽趁鲜时搓去黑皮，晒干。

【经验鉴别】本品呈类圆柱形，上端较粗，下端较细。表面灰黄色或棕黄色，有纵向或扭曲的纵沟。质坚脆，易折断，断面皮部棕黄色，木部土黄色，臭味特殊，味苦微涩。目前秦艽已有栽培，质量均以主根粗壮、质坚实、色棕黄、气味浓厚者为佳。

【性味归经】辛、苦，平。归胃、肝、胆经。

【功能主治】祛风湿，清湿热，止痹痛，退虚热。用于风湿痹痛，中风半身不遂，筋脉拘挛，骨节酸痛，湿热黄疸，骨蒸潮热，小儿疳积发热。

【用法用量】内服：煎汤，3～10g；或浸酒；或入丸、散。外用：适量。

【附　注】同科植物麻花秦艽 *Gentiana straminea* Maxim.、粗茎秦艽 *Gentiana crassicaulis* Duthie ex Burk. 的干燥根也作秦艽使用。

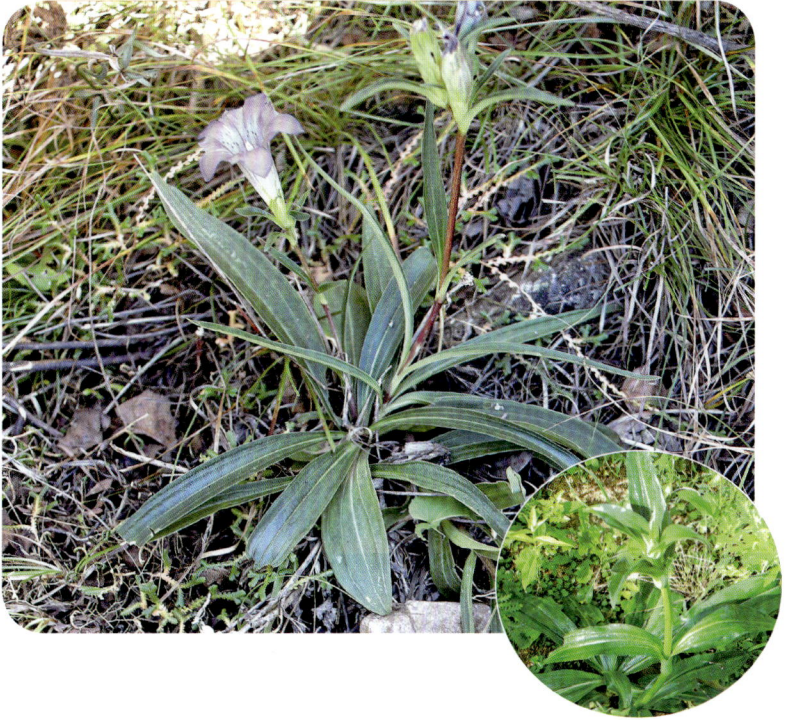

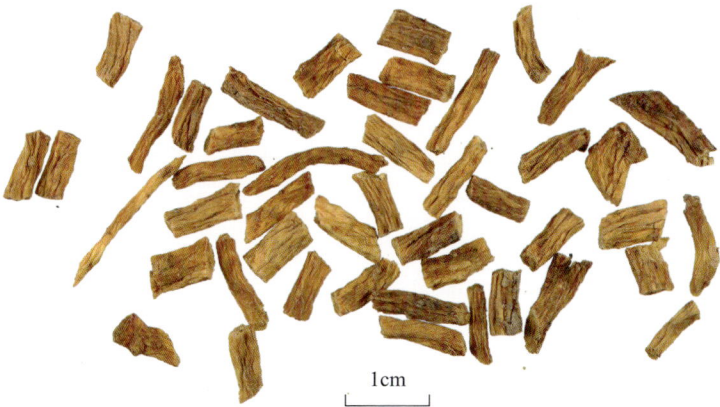

1cm

○ 黄 芩 ○

【基　　原】本品为唇形科植物黄芩 *Scutellaria baicalensis* Georgi 的干燥根。

【分布生境】北京山区有野生或栽培，如门头沟妙峰山等地有野生。生于向阳山坡。

【植物形态】多年生草本。主根粗壮。茎多分枝。叶对生，叶披针形或条状披针形；总状花序顶生，花萼果期增大，花冠二唇形，紫红色或蓝紫色；雄蕊4；子房4裂；小坚果。花、果期7～9月。

【采收加工】秋季采挖，除去茎叶及须根，抖落泥土，不能水洗，直接晒干后撞去外皮。

【经验鉴别】本品呈圆锥形，扭曲，表面棕黄色或深黄色，有扭曲的纵皱或不规则的网纹，老根中间多枯朽为黑棕色，或已成空洞，俗称"枯黄芩"；新根色鲜，内部充实，无空心，称"条黄芩"或"子芩"，质坚而脆，易折断，断面皮部黄绿色，木部黄棕色，气微，味苦。目前黄芩栽培已较为广泛，生长3～4年，根部会出现枯朽。"枯芩""条芩"应分别入药。

【性味归经】苦，寒。归肺、胆、脾、大肠、小肠经。

【功能主治】清热燥湿，泻火解毒，止血，安胎。用于湿温、暑温胸闷呕恶，湿热痞满，泻痢，黄疸，肺热咳嗽，高热烦渴，血热吐衄，痈肿疮毒，胎动不安。

【用法用量】内服：煎汤，3～9g；或入丸、散；外用：适量，煎水洗；或研末调敷。

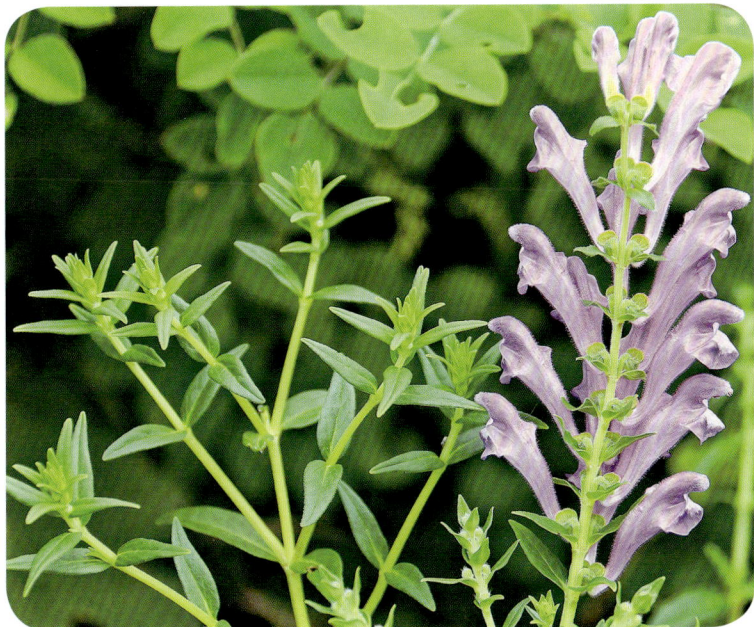

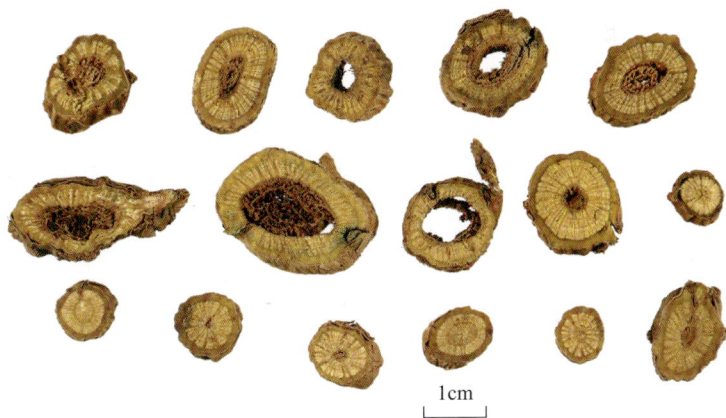

1cm

○ 黄 精 ○

【基　　原】本品为百合科植物黄精 *Polygonatum sibiricum* Red. 的根茎。习称"鸡头黄精"。

【分布生境】北京山区有野生，如怀柔二道关、门头沟雁翅白瀑寺等地有野生。生于山坡草丛、林下。

【植物形态】多年生草本，高 50 ～ 90cm。根茎横走结节膨大。叶轮生，每轮 3 ～ 7 片，叶条状披针形，先端渐尖并卷曲。花 2 ～ 4 朵腋生，花白色，裂片 6，雄蕊 6，花柱 3 裂；浆果球形，成熟时紫黑色。花、果期 5 ～ 9 月。

【采收加工】秋季采挖，除去须根，洗净，晒至柔软后，反复揉搓、晾晒至无硬心，晒干；或蒸透后，揉至半透明，晒干。

【经验鉴别】北京习用本种黄精，习称"鸡头黄精"，呈结节状弯柱形，结节长 2 ～ 4cm，略呈圆锥形，常有分枝，表面黄白色或灰黄色，半透明，茎痕圆形。质量以肥润、色黄、断面透明者为佳。

【性味归经】甘，平。归脾、肺、肾经。

【功能主治】补气养阴，健脾，润肺，益肾。用于脾胃虚弱，体倦乏力，口干食少，肺虚燥咳，精血不足，内热消渴。

【用法用量】煎服，9 ～ 15g。

【附　　注】同科植物滇黄精 *Polygonatum kingianum* Coll. etHemsl.、多花黄精 *Polygonatum cyrtonema* Hua 的干燥根茎也作黄精使用。滇黄精呈肥厚肉质的结节块状，多花黄精呈长条结节块状。

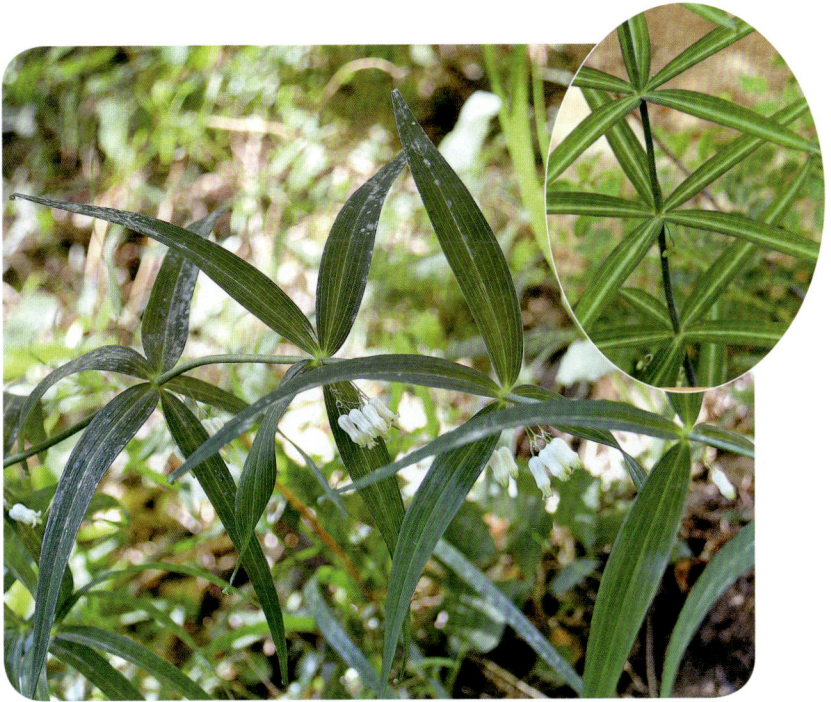

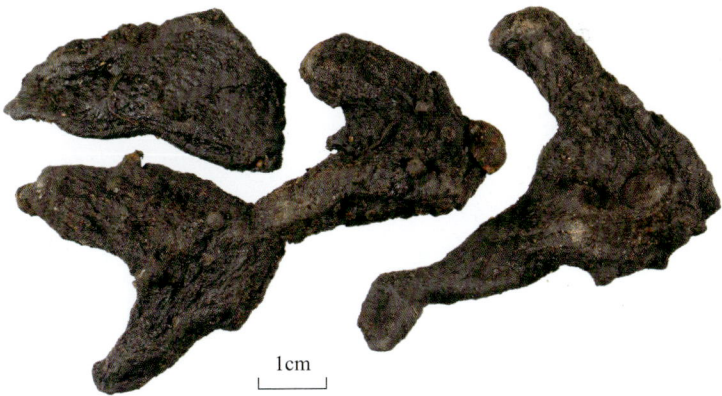

1cm

○热河黄精○

【基　　原】本品为百合科植物热河黄精 *Polygonatum macropodium* Turcz. 的根茎。

【分布生境】北京山区常见野生，如昌平马刨泉等地。生于林下、山坡草丛。

【植物形态】多年生草本，根茎圆柱形；叶互生，无柄，卵形至卵状椭圆形，花序近伞房状，有花多朵；花被白色，雄蕊6；浆果蓝黑色。花果期5～9月。

【采收加工】秋季采挖，除去须根，洗净，晒至柔软后，反复揉搓、晾晒至无硬心，晒干；或蒸透后，揉至半透明，晒干。

【经验鉴别】本品形似玉竹，圆盘状茎痕处有明显分枝，侧枝细圆柱形。质量以肥润色黄、断面透明者为佳。

【注　　意】本品过去常作为"玉竹"或"黄精"使用。

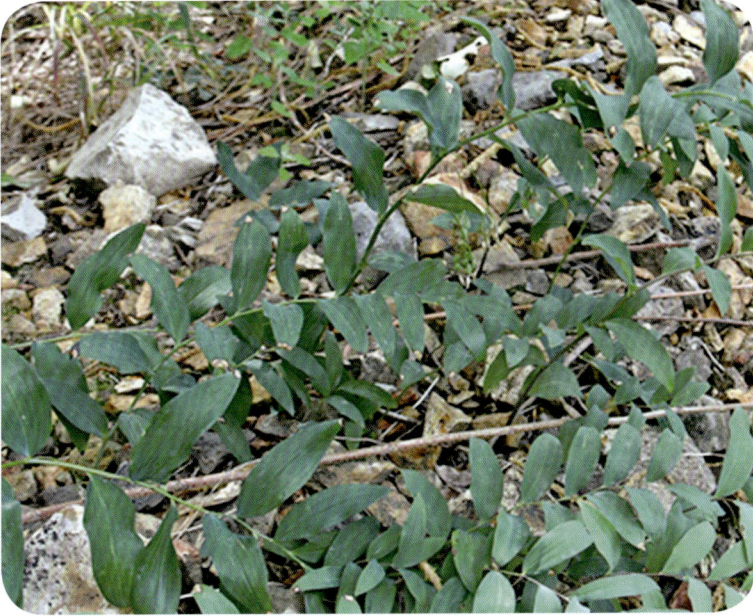

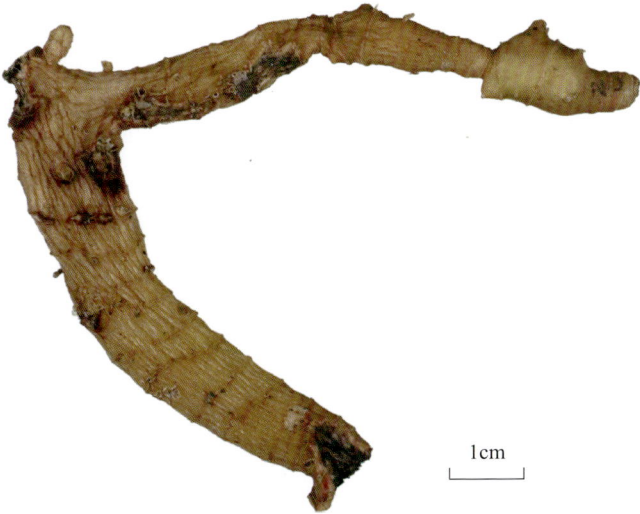

1cm

○ 商 陆 ○

【基　　原】本品为商陆科植物商陆 *Phytolacca acinosa* Roxb. 或垂序商陆 *Phytolacca americana* L. 的干燥根。

【分布生境】北京平原、山区有野生，如丰台、房山等地。生于荒地、山沟。

【植物形态】**商陆**　多年生草本，高 1 ～ 1.5m，茎绿色或红紫色，叶互生，叶片椭圆形、长椭圆形；总状花序顶生，花两性，花被片 5，白色、黄绿色，雄蕊 8 ～ 10，子房通常为 8。果序直立；浆果扁球形，熟时黑色。花期 5 ～ 8 月。

垂序商陆　雄蕊、心皮（子房）及花柱通常均为 10。果序下垂。

【采收加工】春秋季采挖，除去须根及泥沙，切成块或片，晒干或阴干。

【经验鉴别】本品为圆柱形或不规则块片，外皮灰黄色或灰棕色。横切面弯曲不平，浅黄棕色或黄白色，木部隆起，形成数个突起的同心型环轮。纵切片木部呈平行条状突起。质硬。气微，味稍甜，久嚼麻舌。质量均以根粗片大、切面色白者为佳。

【性味归经】苦，寒；有毒。归肺、脾、肾、大肠经。

【功能主治】逐水消肿，通利二便。外用解毒散结。用于水肿胀满，二便不通；外治痈肿疮毒。

【用法用量】3 ～ 9g。外用适量，煎汤熏洗。

【注　　意】孕妇禁用。

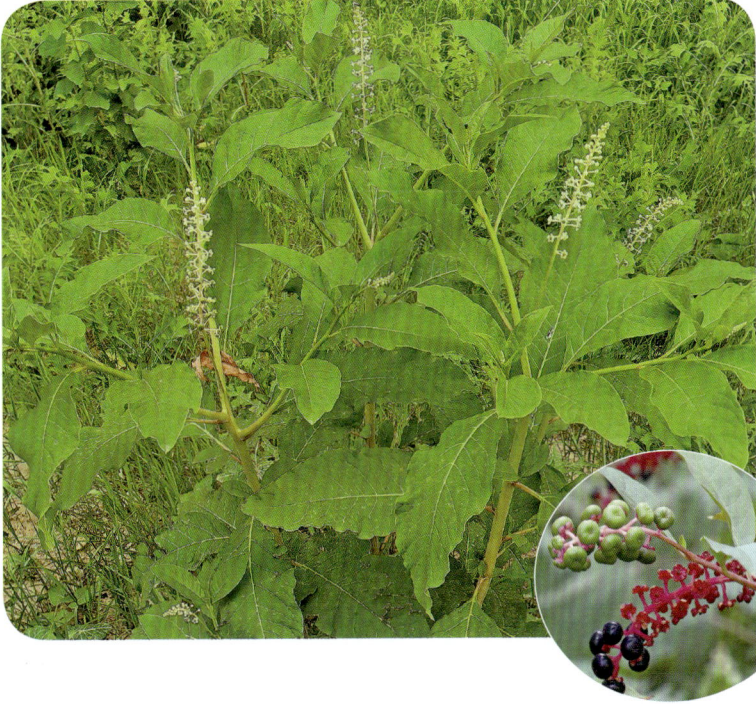

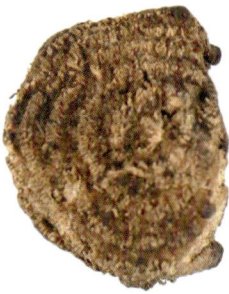
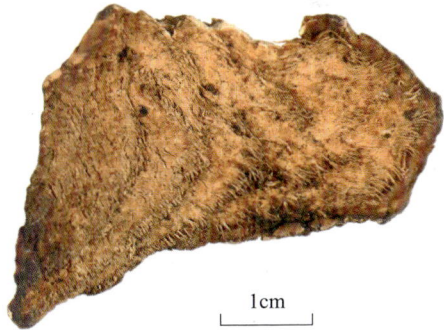

1cm

○ 紫 菀 ○

【基　　原】本品为菊科植物紫菀 *Aster tataricus* L.f. 的干燥根及根茎。

【分布生境】北京山区有野生，如怀柔二道关。生于山坡草丛。

【植物形态】多年生草本，高 40～150cm。茎直立，基生叶长圆状或椭圆状匙形，茎生叶互生，无柄，叶片长椭圆形，头状花序多数，排列成复伞房状；总苞片 3 层，花序边缘为舌状花，雌性，蓝紫色；中央有多数管状花，两性，黄色，雄蕊 5；柱头 2 分叉。瘦果。花、果期 7～10 月。

【采收加工】春、秋二季采挖，除去有节的根茎和泥沙，编成辫状晒干，或切段直接晒干。

【经验鉴别】根茎呈不规则块状，其上簇生多数细根，河北安国栽培品多编成辫状，表面紫红色或灰红色，质较柔韧。质量以根长、色紫红者为佳。

【性味归经】辛、苦，温。归肺经。

【功能主治】润肺下气，消痰止咳。用于痰多喘咳，新久咳嗽，劳嗽咳血。

【用量用法】煎服，5～9g。

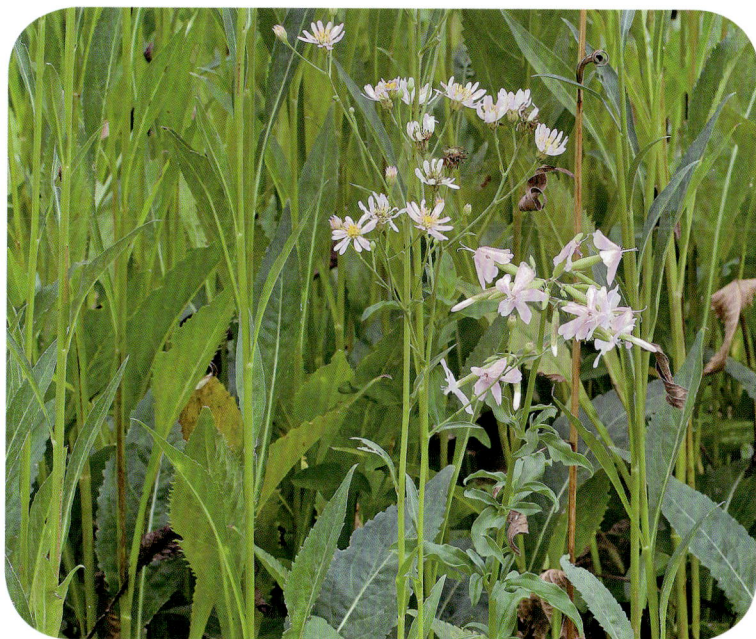

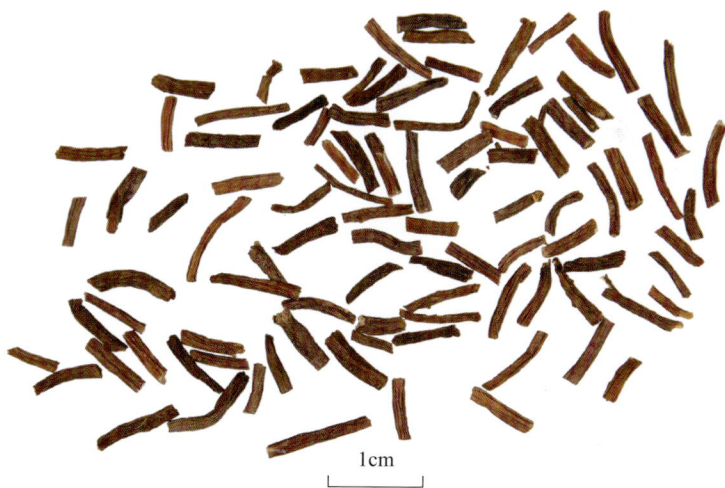

1cm

○ 葛 根 ○

【基　　原】本品为豆科植物野葛 *Pueraria lobata* (Willd.) Ohwi 的干燥根。

【分布生境】北京山区有野生，如昌平白羊沟、下口村等地。生于山坡、沟边、林缘。

【植物形态】多年生藤本植物。全株幼黄褐色硬毛，有肥厚的根。三出羽状复叶，叶有时三裂。有托叶。总状花序腋生，花萼钟状。蝶形花冠紫红色，子房具毛。荚果密生硬毛。花、果期 6～9月。

【采收加工】秋季采挖，趁鲜切成小块；干燥。

【经验鉴别】本品呈纵切的长方形厚片或小方块，外皮淡棕色，切面黄白色，纹理不明显。质韧，纤维性强。质量以色灰白者为佳。

【性味归经】甘、辛，凉。归脾、胃经。

【功能主治】解肌退热，生津，透疹，升阳止泻。用于外感发热头痛，项背强痛，口渴，消渴，麻疹不透，热痢，泄泻；高血压颈项强痛。

【用法用量】内服：煎汤，9～15g；或捣汁。外用：适量，捣敷。

【附　　注】其花为中药葛花。

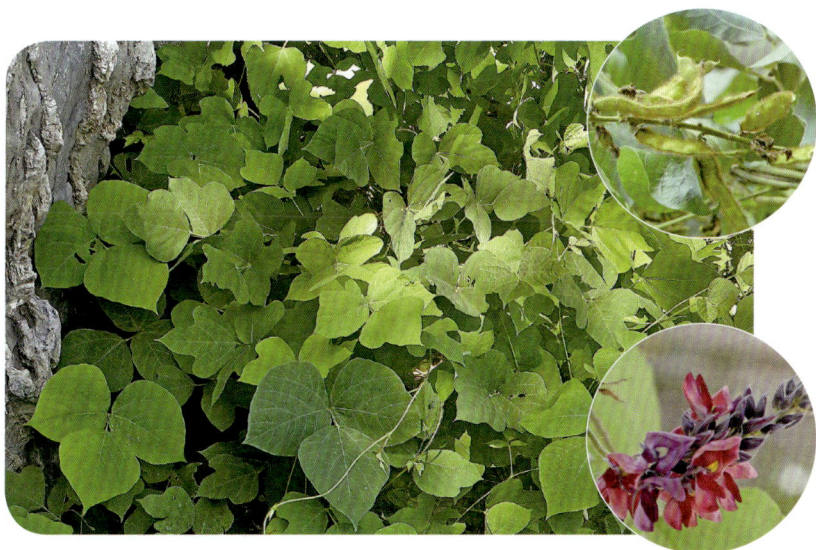

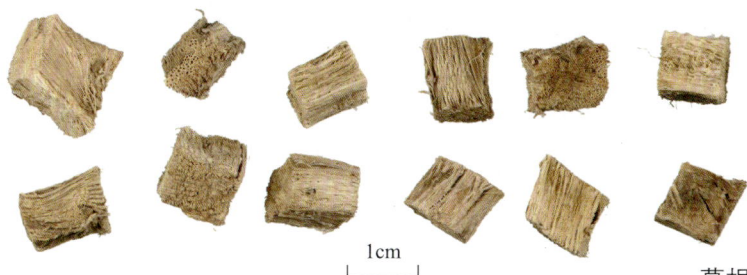

葛根

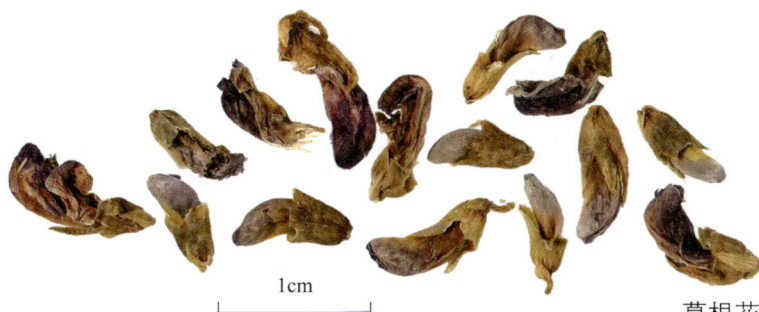

葛根花

○ 漏 芦 ○

【基　　原】本品为菊科植物祁州漏芦 *Rhaponticum uniflorum* (L.) DC. 的干燥根。

【分布生境】北京山区有野生，如怀柔二道关等地。生于阳坡草丛、路边。

【植物形态】多年生草本，高 30 ～ 100cm。茎直立被毛，基生叶较大，羽状深裂，叶两面灰白色被毛。头状花序生于茎顶，全部为管状花，花冠紫红色，瘦果。花期 5 ～ 6 月。

【采收加工】春、秋二季采挖，除去须根及泥沙，晒干。

【经验鉴别】本品呈圆锥形，或破裂成片块状，多扭曲，表面暗棕色，灰褐色或黑褐色，粗糙，具纵沟及菱形网状裂隙，顶端有灰白色绒毛，体轻，质硬脆。质量以条粗，外皮灰黑色，质坚实者为佳。

【性味归经】苦，寒。归胃经。

【功能主治】清热解毒，消痈，下乳，舒筋通脉。用于乳痈肿痛，痈疽发背，瘰疬疮毒，乳汁不通，湿痹拘挛。

【用法用量】内服：煎汤，5 ～ 9g。外用：适量，研末醋调敷；或鲜品捣敷。

【注　　意】孕妇慎用。

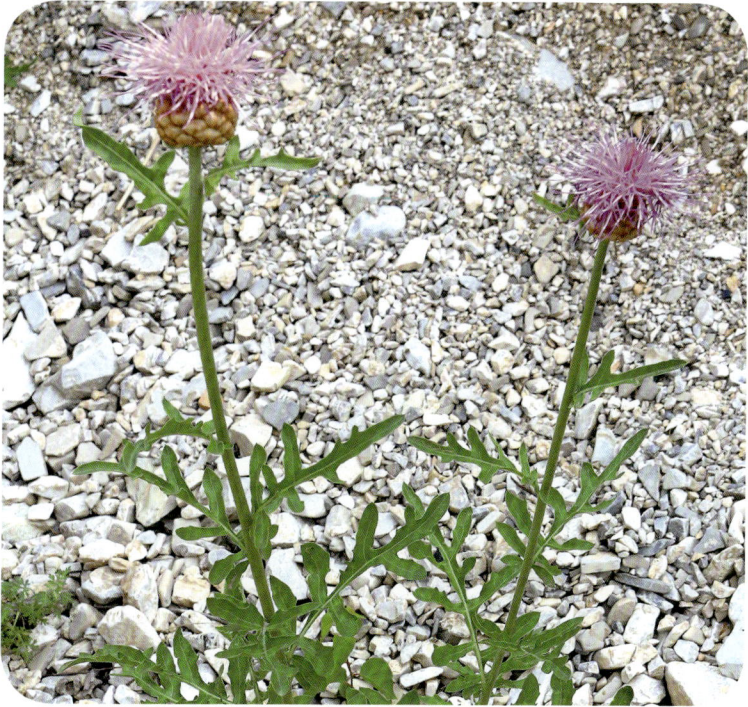

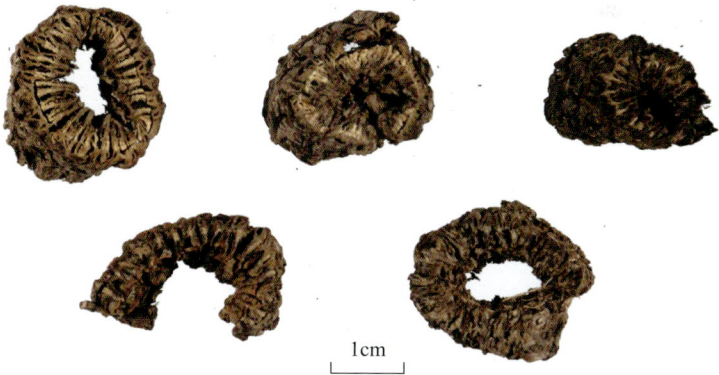

1cm

○ 禹州漏芦 ○

【基　　原】本品为菊科植物蓝刺头 *Echinops latifolius* Tausch 的干燥根。

【分布生境】北京山区有野生，如昌平马刨泉等地。生于山坡草丛、路边。

【植物形态】多年生草本，高 30 ～ 80cm。茎被白色毛茸；叶互生，二回羽状分裂，边缘有刺齿，叶上面绿色，下面密被灰白色毛茸，复头状花序球形，小花淡蓝色或白色，花冠 5 裂。瘦果。花果期 7 ～ 9 月。

【采收加工】春秋二季采挖，除去须根及泥沙，晒干。

【经验鉴别】本品呈类圆柱形，上粗下细。外皮灰褐色，顶端丛生叶柄残基，呈棕色硬毛状。质坚硬，断面呈菊花纹状。质量以根粗长、质坚头者为佳。

【性味归经】苦，寒。归胃经。

【功能主治】清热解毒，消痈，下乳，舒筋通脉。用于乳痈肿痛，痈疽发背，瘰疬疮毒，乳汁不通，湿痹拘挛。

【用法用量】5 ～ 10g。水煎服。

【注　　意】孕妇慎用。

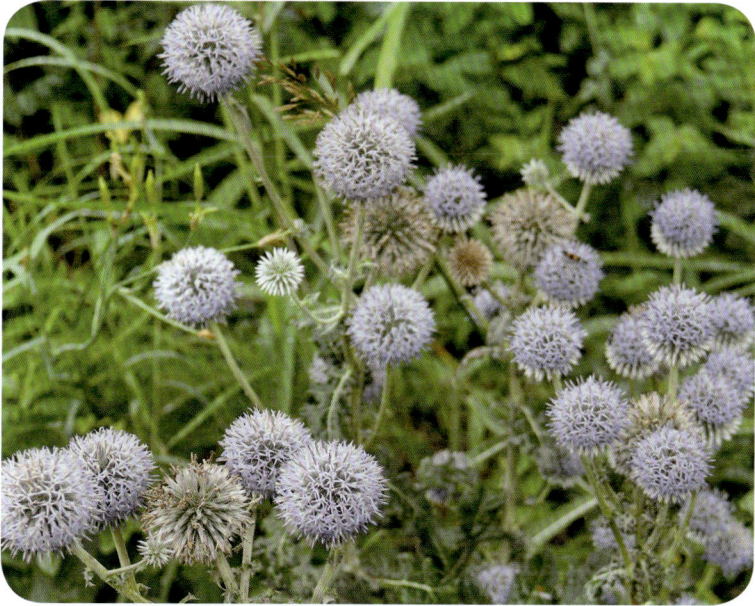

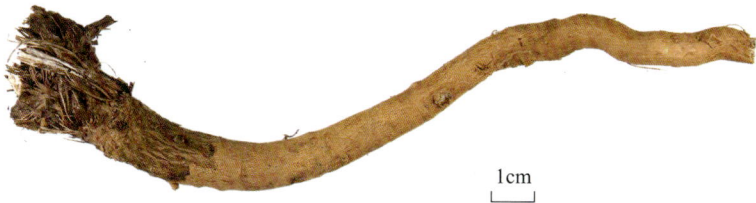

1cm

○ 薤 白 ○

【基　　原】本品为百合科植物小根蒜 *Allium macrostemon* Bge. 的干燥鳞茎。

【分布生境】北京山区常见野生，如昌平药王谷等地。生于山坡、林下、田间。

【植物形态】多年生草本，鳞茎近球状，叶半圆柱状，中空，上面具沟槽。花葶圆柱状，伞形花序半球状至球状，间具珠芽或有时全为珠芽；珠芽暗紫色，花淡紫色或淡红色。蒴果。花果期 5 ～ 7 月。

【采收加工】夏、秋二季采挖，洗净，除去须根，蒸透或置沸水中烫透，晒干。

【经验鉴别】本品呈不规则卵圆形，一端稍尖，一端钝圆。表面黄白色或淡黄棕色，皱缩，半透明，残留类白色膜质鳞片，底部有突起的鳞茎盘。质硬，角质样。有蒜臭，味微辣。质量以个大饱满、质坚、半透明、气味浓者为佳。

【性味归经】辛、苦，温。归肺、胃、大肠经。

【功能主治】通阳散结，行气导滞。用于胸痹心痛，脘腹痞满胀痛，泻痢后重。

【用法用量】内服：煎汤，5 ～ 10g；或入丸、散。外用：适量，捣敷；或捣汁涂。

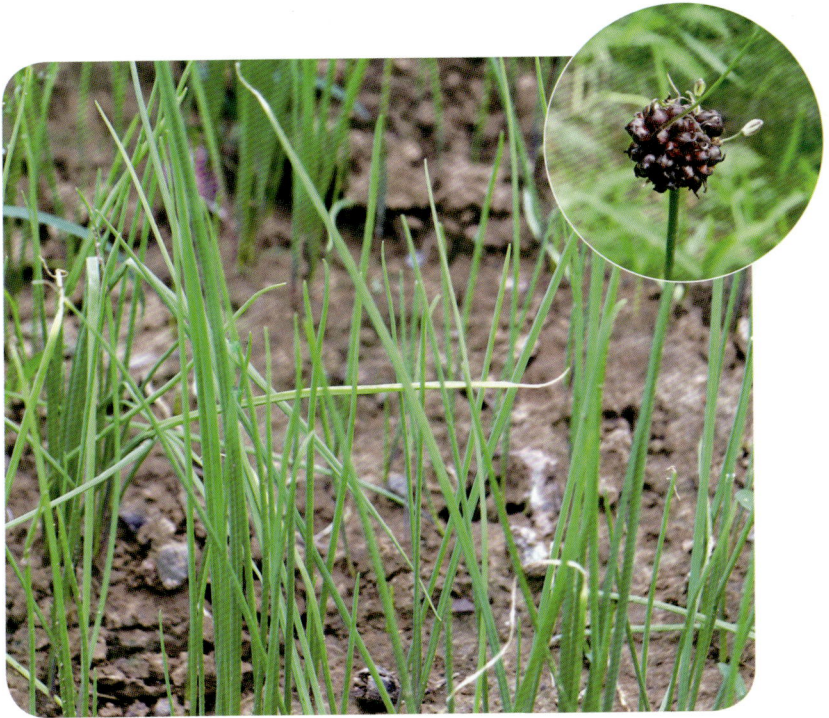

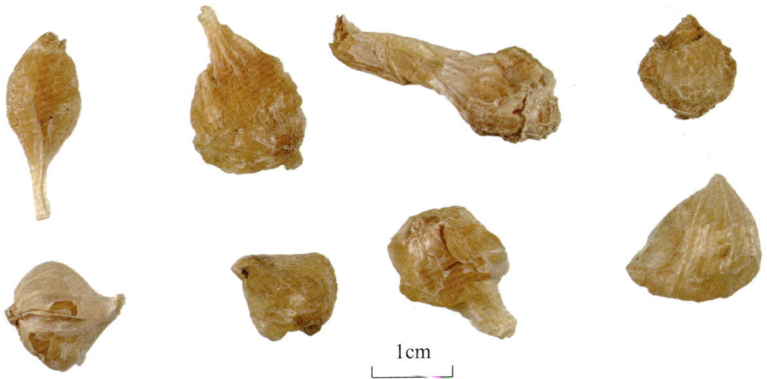

1cm

○ 土大黄 ○

【基　　原】本品为蓼科植物皱叶酸模 *Rumex crispus* L 的干燥根。

【分布生境】北京常见野生。生于山脚、路边、田野。

【植物形态】多年生草本，高 1m 左右。根肥厚而大，黄色。茎直立，紫绿色。基生叶具长柄；叶片卵形或卵状椭圆形，长 15～25cm，宽 6～16cm，先端钝，基部圆形或心形，全缘，背面有明显的疣状凸起，茎生叶卵状披针形，互生，茎上部叶渐小，变为苞叶，叶脉红色；托叶膜质。夏季开淡绿色小花，由叶腋抽出花轴，轮生多数小花，排列成大型圆锥花序。花被 6 片，雄蕊 6，雌蕊子房 1 室，顶端有 3 花柱，柱头毛状。瘦果卵形，有 3 棱，茶褐色。

【采收加工】春季采挖，除去茎叶及须根，洗净，干燥；或趁鲜切厚片，晒干。

【经验鉴别】本品呈圆柱形，上粗下细。棕褐色或黄棕色。质坚硬，横断面皮部棕褐色，具发射状纹理，不具"星点"。质量以根粗长、色棕黄、味苦者为佳。

【性味归经】苦、辛，凉。归心、肺经。

【功能主治】凉血止血，杀虫治癣。用于吐血，咯血，便血，子宫出血，疥癣。

【用法用量】内服：煎汤，9～15g。外用：适量，捣敷或磨汁涂。

【附　　注】同科植物巴天酸模 *Rumex patientia* L. 的干燥根也作土大黄使用。

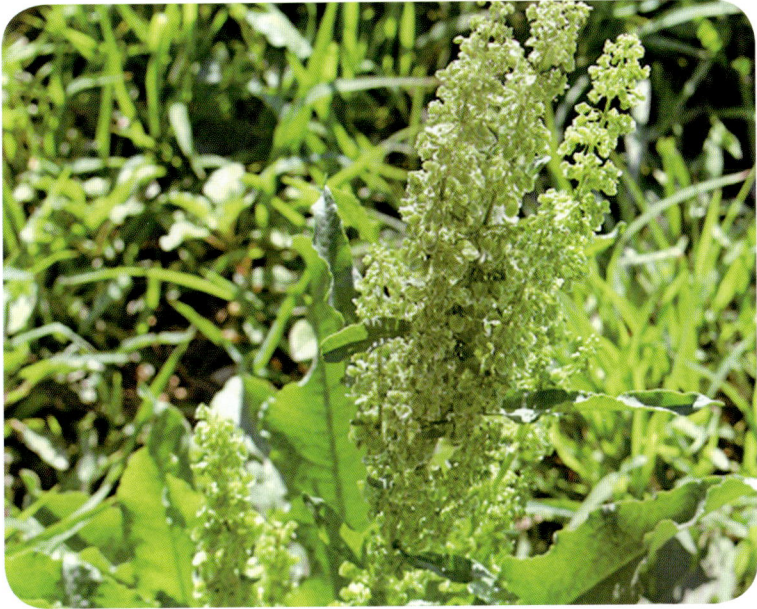

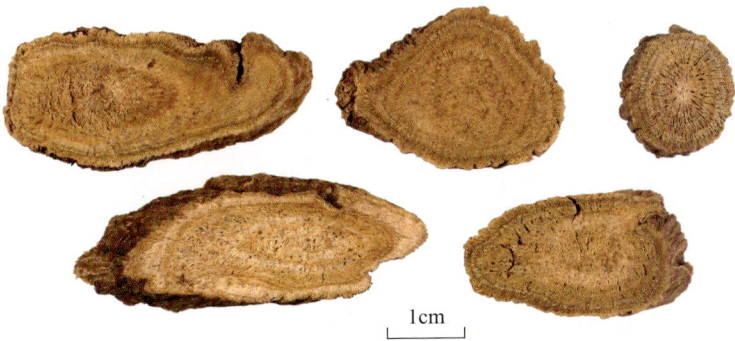

1cm

○ 拳 参 ○

【基　原】本品为蓼科植物拳参 *Polygonum bistorta* L 的干燥根茎。

【分布生境】北京山区有分布。生于亚高山草甸、林间草地或林下。

【植物形态】多年生草本。根茎粗大，黑褐色，内部紫色，密生残存的老茎叶及纤维状破碎的托叶鞘，多须根。茎常1，无毛，基生叶具长柄，披针形或宽披针形，先端锐尖，基部心形或截形，沿叶柄下延成翅；茎生叶渐小，具短柄，披针形或线形。托叶鞘膜质，棕色，圆筒状，开裂。穗状花序顶生，圆柱形，花密集。苞片卵形，膜质，无毛；每苞片内常生4朵白色或粉红色的小花。花被5裂；雄蕊8；花柱3，突出于雄蕊之上。瘦果包藏在宿存的萼中，呈3棱状卵圆形，长约3mm，红褐色，具光泽。花期6～7月，果期8～10月。

【采收加工】春初发芽时或秋季茎叶将枯萎时采挖，除去泥沙，晒干，去须根。

【经验鉴别】本品呈扁长条形或扁圆柱形，弯曲，有的对卷弯曲，两端略尖，或一端渐细，表面紫褐色或紫黑色，粗糙，一面隆起，一面稍平坦或略具凹槽，全体密具粗环纹，有残留须根或根痕。质硬，断面浅棕红色或棕红色，维管束呈黄白色点状，排列成环。气微，味苦、涩。质量以根条粗大，质坚实、皮黑、断面浅棕红色者为佳。

【性味归经】苦、涩，微寒。归肺、肝、大肠经。

【功能主治】清热解毒，消肿，止血。用于赤痢热泻，肺热咳嗽，痈肿瘰疬，口舌生疮，血热吐衄，痔疮出血，蛇虫咬伤。

【用法用量】5～10g。外用适量。

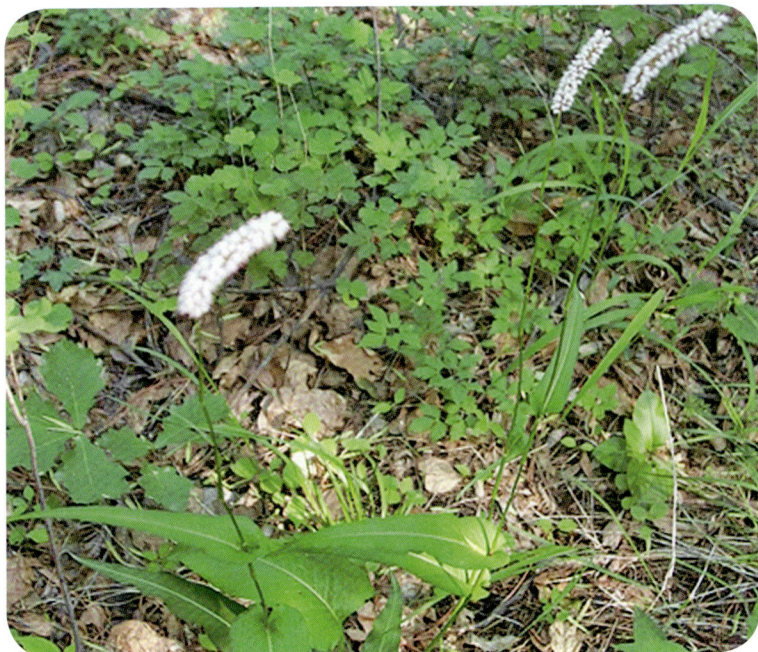

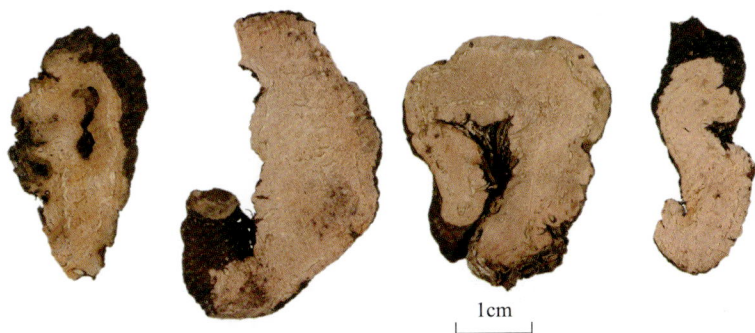

1cm

○ 刺五加 ○

【基　　原】 本品为五加科植物刺五加 *Acanthopanax senticosus* (Rupr.et Maxim.) Harms 的干燥根及根茎或茎。

【分布生境】 北京深山区均有分布。多见于杂木林下、林缘及阴坡灌丛中。

【植物形态】 灌木。分枝多，一二年生的枝通常密生刺，稀仅节上生刺或无刺；刺直而细长，针状，下向，基部不膨大，脱落后遗留圆形刺痕。掌状复叶具 5 小叶，稀为 3 ～ 4 小叶，叶柄常疏生细刺；小叶椭圆状倒卵形或长圆形，先端渐尖，基部阔楔形，边缘有锐尖的重锯齿，上面深绿色，脉上具粗毛，下面淡绿色，脉上具短柔毛，侧脉 6 ～ 7 对。伞形花序单个顶生，或 2 ～ 6 组成圆锥花序。花梗细长；花萼 5 裂，无毛；花瓣 5，紫黄色，卵形；雄蕊 5，比花瓣长；花药白色；子房 5 室，花柱全部合生成柱状。果为浆果状核果，球形，黑色，有明显的 5 棱和残存的花柱。花期 6 ～ 7 月，果期 8 ～ 10 月。

【采收加工】 春、秋二季采收，洗净，干燥。

【经验鉴别】 本品根茎呈结节状不规则圆柱形。根呈圆柱形，多扭曲，长 3.5 ～ 12cm，直径 0.3 ～ 1.5cm；表面灰褐色或黑褐色，粗糙，有细纵沟和皱纹，皮较薄，有的剥落，剥落处呈灰黄色。质硬，断面黄白色，纤维性。有特异香气，味微辛、稍苦、涩。

茎呈长圆柱形，多分枝，表面浅灰色，老枝灰褐色，具纵裂沟，无刺；幼枝黄褐色，密生细刺。质坚硬，断面皮部薄，黄白色，木部宽广，淡黄色，中心有髓。气微，味微辛。

质量均以色黄白、气味浓者为佳。

【性味归经】 辛、微苦，温。归脾、肾、心经。

【功能主治】 益气健脾，补肾安神。用于脾肺气虚，体虚乏力，食欲不振，肺肾两虚，久咳虚喘，肾虚腰膝酸痛，心脾不足，失眠多梦。

【用法用量】 内服：煎汤，9 ～ 27g；或入丸、散；泡酒。外用：适量。

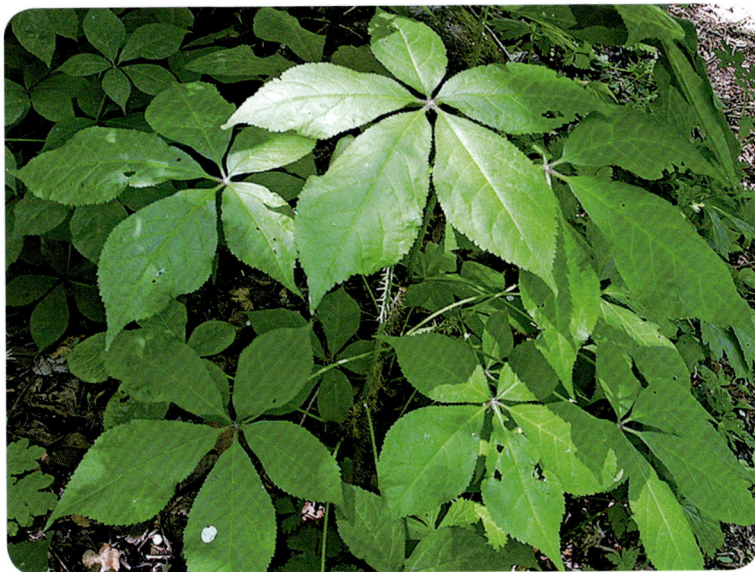

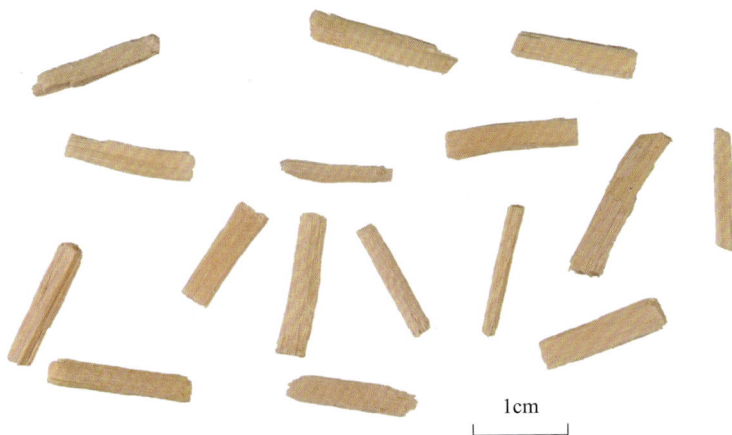

1cm

○ 藜 芦 ○

【基　　原】本品为百合科植物藜芦 *Veratrum nigrum* L. 的干燥根及根茎。

【分布生境】北京山区有野生，如百花山。生于阴坡林下、草丛。

【植物形态】多年生草本；根茎短而厚；叶椭圆形、宽卵状椭圆形，抱茎。绿色平行脉隆起。圆锥花序，花绿白色或暗紫色，两性或杂性，具短柄；花被片6，宿存；雄蕊6，花柱3，宿存；蒴果。长1.5～2，宽1～1.3。花果期7～9月。

【采收加工】初夏花未开时采挖，除去须根及杂质，洗净，晒干。

【经验鉴别】本品根茎圆柱形或圆锥形，表面棕黄色，顶端残留叶基，形如蓑衣，下部着生多条细根。根细，黄白色或黄褐色，有细密的横皱纹；质坚脆，断面类白色，中心有淡黄色细木心，与皮部分离。气微，味苦、辛，有刺喉感。质量以根及根茎粗壮者为佳，全草以根茎粗壮、叶绿者为佳。

【性味归经】辛、苦，寒，有毒。归肺、胃、肝经。

【功能主治】涌吐风痰，杀虫疗疮。祛痰，催吐，杀虫。用于治疗中风痰壅、癫痫、淋巴管炎、疟疾、乳腺炎、骨折、跌打损伤、头癣、疥疮等症，还可用于灭蛆、蝇等。

【用法用量】0.3～0.6g，研末吞服，或入成药。外用适量。

【注意事项】内服宜慎。孕妇忌用。不宜与人参、党参、苦参、丹参、玄参、北沙参、南沙参、白芍、赤芍、细辛同用。

【附注】全草也可药用。

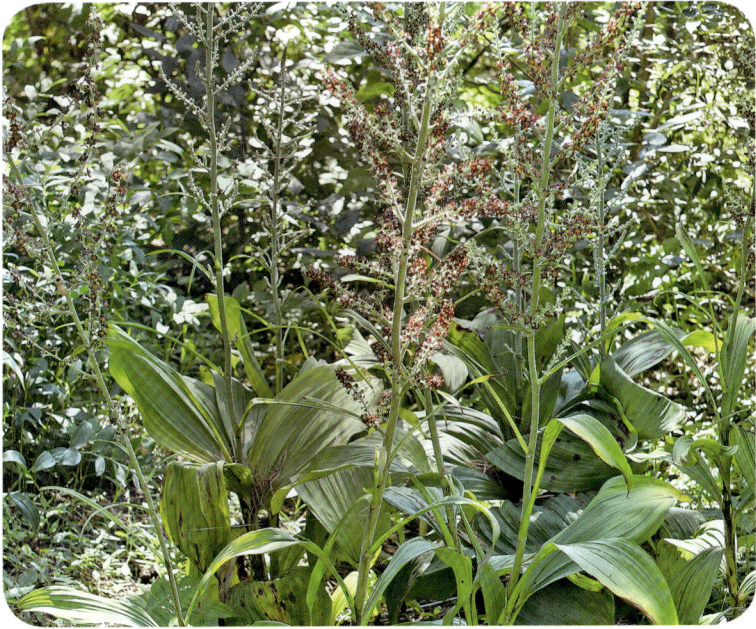

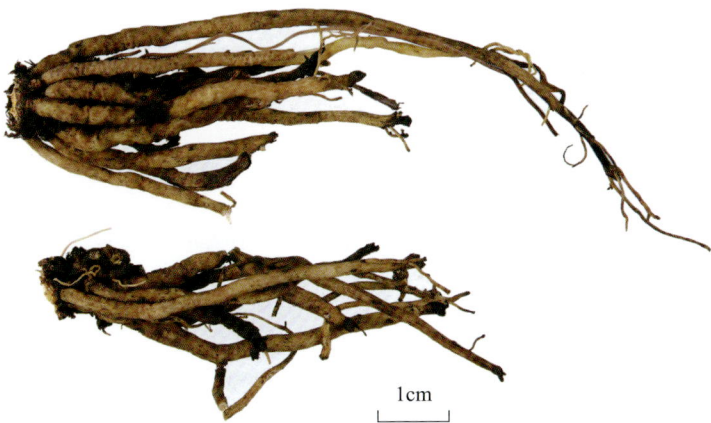

1cm

第六章

皮、茎木类

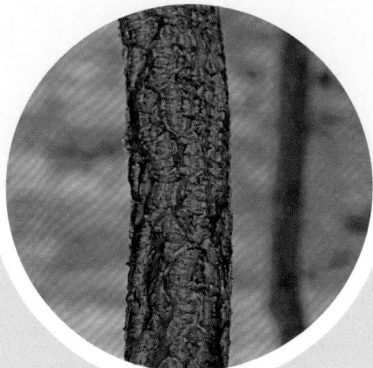

○ 合欢皮 ○

【基　　原】本品为豆科植物合欢 *Albizia julibrissin* Durazz. 的干燥树皮。

【分布生境】公园常有栽培。

【植物形态】落叶乔木。叶为二回偶数羽状复叶，互生；头状花序多数，小花粉红色，有梗。花萼 5 裂，花瓣 5。雄蕊多数；花柱丝状，与花丝等长。荚果扁平带状。花期 6 ～ 7 月。

【采收加工】夏、秋季剥取树皮，晒干。或趁鲜切丝，干燥。

【经验鉴别】本品呈卷曲筒状或半筒状，外表面灰棕色至灰褐色，具有明显的椭圆形横向皮孔，内表面淡黄棕色或黄白色，平滑，有细密纵纹。质硬而脆，易折断，断面呈纤维性片状，淡黄棕色或黄白色。气微香，味淡、微涩、稍刺舌，而后喉头有不适感。质量以皮细嫩、无栓皮、皮孔明显者为佳。

【性味归经】甘，平。归心，肝、肺经。

【功能主治】解郁安神，活血消肿。用于心神不安，忧郁失眠，肺痈疮肿，跌扑伤痛。

【用法用量】6 ～ 12g。外用适量，研末调敷。

【附　　注】合欢花，合欢的干燥花序。甘，平。归心，肝、肺经。功能解郁安神。用于心神不安，忧郁失眠。用量 4.5 ～ 9g。

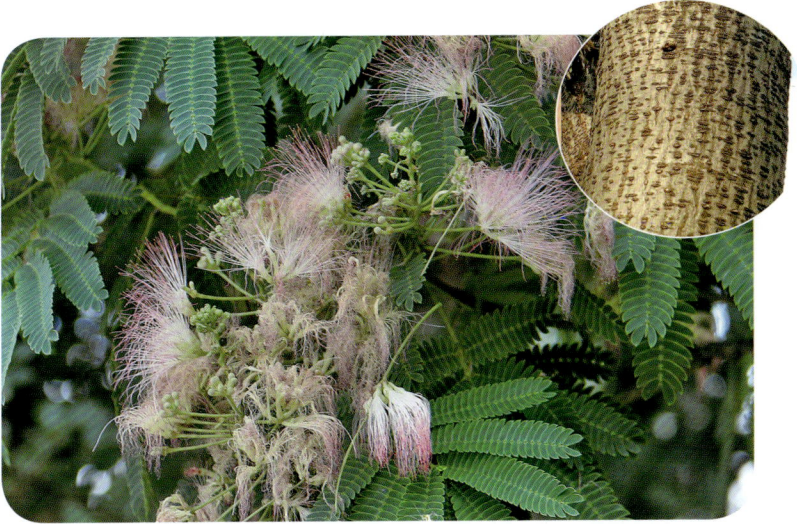

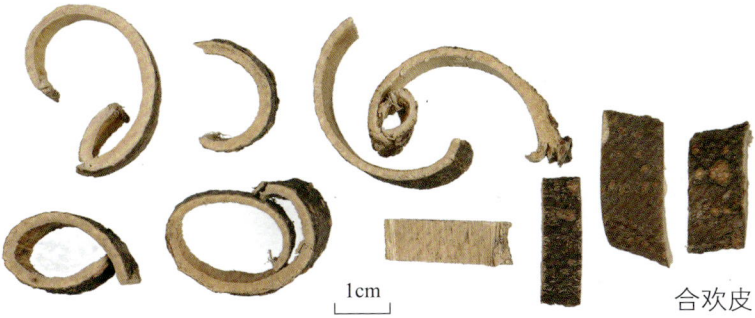

合欢皮

1cm

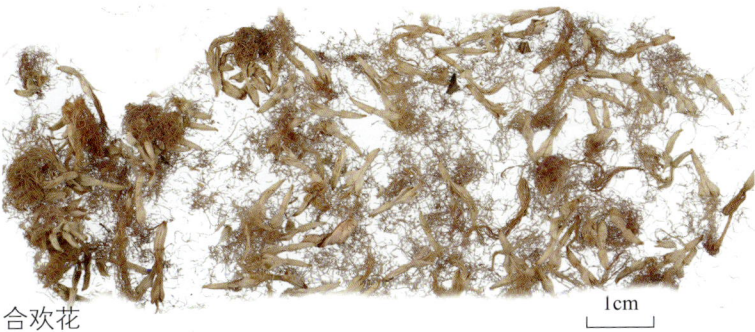

合欢花

1cm

○ 地骨皮 ○

【基　　原】本品为茄科植物枸杞 *Lycium chinense* Mill. 的干燥根皮。

【分布生境】北京地区多有野生，如颐和园等地。生于荒地、路边。

【植物形态】灌木，高 0.5 ～ 1m，枝条上有刺；单叶互生或簇生，叶卵形或卵状披针形，花生于叶腋，花萼齿裂，花冠淡紫色，5 深裂，雄蕊 5。浆果红色。花果期 6 ～ 10 月。

【采收加工】春初或秋后采挖根部，洗净，剥取根皮，晒干。

【经验鉴别】本品呈筒状或槽状，外表面灰黄色至棕黄色，粗糙，易成鳞片状剥落。内表面黄白色至灰黄色，较平坦，有细纵纹。体轻，质脆，易折断，断面不平坦，外层灰白色。气微，味微甘而后苦。质量以块大、肉厚、无木心者为佳。

【性味归经】甘，寒。归肺、肝、肾经。

【功能主治】凉血除蒸，清肺降火。用于阴虚潮热，骨蒸盗汗，肺热咳嗽，咯血，衄血，内热消渴。

【用法用量】内服：煎汤，9 ～ 15g；或入丸、散。外用：适量。

【附　　注】1. 同科植物宁夏枸杞 *Lycium barbarum* L. 的干燥根皮也作地骨皮使用。

2. 其果实功效与枸杞子相似。

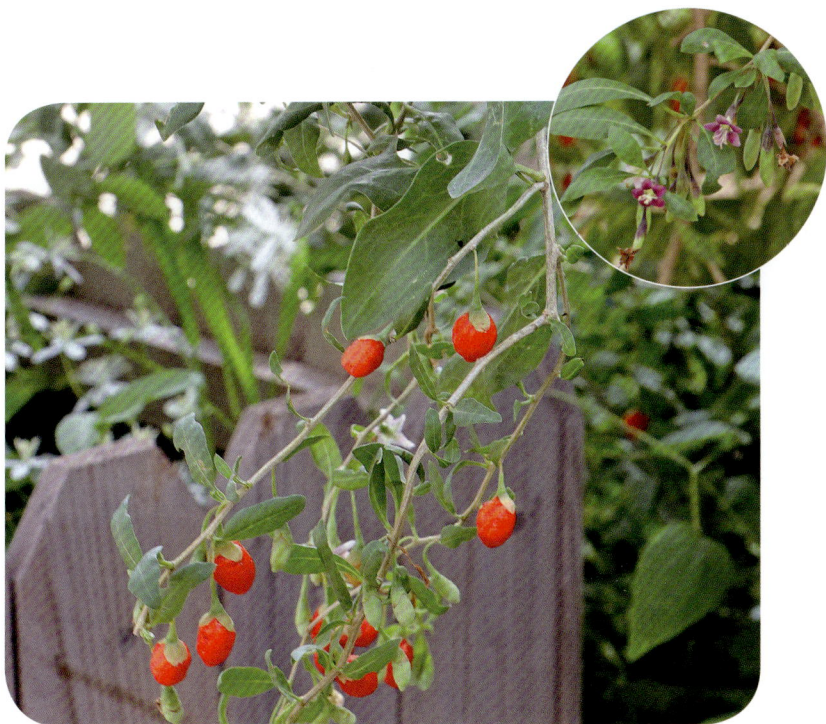

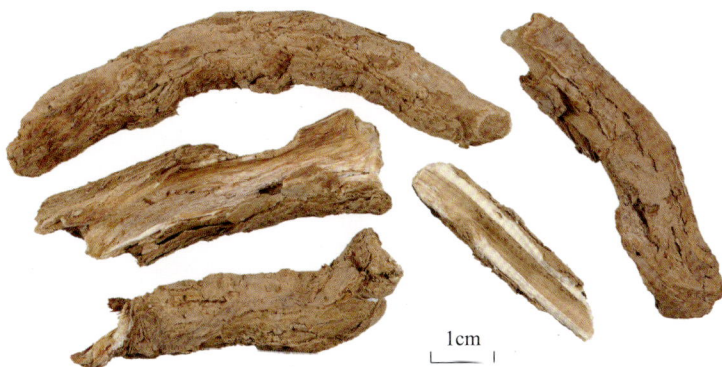

1cm

○ 关黄柏 ○

【基　　原】本品为芸香科植物黄檗 *Phellodendron amurense* Rupr. 的干燥树皮。

【分布生境】北京山区有少量野生。生于山坡。

【植物形态】落叶乔木，木栓层柔软，按之有弹性，内皮鲜黄色；奇数羽状复叶，互生；花单性，雌雄异株，聚伞状圆锥花序；花小。核果紫黑色。花、果期 5 ～ 10 月。

【采收加工】春夏之交剥取树皮，除去粗皮，晒干。

【经验鉴别】本品呈板片状或浅槽状，外表面淡黄棕色或黄绿色，有残存灰黄色稍具弹性的栓皮。内表面黄色或黄棕色。体轻，质坚，断面鲜黄色或黄绿色。气微，味极苦，嚼之有黏性。质量以皮厚、断面鲜黄、无栓皮者为佳。

【性味归经】苦，寒。归肾、膀胱经。

【功能主治】清热燥湿，泻火除蒸，解毒疗疮。用于湿热泻痢，黄疸尿赤，带下阴痒，热淋涩痛，脚气痿躄，骨蒸劳热，盗汗，遗精，疮疡肿毒，湿疹瘙痒。盐黄柏滋阴降火。用于阴虚火旺，盗汗骨蒸。

【用法用量】3 ～ 12g。外用适量。

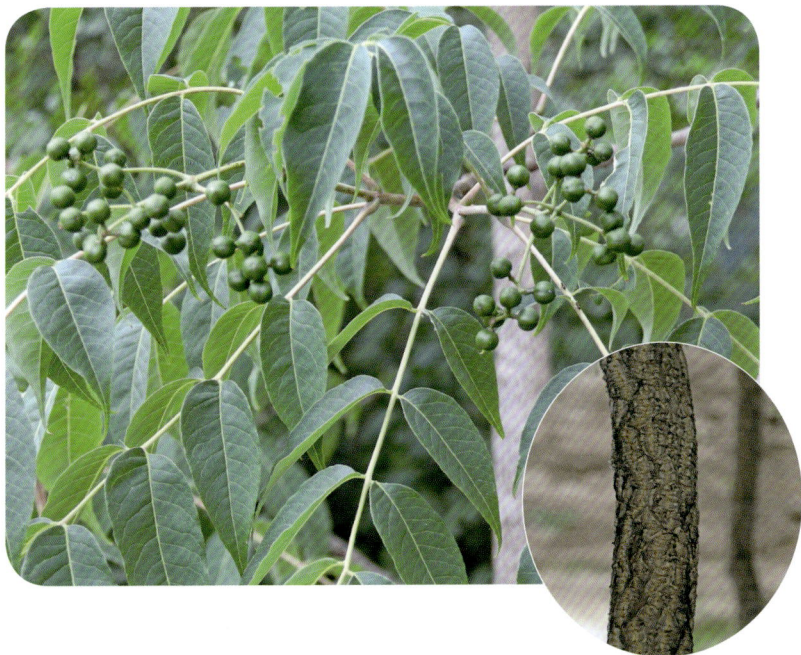

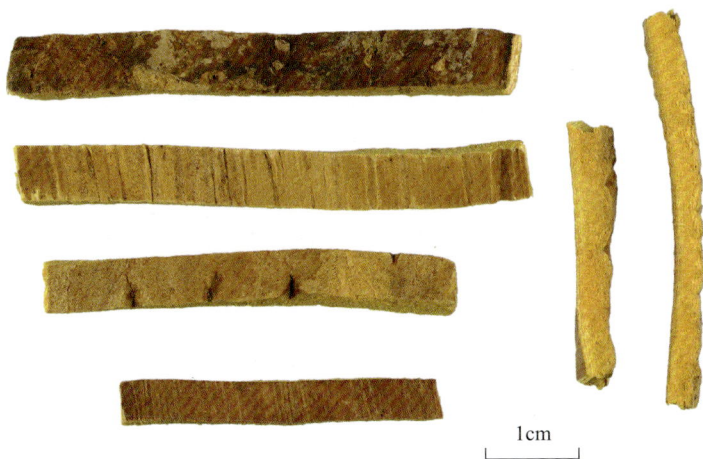

1cm

○ 牡丹皮 ○

【基　　原】本品为毛茛科植物牡丹 *Paeonia suffruticosa* Andr. 的干燥根皮。

【分布生境】北京公园有栽培，多为观赏。

【植物形态】为多年生落叶小灌木；叶互生，叶片通常为二回三出复叶，叶上面深绿色或黄绿色，下为灰绿色；花单生于枝顶，两性，花大色艳；雄蕊多数，雌蕊离生，蓇葖果，种子黑褐色。

【采收加工】栽培 4～5 年的牡丹秋季采挖根部，除去细根和泥沙，剥取根皮，晒干或刮去粗皮，除去木心，晒干。前者习称连丹皮，后者习称刮丹皮。

【经验鉴别】本品呈筒状或半筒状，外表灰褐色或黄褐色，去掉栓皮者粉红色；内表面淡灰黄色或浅粉色，常见发亮的结晶。质硬而脆，断面粉性，淡粉红色，气芳香，味微苦而涩。质量以条粗、皮厚、断面淡粉红色，粉性足，香气浓者为佳。

【性味归经】苦、辛，微寒。归心、肝、肾经。

【功能主治】清热凉血，活血化瘀。用于热入营血，温毒发斑，吐血衄血，夜热早凉，无汗骨蒸，经闭痛经，跌扑伤痛，痈肿疮毒。

【用法用量】内服：煎汤，6～12g；或入丸、散。

【注　　意】孕妇慎用。

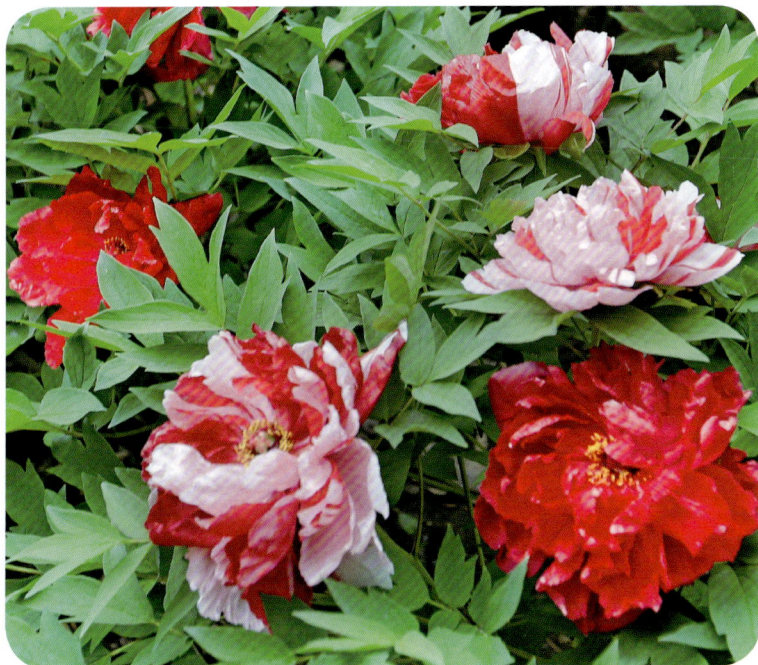

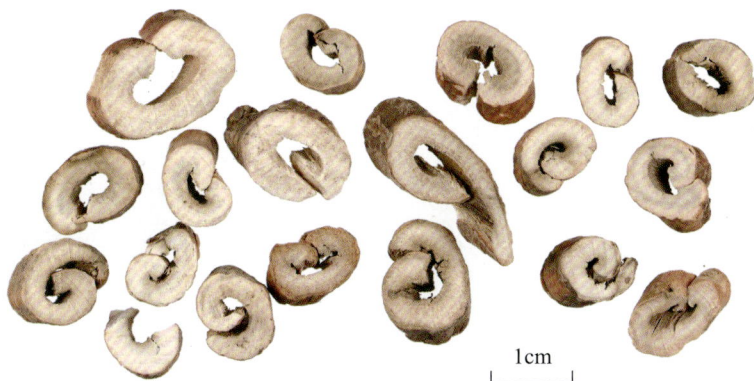

1cm

○ 杜 仲 ○

【基　　原】本品为杜仲科植物杜仲 *Eucommia ulmoides* Oliv. 的干燥树皮。

【分布生境】北京公园有栽培或为行道树，如陶然亭公园有栽培。

【植物形态】落叶乔木，树皮折断拉开有多数细密胶丝。单叶互生，叶片椭圆形、卵形或长圆形，边缘有锯齿。花单性，雌雄异株，雄花无花被；雌花单生；翅果扁平长椭圆形。花期4月。

【采收加工】选取 15～20 年植株，4～6 月剥取，刮去粗皮，堆置"发汗"至内皮呈紫褐色，晒干。

【经验鉴别】本品呈板片状或两边稍向内卷，外表面淡棕色或灰褐色，有的树皮较薄，未去粗皮，可见明显的皮孔。内表面暗紫色或黑棕色，光滑。质脆，断面有细密、银白色、富弹性的橡胶丝相连，能拉至 1cm 以上才断。气微，味稍苦。质量以身干，皮厚，无粗皮，断面白丝多，内表面暗紫色者为佳。

【性味归经】甘，温。归肝、肾经。

【功能主治】补肝肾，强筋骨，安胎。用于肾虚腰痛，筋骨无力，妊娠漏血，胎动不安；高血压。

【用量用法】煎服，6～9g。

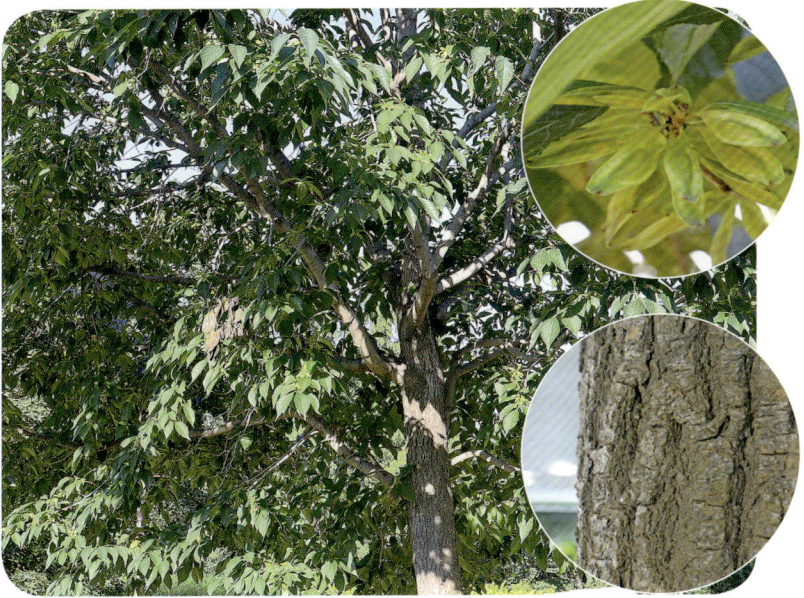

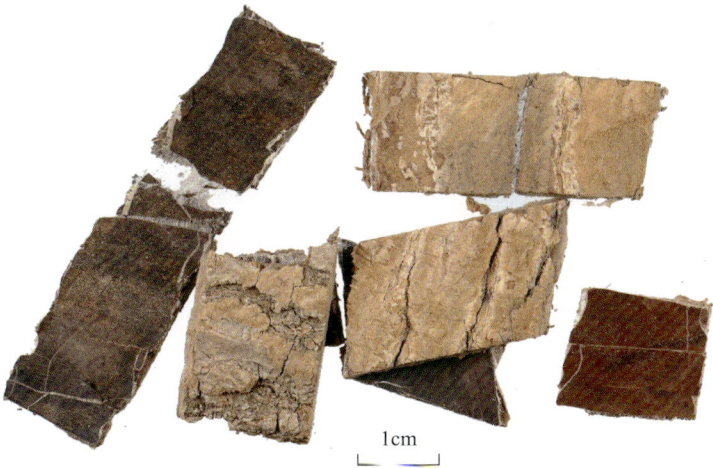

1cm

○ 香加皮 ○

【基　　原】本品为萝藦科植物杠柳 *Periploca sepium* Bge. 的干燥根皮。

【分布生境】北京山区常见野生，如昌平马刨泉等地。生于山坡、路边、荒地、干河滩等地。

【植物形态】落叶蔓性灌木，具乳汁；叶对生，披针形，叶面光亮深绿色；聚伞花序，花萼5裂，花冠紫红色，内面被长柔毛；副花冠环状，10裂；雄蕊5，心皮离生，蓇葖果2枚，先端渐尖，两果相对，弯曲而顶端相连，种子顶端具白色毛；花果期6～9月。

【采收加工】春、秋二季采挖，剥取根皮，晒干。

【经验鉴别】本品呈卷筒状或槽状，外表面灰棕色或黄棕色，栓皮松软常呈鳞片状，易剥落。内表面淡黄色或淡黄棕色，有细纵纹。体轻，质脆，有特异香气，味初苦，有刺舌感。质量以根皮厚、色灰棕、香味浓为佳。

【性味归经】辛、苦，温；有毒。归肝、肾、心经。

【功能主治】利水消肿，祛风湿，强筋骨。用于下肢浮肿，心悸气短，风寒湿痹，腰膝酸软。

【用法用量】内服：煎汤，3～6g；浸酒或入丸、散。

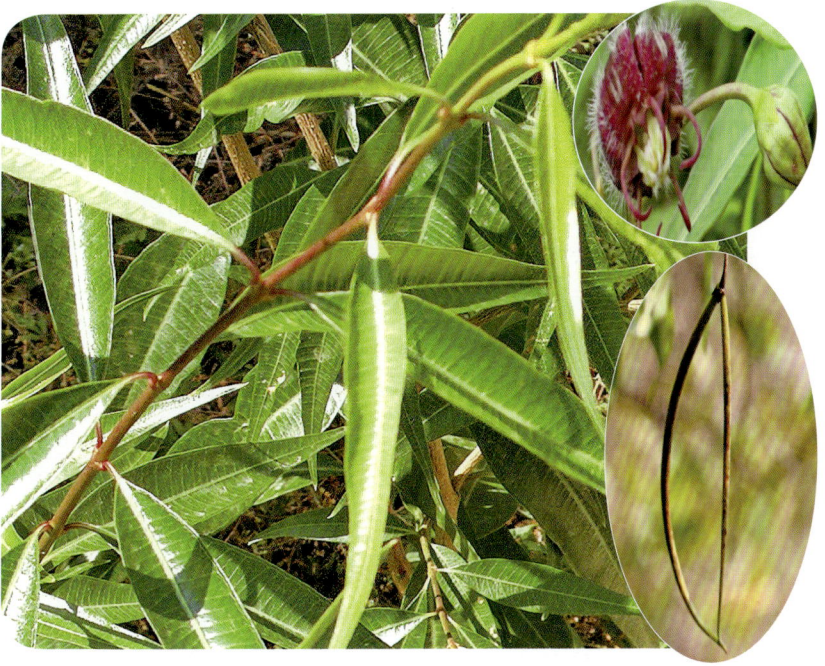

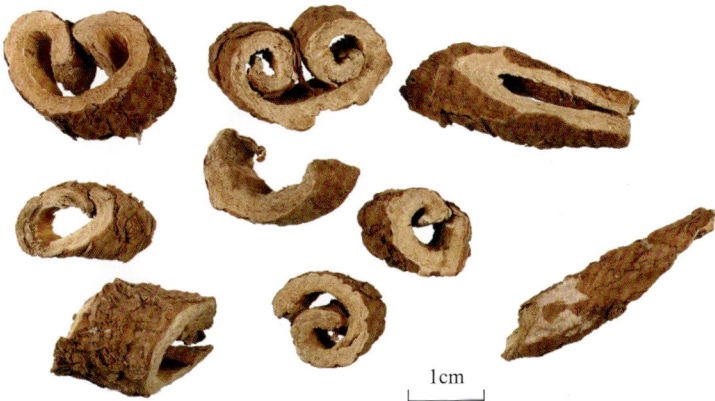

1cm

○ 桑白皮 ○

【基　　原】本品为桑科植物桑 *Morus alba* L. 的干燥根皮。

【分布生境】北京平原、山区有野生或栽培，如大兴百亩桑园。

【植物形态】落叶乔木；单叶互生，卵形或宽卵形，叶缘具锯齿，有时呈不规则分裂，托叶早落。雌雄异株，葇荑花序；聚花果。花果期 4～6 月。

【采收加工】秋末叶落时至次春发芽前采挖根部，刮去黄棕色粗皮，纵向剖开，剥取根皮，晒干。

【经验鉴别】本品呈扭曲的卷筒状、槽状或板片状，外表面白色或淡黄白色，有的残留橙黄色或棕黄色鳞片状粗皮。内表面黄白色或灰黄色，有细纵纹。质韧，纤维性强，撕裂时有粉尘飞扬。质量以纯根皮、色白、皮厚、质柔韧、无粗皮、嚼之有黏性、成团状丝者为佳。

【性味归经】甘，寒。归肺经。

【功能主治】泻肺平喘，利水消肿。用于肺热喘咳，水肿胀满尿少，面目肌肤浮肿。

【用法用量】内服：煎汤，6～12g；或入散剂。外用：适量，捣汁涂或煎水洗。

【附　　注】桑的叶（桑叶）、嫩枝条（桑枝）、果实（桑葚）均可入药。

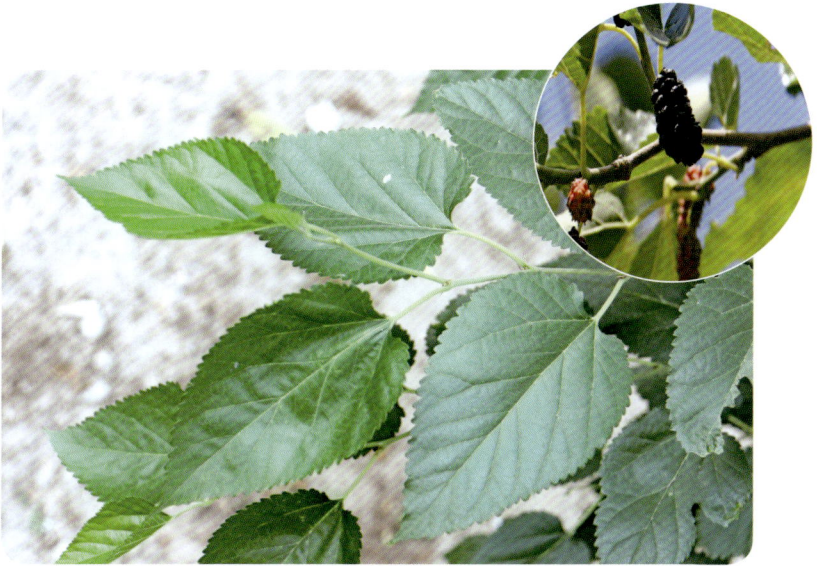

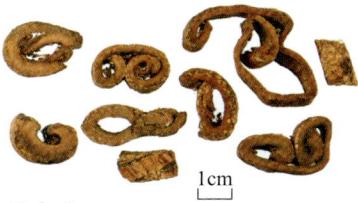

桑白皮

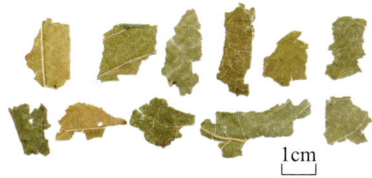

桑叶

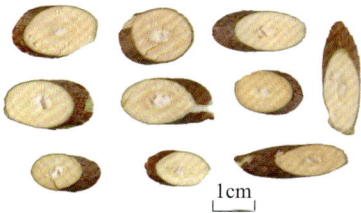

桑枝

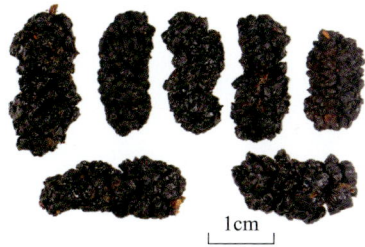

桑葚

○ 皂角刺 ○

【基　　原】本品为豆科植物皂荚 *Gleditsia sinensis* Lam. 的干燥棘刺。

【分布生境】北京山区有野生。生于山坡林中或谷地、路旁。

【植物形态】落叶乔木，刺粗壮，常分枝；偶数羽状复叶，小叶椭圆形至卵状披针形；总状花序；萼片 4，花瓣 4，雄蕊 6 ～ 8；荚果带状，内有种子（大皂角）；不育果实小而弯曲呈新月形（猪牙皂，内无种子）；花果期 5 ～ 10 月。

【采收加工】本品全年均可采收，干燥，或趁鲜切片，干燥。

【经验鉴别】完整棘刺呈圆锥形，有主刺及分枝棘刺。表面紫棕色或棕褐色，尖部多显棕红色，有细皱纹，断面木部黄白色，髓部疏松淡红棕色。质量以刺粗壮、色紫者为佳。

【性味归经】辛，温。归肝、胃经。

【功能主治】消肿托毒，排脓，杀虫。用于痈疽初起或脓成不溃；外治疥癣。

【用法用量】3 ～ 10g。外用适量。

【附　　注】其成熟果实为中药"大皂角"，不育果实为"猪牙皂"。

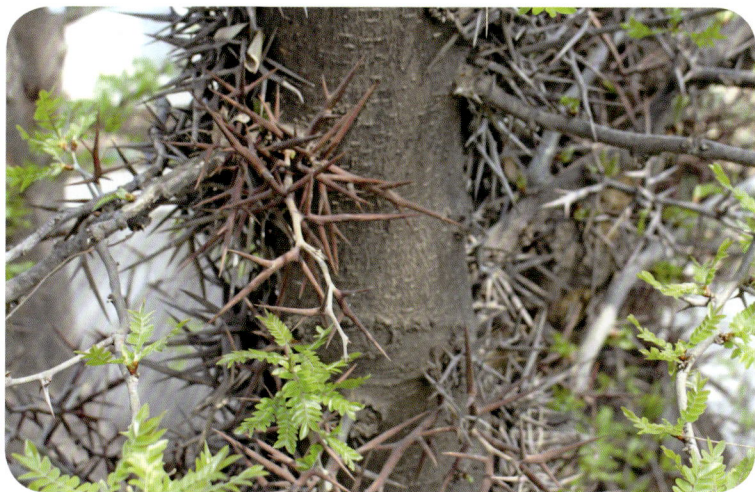

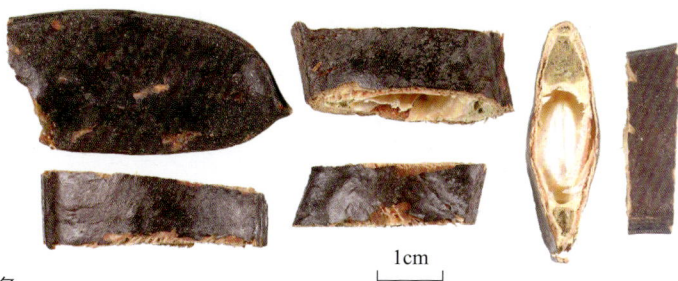

皂角

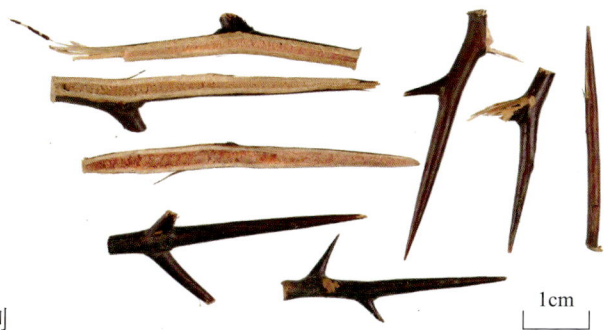

皂角刺

○ 鬼箭羽 ○

【基　　原】本品为卫矛科植物卫矛 *Euonymus alatus* (Thunb.) Sieb 的木栓翅或带翅枝条。

【分布生境】北京山区有野生，如昌平长峪城。生于阴坡、沟旁。

【植物形态】落叶灌木，小枝常具 4 列宽阔木栓翅；单叶对生，叶卵状椭圆形、窄长椭圆形；聚伞花序 1 ～ 3 花；花白绿色，萼片 4 浅裂；花瓣 4；雄蕊 4，2 室顶裂。蒴果假种皮橙红色，花、果期 5 ～ 10 月。

【经验鉴别】本品为带有翅状物的圆柱形枝条，表面灰绿色至灰黄绿色，具纵生皮孔。翅状物扁平状，表面深灰棕色至暗棕红色，呈片层状，易剥落。质量以纯木栓翅为佳。

【性味归经】苦，寒。归肝经。

【功能主治】破血，通经，杀虫。用于妇女闭经，产后瘀血腹痛，虫积腹痛。

【用法用量】内服：煎汤，4.5 ～ 9g；或浸酒或入丸、散。外用：适量，捣敷或煎汤洗；或研末调敷。

【注　　意】孕妇禁用。

【贮藏】置通风干燥处。

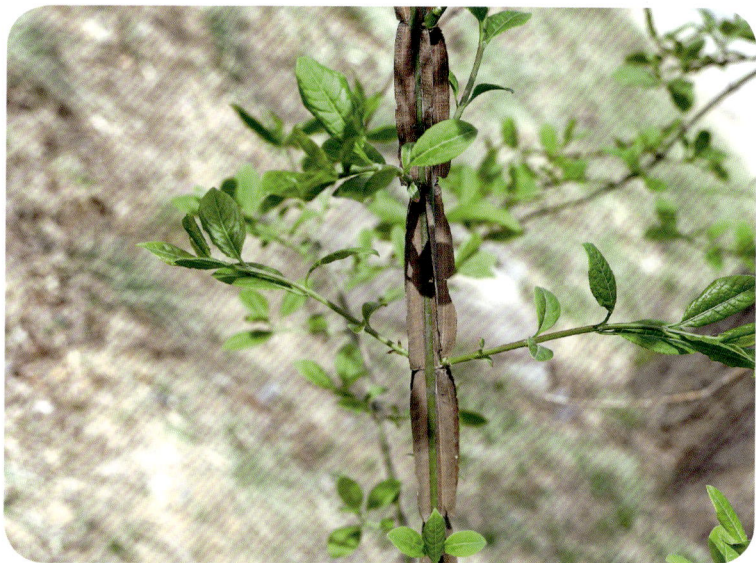

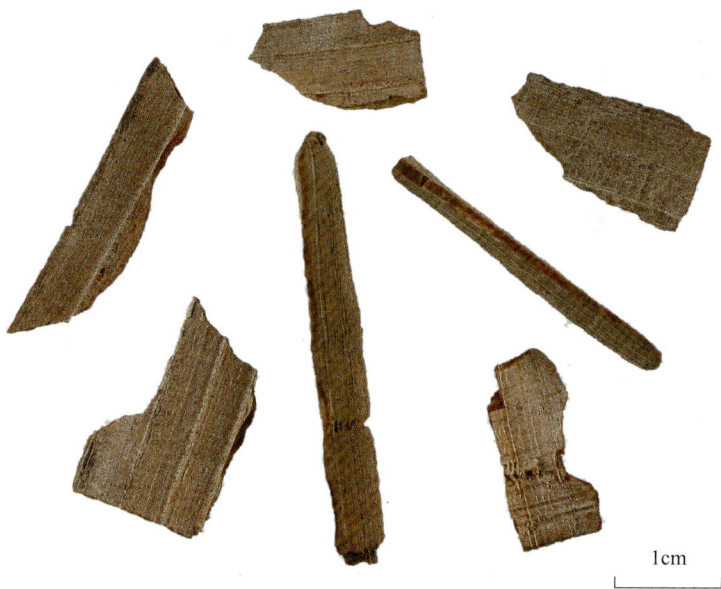

1cm

西河柳（山川柳）

【基　　原】本品为柽柳科植物柽柳 *Tamarix chinensis* Lour. 的干燥细嫩枝叶。

【分布生境】北京少见。生于山野湿润沙碱地及河岸冲积地。

【植物形态】落叶灌木或小乔木。枝密生，绿色或带红色，细长，常下垂。叶互生，极小，鳞片状，卵状三角形，顶端渐尖，基部鞘状抱茎，无柄。总状花序集为疏散的圆锥花序；花小，白色至粉红色，苞片三角状；萼片 5；花瓣 5，花丝较花冠长，花盘 10 或 5 裂；子房上位，1 室，花柱 3。蒴果小。种子先端有丛毛。花期 4 ～ 9 月，果期 8 ～ 10 月。

【采收加工】夏季花未开时采收，阴干。

【经验鉴别】本品枝条灰绿色，稍粗者暗紫色或红褐色，叶片细小。质量以枝叶细嫩、色灰绿者为佳。

【性味归经】甘、辛，平。归心、肺、胃经。

【功能主治】发表透疹，祛风除湿。用于麻疹不透，风湿痹痛。

【用法用量】3 ～ 6g。外用适量，煎汤外洗。

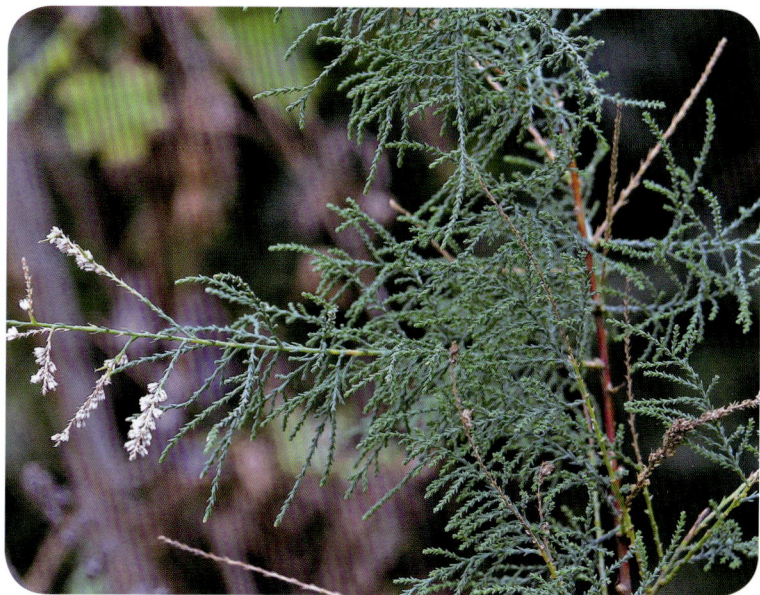

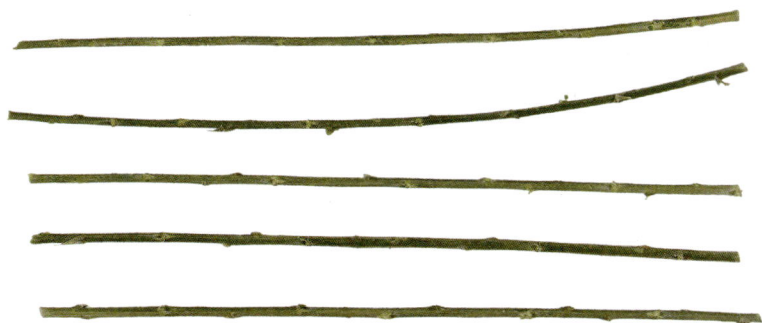

1cm

第七章

花、叶类

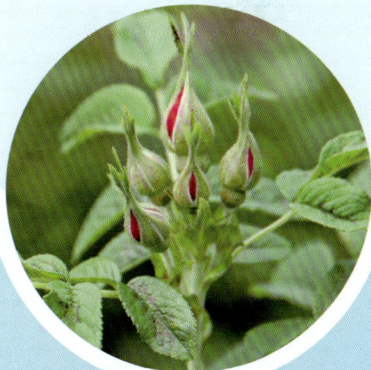

○ 月季花 ○

【基　　原】本品为蔷薇科植物月季 *Rosa chinensis* Jacq. 的干燥花。

【分布生境】公园多栽培。

【植物形态】灌木，茎上有皮刺。奇数羽状复叶，小叶 3 ～ 5，小叶片宽卵形至卵状长圆形，有托叶；萼片卵形，花重瓣，红色、粉红色至白色，雄蕊多数，花柱离生，果实球形。花期 4 ～ 10 月。

【采收加工】全年均可采收，花微开时采摘，阴干或低温干燥。

【经验鉴别】本品呈类球形，花托半长圆形，基部渐尖，与花萼基部合生。萼片 5，暗绿色，卵形，花瓣紫红色至淡紫红色。气清香，微苦。质量以身干、完整、色紫红、未开放的花苞、气清香者为佳。

【性味归经】甘，温。归肝经。

【功能主治】活血调经，疏肝解郁。用于气滞血瘀，月经不调，痛经，经闭，胸胁胀痛。

【用法用量】内服：煎汤或开水泡服，3 ～ 6g。外用：适量，鲜品捣敷患处，或干品研末调搽患处。

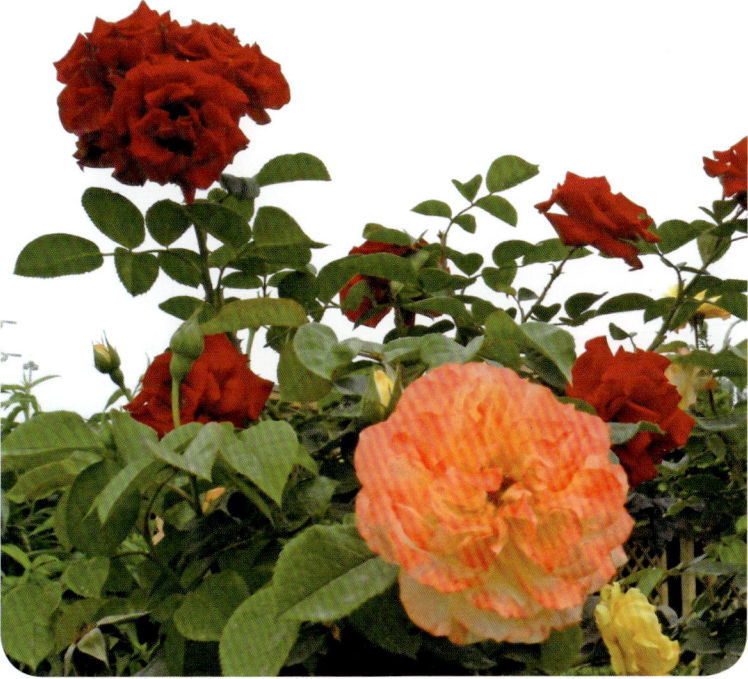

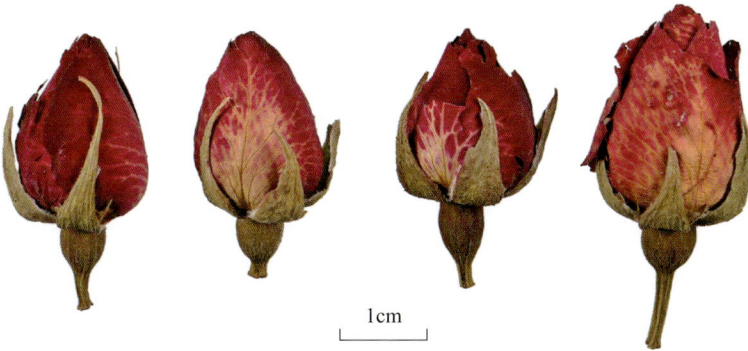

1cm

○ 松花粉 ○

【基　　原】本品为松科植物油松 *Pinus tabulaeformis* Carr 等同属数种植物的干燥花粉。

【分布生境】北京山区多野生，平原多栽培，如昌平十三陵等地。

【植物形态】常绿乔木；叶针形，2 针一束，雄球花圆柱形，在新枝下部聚生成穗状。球果卵形或圆卵形；种子卵圆形或长卵圆形，花期 4 ～ 5 月。

【采收加工】春季花刚开时，采摘花穗，晒干，收集花粉，除去杂质。

【经验鉴别】本品为淡黄色粉末，质地轻扬，手捻有滑腻感，不沉于水。质量以体轻、色淡黄者为佳。

【性味归经】甘，温。归肝、脾经。

【功能主治】收敛止血，燥湿敛疮。用于外伤出血，湿疹，黄水疮，皮肤糜烂，脓水淋漓。

【用法用量】外用适量，撒敷患处。

【附　　注】油松的树脂（松香）、树干的节（松节）等均药用。

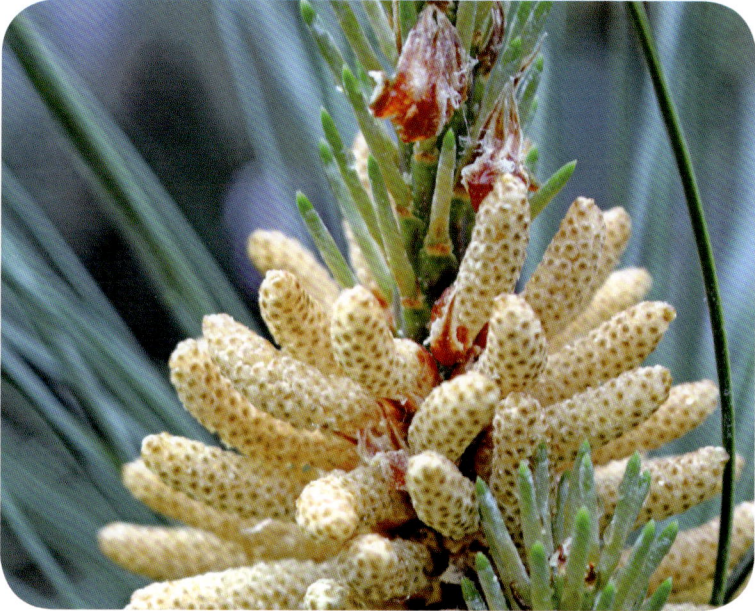

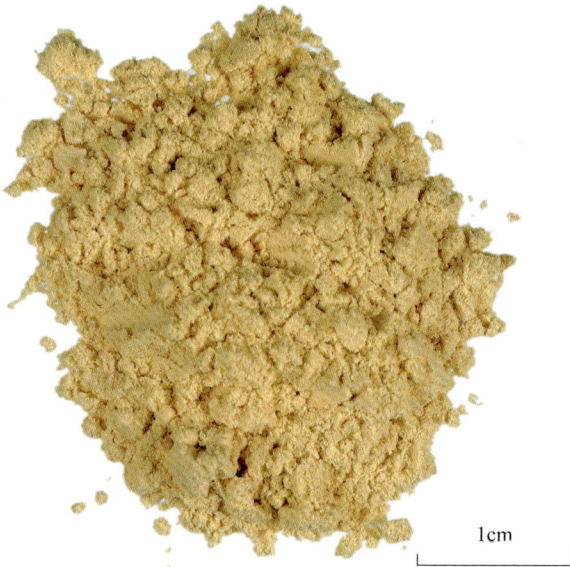

1cm

○ 辛 夷 ○

【基　　原】本品为木兰科植物玉兰 *Magnolia denudata* Desr 的干燥花蕾。

【分布生境】北京多栽培。

【植物形态】落叶乔木。叶倒卵形至倒卵状长圆形；花大单生，花蕾长卵形，苞片外表面密被灰白色或灰绿色茸毛，花白色或紫红色，花被片 9。雄蕊和雌蕊多数，聚合蓇葖果。

【采收加工】冬末春初花未开放时采收，除去枝梗，阴干。

【经验鉴别】本品呈长卵形，似毛笔头，基部枝梗较粗壮，皮孔浅棕色。苞片外表面密被灰白色或灰绿色茸毛。花被片 9，内外轮同型。气芳香，味辛凉而稍苦。质量以完整、紧密、香气浓者为佳。

【性味归经】辛，温。归肺、胃经。

【功能主治】散风寒，通鼻窍。用于风寒头痛，鼻塞流涕，鼻鼽，鼻渊。

【用法用量】3 ～ 10g，包煎。外用适量。

【附　　注】同科植物望春花 *Magnolia biondii* Pamp.、武当玉兰 *Magnolia sprengeri* Pamp. 的干燥花蕾也作辛夷使用。

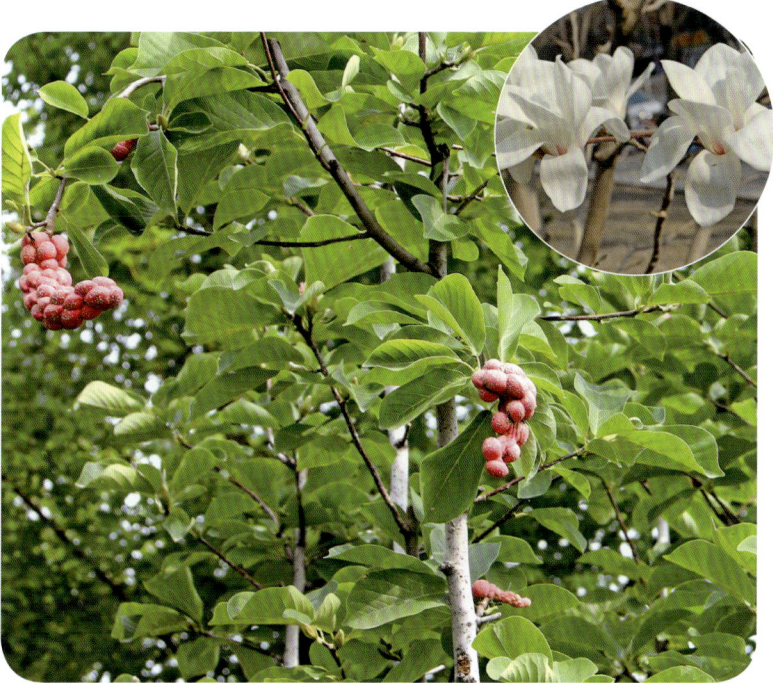

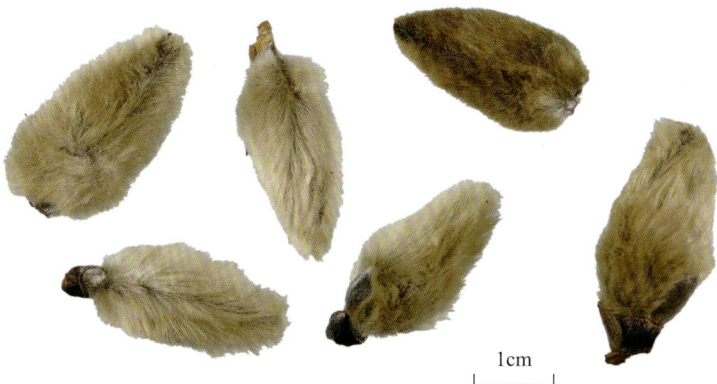

○ 金银花 ○

【基　原】本品为忍冬科植物忍冬 *Lonicera japonica* Thunb. 的干燥花蕾或带初开的花。

【分布生境】北京公园有栽培。

【植物形态】多年生半常绿缠绕藤本。茎中空，幼枝密被短柔毛和腺毛；叶对生，叶片卵形、长圆状卵形或卵状披针，被短柔毛；花成对腋生，花萼短小5齿裂，花冠唇形，花初开时为白色，后变金黄色；雄蕊5，雌蕊1，浆果球形蓝黑色。花果期5～11月。

【采收加工】花期采摘未开放的花蕾，阴干或低温烘干。

【经验鉴别】本品呈棒状，上粗下细。表面黄白色或绿白色，密被短柔毛，偶见叶状苞片。花萼绿色。气清香，味淡，微苦。质量以花蕾长，饱满不开放，色绿白，鲜艳，气清香者为佳。

【性味归经】甘，寒。归肺、心、胃经。

【功能主治】清热解毒，疏散风热。用于痈肿疔疮，喉痹，丹毒，热毒血痢，风热感冒，温病发热。

【用量用法】煎服，6～15g；或入丸、散。

【附　注】忍冬藤：为忍冬的干燥茎枝，又名金银藤。秋冬割取带叶的嫩枝，晒干，生用。味甘，性寒，归肺、胃经。其功效与金银花相似。本品解毒作用不及金银花，但有清热疏风，通络止痛的作用，常用于温病发热，风湿热痹，关节红肿热痛，屈伸不利等症。煎服，9～30g。

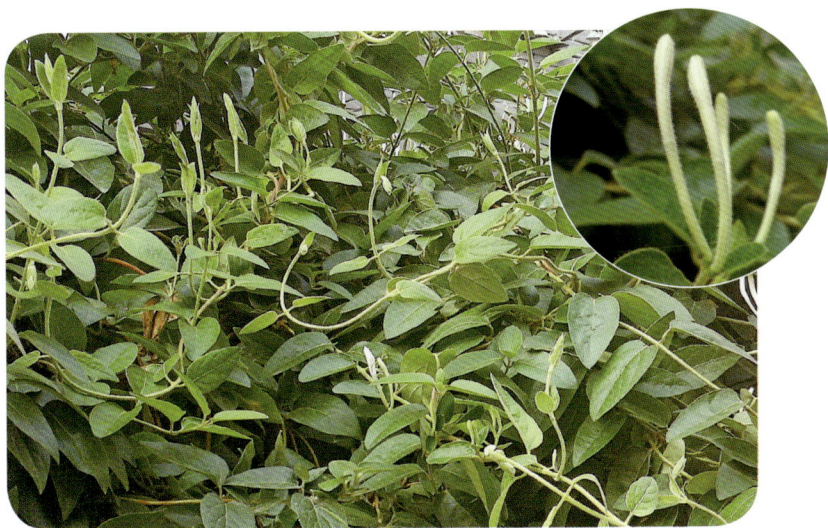

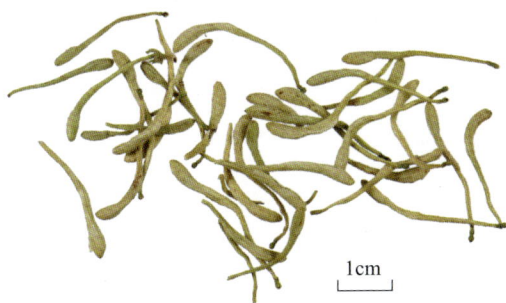

1cm

金银花

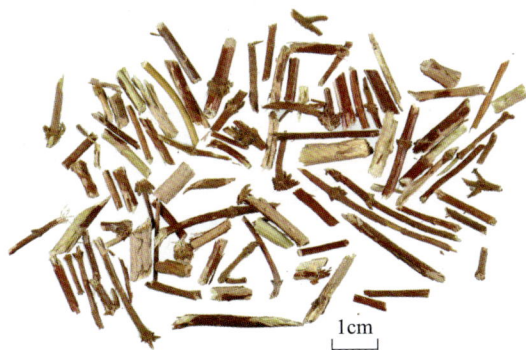

1cm

忍冬藤

○ 金莲花 ○

【基　　原】本品为毛茛科植物金莲花 *Trollius chinensis* Bge. 的干燥花。

【分布生境】北京百花山、雾灵山等高山有野生。生于高山草甸。

【植物形态】多年生直立草本。高 30 ～ 70cm，基生叶有长柄，叶片五角形，三全裂；叶柄基部具鞘。花单生，萼片 10 ～ 15，金黄色；花瓣 18 ～ 21 个，金黄色狭线形，雄蕊及心皮多数。蓇葖果。花期 6 ～ 7 月。

【采收加工】夏季花开时摘取花朵，阴干。

【经验鉴别】本品皱缩，萼片金黄色，倒卵形；花瓣棕色，线形；雄蕊多数；花柱芒尖状。气微，味苦。质量以花完整、色金黄、香气浓者为佳。

【性味归经】苦，寒。归肝经。

【功能主治】清热散风，解毒消肿，平肝明目。用于口疮咽肿，风热牙痛，耳疼目痛，疔疮火毒。

【用量用法】煎服 3 ～ 6g。

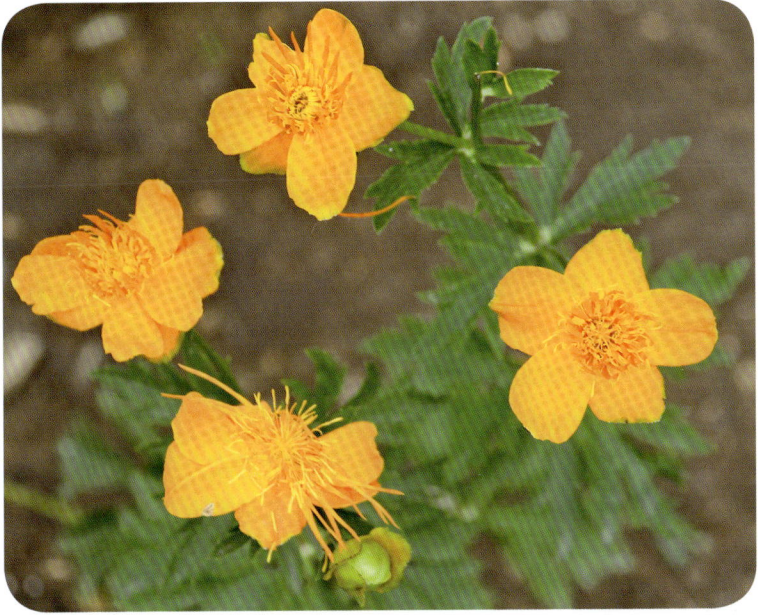

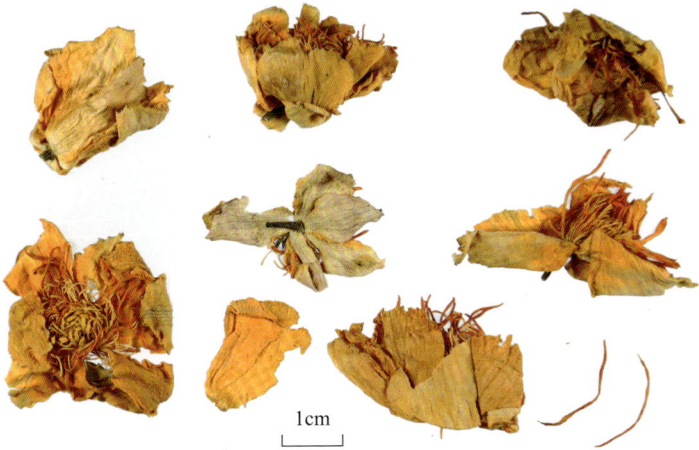

○ 玫瑰花 ○

【基　原】本品为蔷薇科植物玫瑰 *Rosa rugosa* Thunb. 的干燥花蕾。

【分布生境】北京有栽培，如门头沟妙峰山。

【植物形态】灌木。高约 2m。枝丛生，密生柔毛、腺毛及刺。单数羽状复叶，互生；小叶 5 ～ 9 片，椭圆形至椭圆状倒卵形，上面暗绿色，无毛而起皱，下面灰白色，被柔毛；有托叶；花单瓣或重瓣，紫红色，萼片 5，花瓣 5；雄蕊及雌蕊多数。蔷薇果。花期 5 ～ 6 月。

【采收加工】春末夏初花将开放时分批采收，及时低温干燥。

【经验鉴别】本品花托半球形，与花萼基部合生，萼片 5，披针形，黄绿色或棕绿色，被有细柔毛，花瓣紫红色，气芳香浓郁，味微苦涩。质量以花色紫红鲜艳、朵大不散瓣、香气浓郁者为佳。

【性味归经】甘、微苦，温。归肝、脾经。

【功能主治】行气解郁，和血，止痛。用于肝胃气痛，食少呕恶，月经不调，跌扑伤痛。

【用法用量】内服：煎汤，3 ～ 6g；浸酒或熬膏。

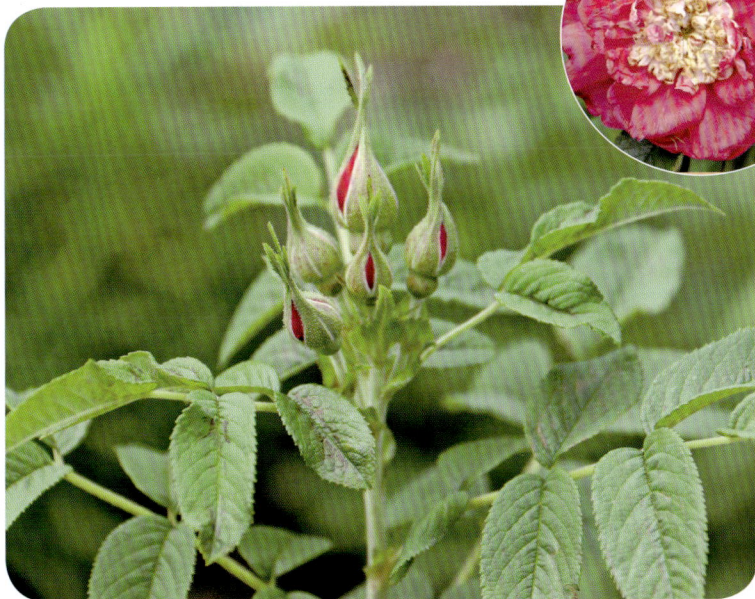

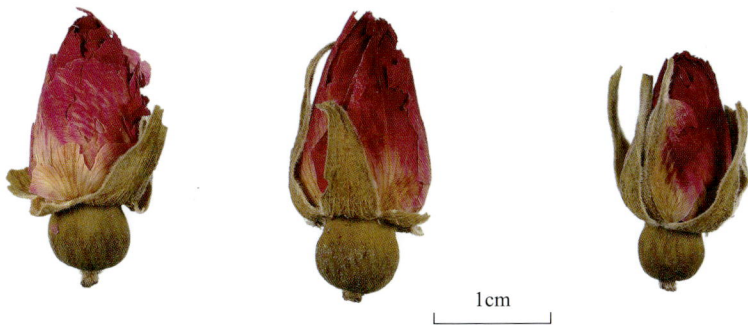

1cm

○ 野菊花 ○

【基　　原】本品为菊科植物野菊 *Chrysanthemum indicum* L. 的干燥头状花序。

【分布生境】北京山区多有野生，如昌平长峪城等地。生于山坡草地、路边、林缘等地。

【植物形态】多年生草本，茎生叶卵形或矩圆状卵形，羽状深裂，具托叶；头状花序，舌状花雌性，黄色，中央为管状花。瘦果。花期 10 月。

【采收加工】秋季花未开放时采摘，除去梗、叶及杂质，晒干。

【经验鉴别】本品呈类球形，棕黄色。总苞由 4～5 层苞片组成，外层苞片外表面中部灰绿色或浅棕色，通常被白毛；内层苞片膜质，外表面无毛。舌状花 1 轮，黄色至棕黄色，皱缩卷曲；管状花多数，深黄色。体轻。气芳香，味苦。质量以完整、色黄、气香者为佳。质量以质嫩、叶多者为佳。

【性味归经】苦、辛，微寒。归肝、心经。

【功能主治】清热解毒。用于疔疮痈肿，目赤肿痛，头痛眩晕。

【用法用量】9～15g。外用适量，煎汤外洗或制膏外涂。

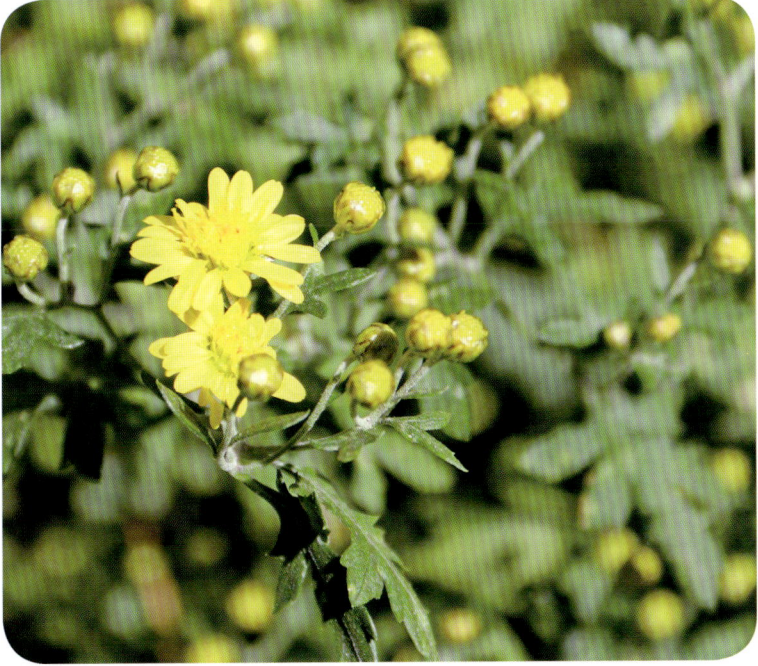

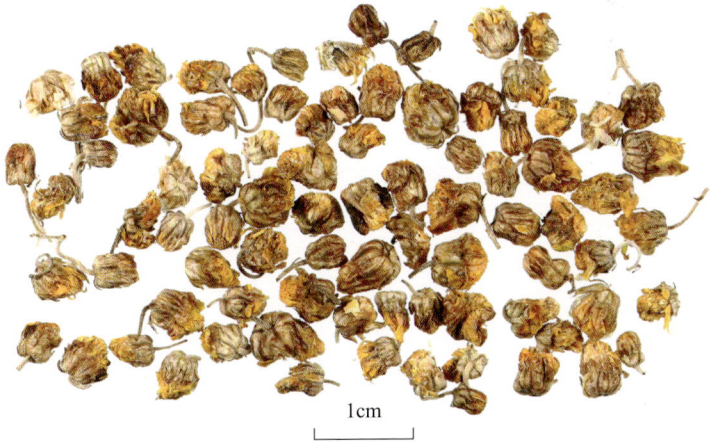

1cm

○ 旋覆花 ○

【基　　原】本品为菊科植物欧亚旋覆花 *Inula britannica* L. 或旋覆花 *Inula japonica* Thunb. 的干燥头状花序。

【分布生境】北京山区、平原均有野生，如怀柔二道关。生于田间、路边、草地。

【植物形态】**欧亚旋覆花**　多年生草本。株高 20 ～ 70cm。下部茎生叶长椭圆形或披针形，半抱茎；头状花序，1 ～ 5 个生于茎顶成伞房状；舌状花黄色，管状花黄色；瘦果；花、果期 7 ～ 10 月。

旋覆花　主要区别是本种叶基部渐狭或急狭或有半抱茎的小耳，椭圆形或长圆形；头状花序较小，花、果期 6 ～ 10 月。

【采收加工】夏、秋二季花开放时采收，除去杂质，阴干。

【经验鉴别】本品呈扁球形或类球形，直径 1 ～ 2cm。总苞由多数苞片组成，呈覆瓦状排列，灰黄色；总苞基部有时残留花梗，苞片及花梗表面被白色茸毛，舌状花 1 列，黄色，多卷曲，常脱落；管状花多数，棕黄色；子房顶端有多数白色冠毛。体轻，气微，味微苦。质量以完整、色黄绿者为佳。

【性味归经】苦、辛、咸，微温。归肺、脾、胃、大肠经。

【功能主治】降气，消痰，行水，止呕。用于风寒咳嗽，痰饮蓄结，胸膈痞满，喘咳痰多，呕吐噫气，心下痞硬。

【用法用量】3 ～ 9g。包煎。

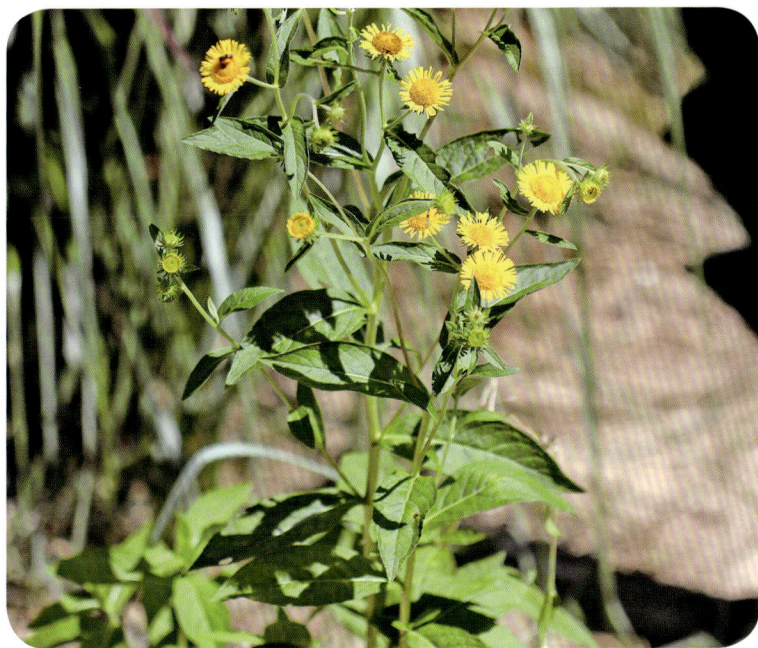

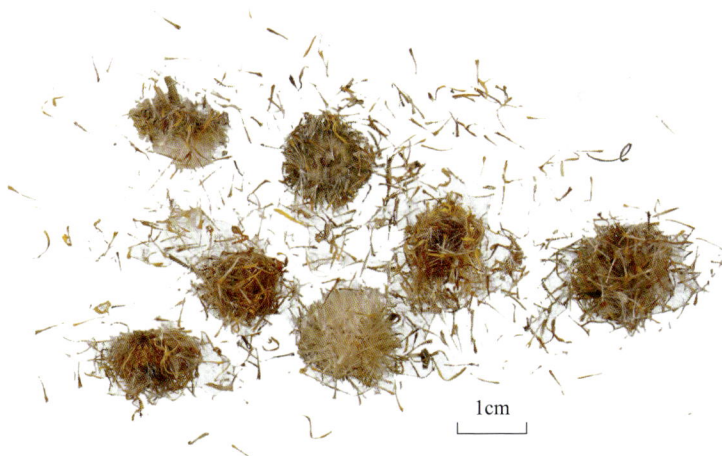

1cm

○曼陀罗花★○

【基　　原】本品为茄科植物曼陀罗 *Datura stramonium* L. 的干燥花。

【分布生境】北京山区、平原有野生，如怀柔二道关。生于村边、田间、路边、草地。

【植物形态】一年生草本植物，高 0.5 ～ 1.5m，茎粗壮，叶广卵形；花单生，花萼筒状 5 浅裂，花冠漏斗状，白色，雄蕊 5，子房密生柔针毛。蒴果表面有硬针刺。花果期 6 ～ 10 月。

【经验鉴别】本品呈皱缩条状，花萼呈筒状，灰绿色或灰黄色，先端 5 裂；花冠呈喇叭状，淡黄棕色，先端 5 浅裂。质量以花朵大、完整者为佳。

【性味归经】辛，温；有毒。归肺、肝经。

【功能主治】平喘止咳，解痉定痛。用于哮喘咳嗽，脘腹冷痛，风湿痹痛，小儿慢惊；外科麻醉。

【用法用量】0.3 ～ 0.6g；外用适量。

【注　　意】孕妇、外感及痰热咳喘、青光眼、高血压及心动过速患者禁用。

【附　　注】北京以前曾将其作为"洋金花"药用，其叶为"曼陀罗叶"北京也曾经使用过。

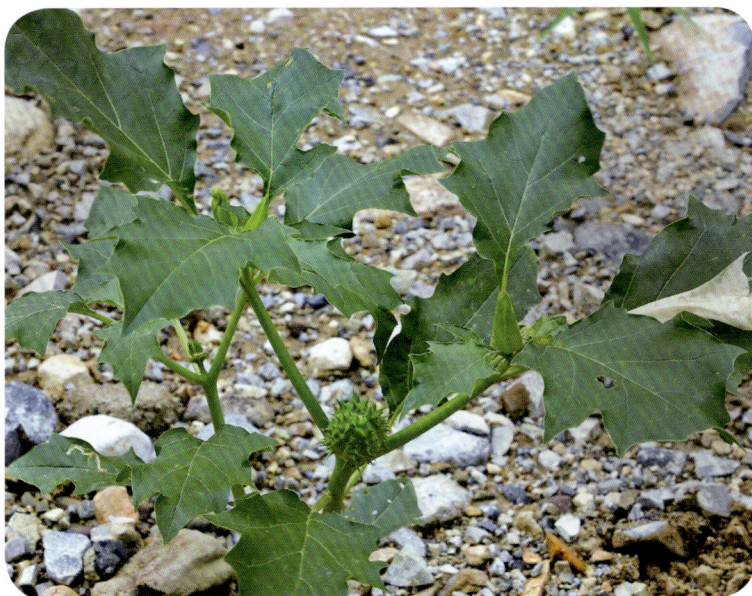

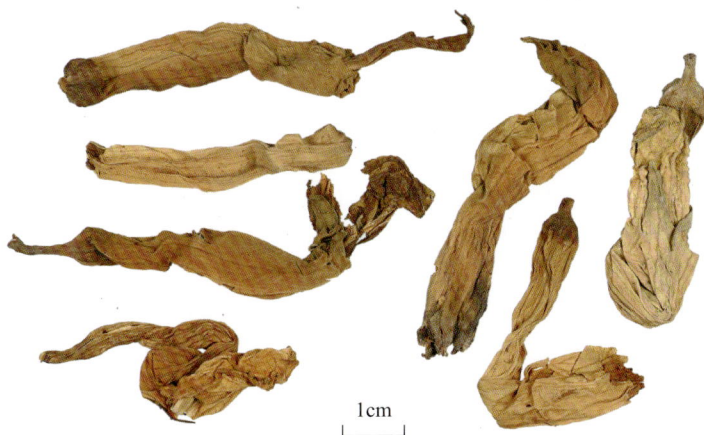

1cm

○ 槐 花 ○

【基　　原】本品为豆科植物槐 *Sophora japonica* L. 的干燥花及花蕾。

【分布生境】北京多作绿化及行道树、栽培。

【植物形态】落叶乔木。小枝绿色。单数羽状复叶，小叶 7～15，卵状长圆形或卵状披针形；托叶早落；圆锥花序。花黄白色，花萼具柔毛，蝶形花冠；荚果念珠状，果皮肉质不裂。种子肾形，黑褐色。花、果期 7～10 月。

【采收加工】夏季花开放或花蕾形成时采收，及时干燥除去枝、梗及杂质，干燥。前者习称"槐花"，后者习称"槐米"。

【经验鉴别】本品花瓣多散落。完整者花萼钟状，黄绿色，边缘具 5 小齿，内面被短柔毛。体轻。气香，味微苦。质量以花干燥，微开放，整齐不碎，色浅黄，无梗，无杂质者为佳。

【性味归经】苦，微寒。归肝、大肠经。

【功能主治】凉血止血，清肝泻火。用于便血，痔血，血痢，崩漏，吐血，衄血，肝热目赤，头痛眩晕。

【用法用量】5～9g。水煎服。

【附　　注】槐角，为槐的干燥成熟果实。苦，寒。归肝、大肠经。清热泻火，凉血止血。用于肠热便血，痔肿出血，肝热头痛，眩晕目赤。用量 6～9g。

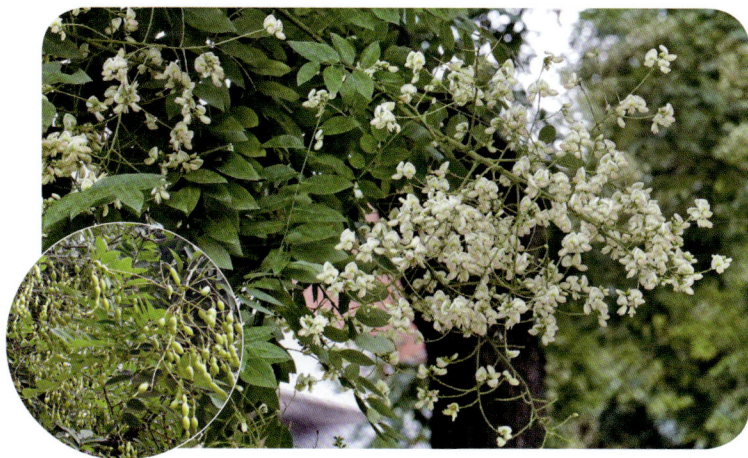

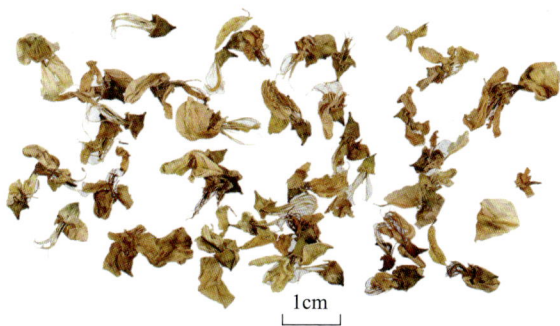

1cm

槐花

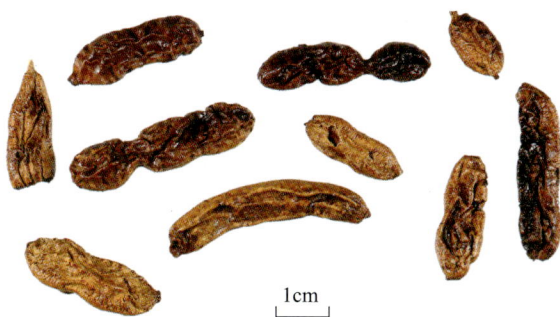

1cm

槐角

○ 蒲 黄 ○

【基　　原】本品为香蒲科植物水烛香蒲 *Typha angustifolia* L.、东方香蒲 *Typha orientalis* Presl 或同属植物的干燥花粉。

【分布生境】北京公园、湿地有野生。

【植物形态】**水烛香蒲**　多年生、沼生草本植物。株高 1.5～3m。叶线形，下部为鞘状，抱茎。肉穗花序，雌花序与雄花序间隔一段距离；雄花序在上，雌花序在下，坚果小。花、果期 5～9 月。

东方香蒲　比上种植株矮，株高 1～1.5m，雌花序与雄花序紧密相接，雄花序长约为雌花序的一半。坚果小，有一条纵沟。

【采收加工】夏季采收蒲棒上部的黄色雄花序，晒干后碾轧，筛取花粉。剪取雄花后，晒干，筛取花粉。

【经验鉴别】本品为纯净的花粉，为黄色粉末，体轻，放入水中则漂浮水面，捻之有滑感，易附着于指上。气微，味淡。显微镜下观察，花粉粒类圆形或椭圆形，表面有网状雕纹。质量以粉细、体轻、色黄、滑腻感强者为佳。

【性味归经】甘，平。归肝、心包经。

【功能主治】止血，化瘀，通淋。用于吐血，衄血，咯血，崩漏，外伤出血，经闭痛经，脘腹刺痛，血淋涩痛。

【用法用量】5～9g，包煎。外用适量，敷患处。

【注意事项】孕妇慎用。

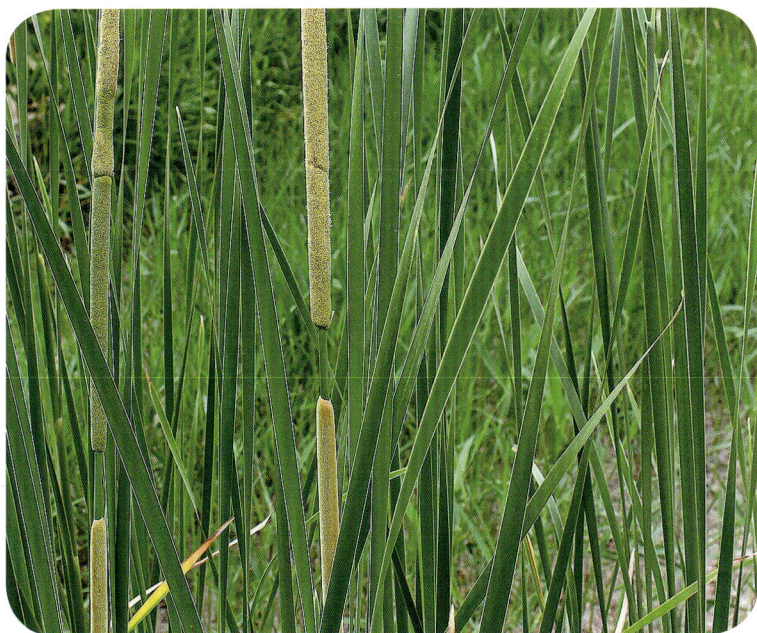

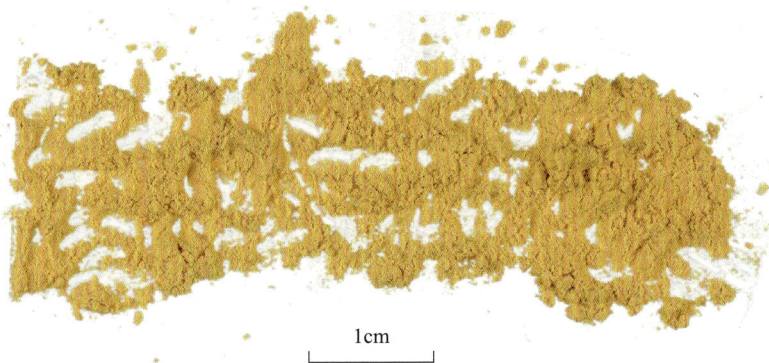

1cm

○ 凌霄花 ○

【基　原】本品为紫葳科植物美洲凌霄 *Campsis radicans* (L.) Seem. 的干燥花。

【分布生境】为园林观赏植物，公园多栽培。

【植物形态】木质藤本，叶对生，奇数羽状复叶，小叶 9～11 枚，椭圆形至卵状长圆形，先端尾尖。花萼 5 等裂，分裂较浅，约裂至三分之一，裂片三角形，向外微卷，无凸起的纵棱；花冠为细长的漏斗形，直径较凌霄小，橙红色至浓红色，内有明显的棕红色纵纹，筒部为花萼的 3 倍。花期 7～10 月，果期 11 月。

【采收加工】夏、秋二季花盛开时采摘，干燥。

【经验鉴别】本品多皱缩卷曲，黄褐色或棕褐色，完整花朵长 6～7cm。萼筒长 1.5～2cm，硬革质，先端 5 齿裂，裂片短三角状，长约为萼筒的 1/3，萼筒外无明显的纵棱；花冠内表面具明显的深棕色脉纹。质量以身干、完整、色黄棕者为佳。

【性味归经】甘、酸，寒。归肝、心包经。

【功能主治】活血通经，凉血祛风。用于月经不调，经闭癥瘕，产后乳肿，风疹发红，皮肤瘙痒，痤疮。

【用法用量】内服：煎汤，5～9g；或入散剂。外用：适量，研末调涂；或煎汤熏洗。

【附　注】同科植物凌霄 *Campsis grandiflora* (Thunb.) K.Schum 的干燥花也作凌霄花使用。

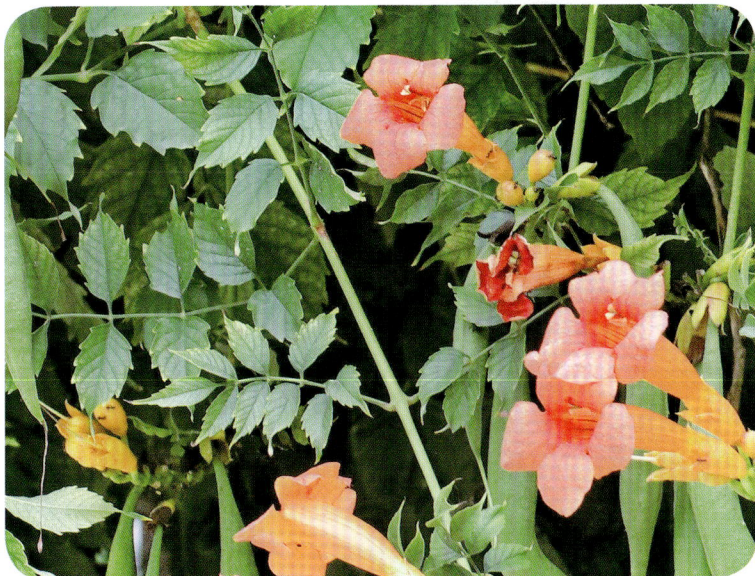

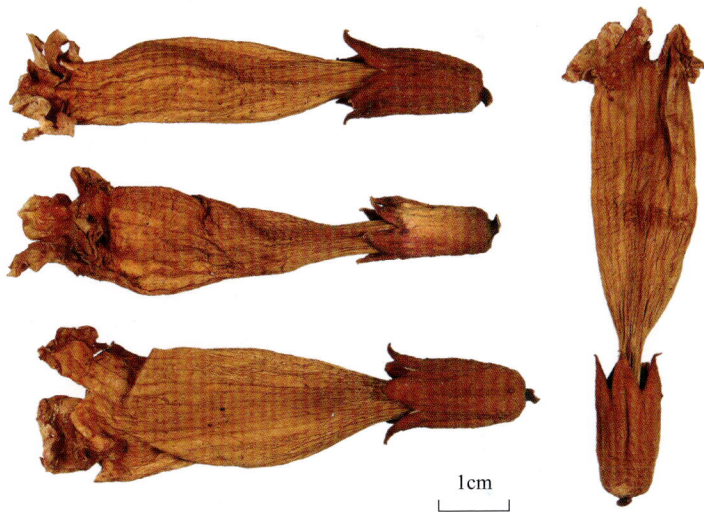

1cm

○ 艾 叶 ○

【基　原】本品为菊科植物艾 *Artemisia argyi* Levl.et Vant.
的干燥叶。

【分布生境】北京山区、平原常见野生。生于山沟、荒地。

【植物形态】多年生草本。茎密被灰白色蛛丝状毛。单叶互
生，1～2回羽状深裂至全裂；叶上下表面均被蛛丝状毛；头状
花序。外层花雌性，内层花两性。瘦果。花、果期8～10月。

【采收加工】夏季花未开放时采摘，除去杂质，晒干。

【经验鉴别】本品叶片上表面灰绿色或深黄绿色，有稀疏的
柔毛和腺点；下表面密生灰白色柔毛。质柔软。气清香，味苦。
质量以叶大而厚、下表面灰白、绒毛多、香气浓者为佳。

【性味归经】辛、苦，温；有小毒。归肝、脾、肾经。

【功能主治】散寒止痛，温经止血。用于少腹冷痛，经寒不
调，宫冷不孕，吐血，衄血，崩漏经多，妊娠下血；外治皮肤瘙
痒。醋艾炭，温经止血。用于虚寒性出血。艾绒多供针灸用。

【用法用量】3～9g，外用适量，供灸治或熏洗用。

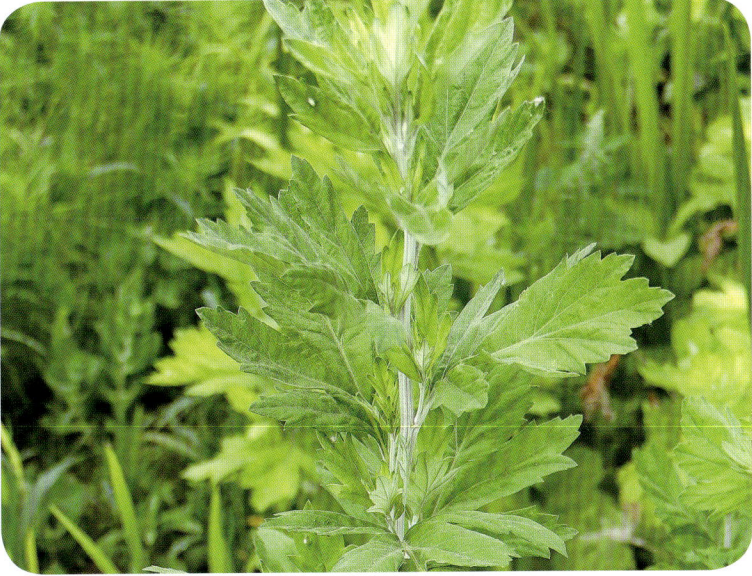

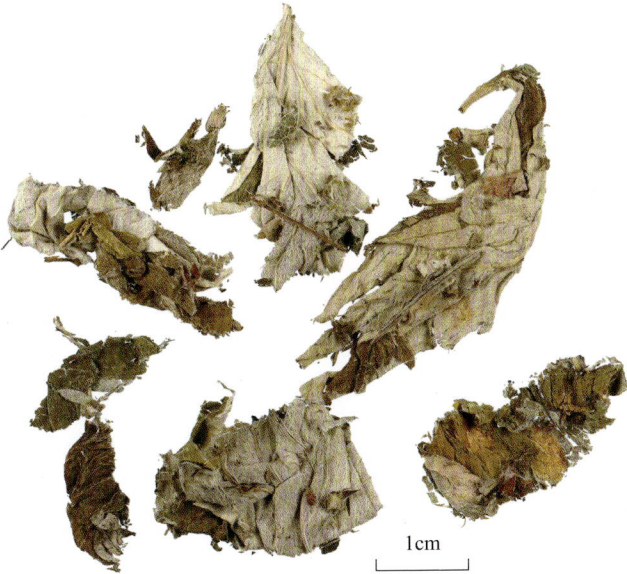

1cm

○ 侧柏叶 ○

【基　　原】本品为柏科植物侧柏 *Platycladus orientalis* (L.) Franco 的干燥枝梢及叶。

【分布生境】北京山区及平原多有野生及栽培。

【植物形态】常绿乔木。枝条小枝扁平，排列成复叶状。叶全为鳞片状，长 1～3mm，交互对生。雌雄同株。雄球花有 6 对交互对生的雄蕊，雌球花有 4 对交互对生的珠鳞。球果成熟时开裂，种子长卵形。花期 4～5 月。

【采收加工】多在夏、秋二季采收，阴干。

【经验鉴别】本品枝梢中轴圆柱形，多分枝，小枝扁平。叶细小鳞片状，交互对生，深绿色或黄绿色，先端钝圆。质脆，气清香，味苦、涩、微辛。质量以嫩枝，色深绿者为佳。

【性味归经】苦、涩，寒。归肺、肝、脾经。

【功能主治】凉血止血，生发乌发。用于吐血，衄血，咯血，便血，崩漏下血，血热脱发，须发早白。

【用法用量】6～12g，外用适量。

【附　　注】柏子仁，为侧柏的干燥成熟种仁。甘、平。归心、肾、大肠经。功能养血安神，止汗，润肠。用于虚烦失眠，心悸怔忡，阴虚盗汗，肠燥便秘。用量 3～9g。

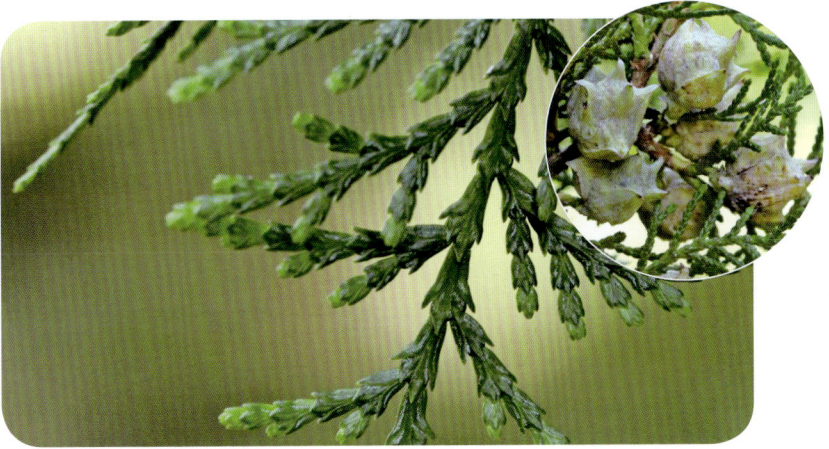

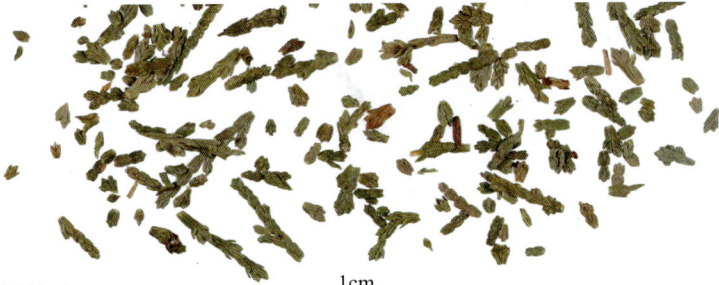

侧柏叶

1cm

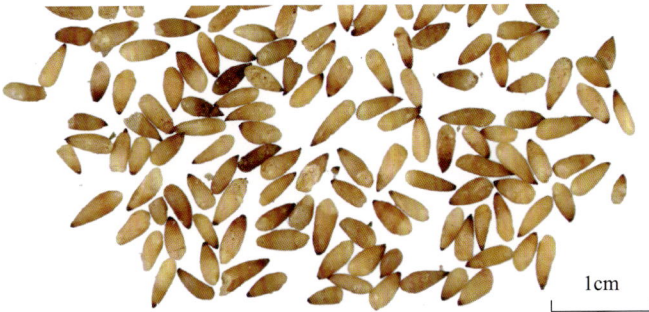

柏子仁

1cm

○ 罗布麻叶 ○

【基　　原】本品为夹竹桃科植物罗布麻 *Apocynum venetum* L. 的干燥叶。

【分布生境】北京偶有野生，如昌平小汤山。生于荒地、路边。

【植物形态】多年生草本，具乳汁；茎多分枝，叶对生，长椭圆形、长圆状披针形；聚伞花序，花萼5裂，花冠钟状，粉红色，雄蕊5，蓇葖果长角状双生。花、果期6～10月。

【采收加工】夏季采收，除去杂质，干燥。

【经验鉴别】本品叶多皱缩，淡绿色或灰绿色，先端钝，具小芒尖，基部钝圆或楔形，边缘具细齿，下表叶脉突出。质脆。质量以完整、无枝梗、色绿者为佳。

【性味归经】甘、苦，凉。归肝经。

【功能主治】平肝安神，清热利水。用于肝阳眩晕，心悸失眠，浮肿尿少。

【用法用量】6～12g。水煎服；单味浸泡代茶服。

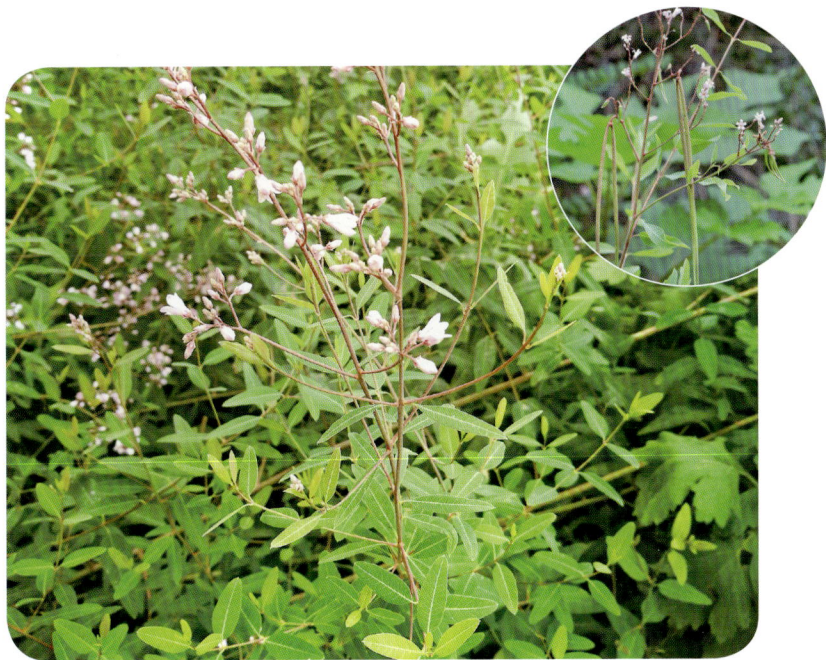

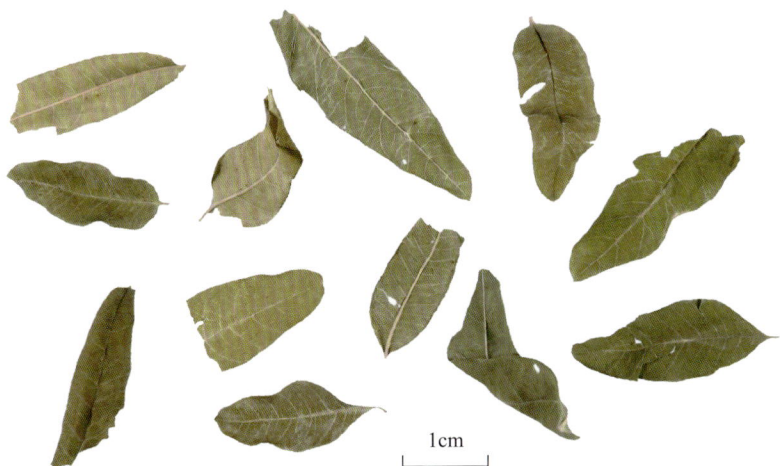

1cm

○ 荷 叶 ○

【基　　原】本品为睡莲科植物莲 *Nelumbo nucifera* Gaertn. 的干燥叶。

【分布生境】北京多栽培。

【植物形态】多年生水生草本；根状茎横生；叶圆形盾状，叶柄粗壮中空；花单生，雄蕊多数；雌蕊离生于花托内，花托表面每一孔洞内有一小坚果；坚果椭圆形或卵形，花期 6～9 月。

【采收加工】夏、秋季采收，晒至七八成干时，除去叶柄，折成半圆形或折扇形，干燥。

【经验鉴别】本品呈半圆或折扇形，展开后呈类圆盾形，上表面深绿色或黄绿色，较粗糙；下表面淡灰棕色，较光滑，有粗脉 21～22 条，由中心向四周射出，质脆，易破碎。稍有清香气，味微苦。质量以身干，叶大，色绿，无霉点，无破碎者为佳。

【性味归经】苦，平。归肝、脾、胃经。

【功能主治】清热解暑，升发清阳，凉血止血。用于暑热烦渴，暑湿泄泻，脾虚泄泻，血热吐衄，便血崩漏。荷叶炭，收涩化瘀止血。用于出血证和产后血晕。

【用法用量】内服：煎汤，用量 3～9g（鲜品 15～30g），荷叶炭 3～6g，或入丸、散。外用：适量，捣敷或煎水洗。

【附　　注】莲的根茎节部（藕节）、叶柄（荷梗）、雄蕊（莲须）、花托（莲房）、种仁（莲子）、胚（莲子心）、落水的果实（石莲子）等均入药。

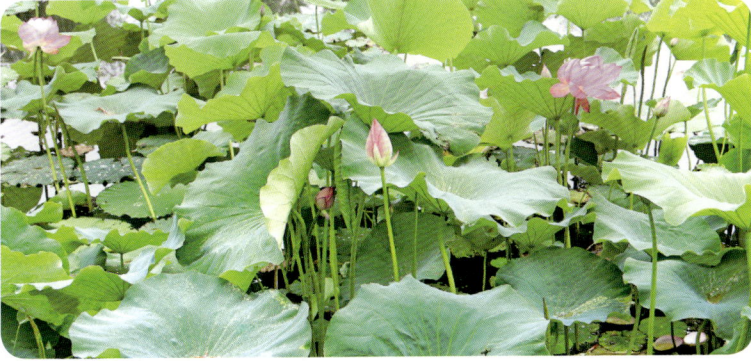

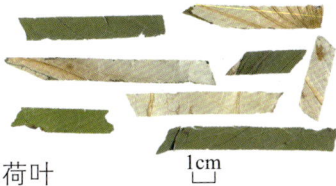

荷叶　1cm

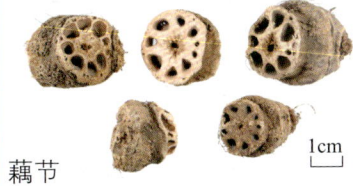

藕节　1cm

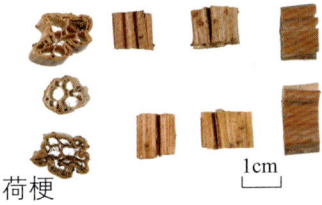

荷梗　1cm

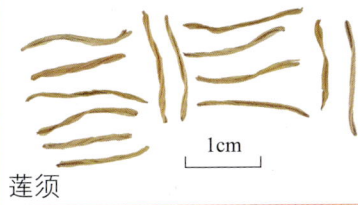

莲须　1cm

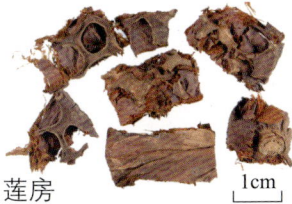

莲房　1cm

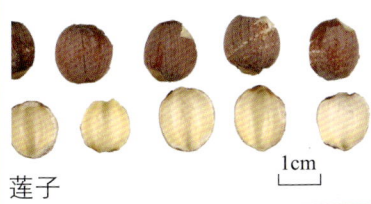

莲子　1cm

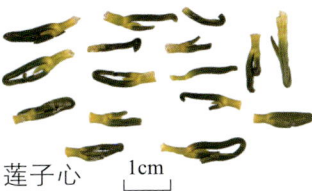

莲子心　1cm

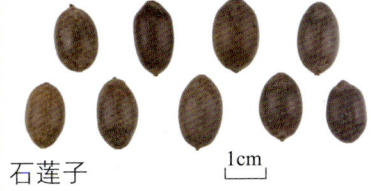

石莲子　1cm

○ 紫 苏 ○

【基　　原】本品为唇形科植物紫苏 *Perilla frutescens* (L.) Britt. 的干燥叶。

【分布生境】北京常有栽培。

【植物形态】一年生草本，全株具有特殊香气。茎四棱形；叶对生，叶片阔卵形、卵状圆形或卵状三角形，边缘具粗锯齿，两面紫色或仅下面紫色；轮伞花序，密被长柔毛；花萼顶端 5 齿裂；花冠唇形，白色或紫红色；雄蕊 4 枚，二强，雌蕊 1；小坚果近球形。花、果期 6～9 月。

【采收加工】夏、秋季枝叶茂盛，花序刚长出时采收，置通风处阴干。

【经验鉴别】本品叶片多皱缩卷曲、碎破，完整者展平后呈卵圆形，先端长尖或急尖，基部圆形或宽楔形，边缘具圆锯齿。两面紫色或上表面绿色，下表面紫色，疏生灰白色毛，下表面有多数凹点状的腺鳞。叶柄紫色或紫绿色。质脆。气清香，味微辛。质量以叶片上绿下紫，香气浓者为佳。

【性味归经】辛，温。归肺、脾经。

【功能主治】解表散寒，行气和胃。用于风寒感冒，咳嗽呕恶，妊娠呕吐，鱼蟹中毒。

【用量用法】煎服，5～9g。

【附　　注】紫苏的茎（紫苏梗）、果实（紫苏子）均药用。

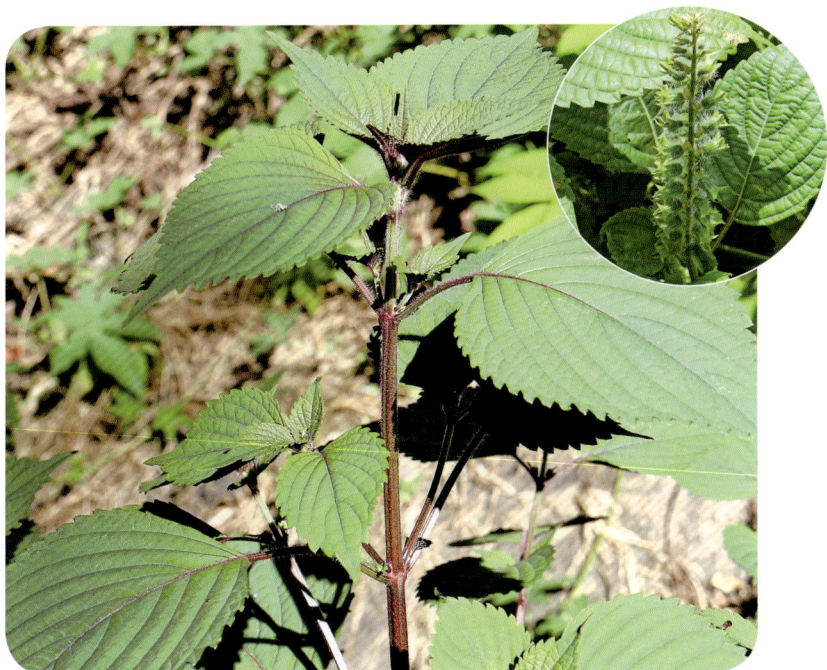

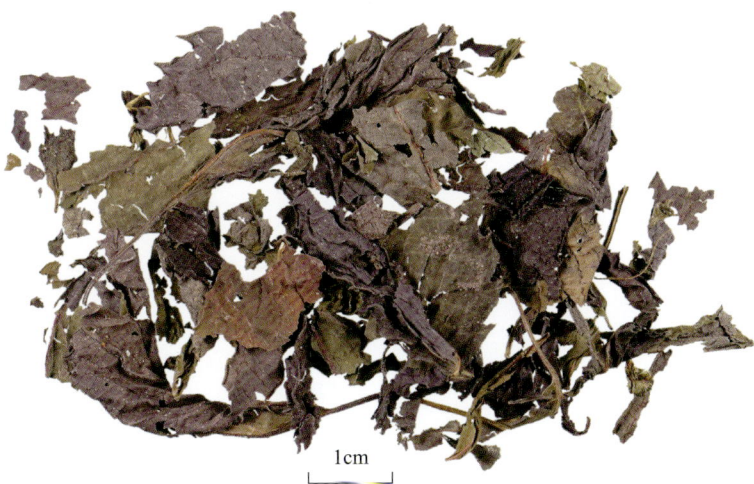

1cm

第八章

果实、种子类

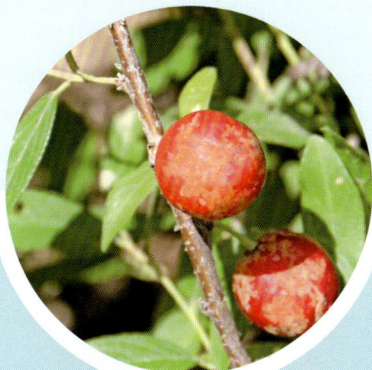

○ 马兜铃 ○

【基　　原】本品为马兜铃科植物北马兜铃 *Aristolochia contorta* Bge. 的干燥成熟果实。

【分布生境】北京山区常见野生，如怀柔二道关。生于路边及山坡灌丛中。

【植物形态】多年生草质藤本。叶互生，叶片卵状三角形、长圆状卵形或戟形，基部心形；花管状，基部膨大呈球形，管口扩大成漏斗状，黄绿色，口部有紫斑；蒴果近球形，花果期7～10月。

【采收加工】秋季果实由绿变黄时采收，干燥。

【经验鉴别】本品呈卵圆形。表面黄绿色或棕褐色，有纵棱线12条。顶端平钝，果皮轻而脆，常裂为6瓣，果梗也随之分裂为6条。果皮内表面平滑而带光泽，有较密的横向脉纹。果实分6室，每室种子多数，平叠整齐排列。种子扁平而薄，边缘有翅，淡棕色。气特异，味微苦。质量以个大、完整、色黄绿、种子饱满者为佳。

【性味归经】苦，微寒。归肺、大肠经。

【功能主治】清肺降气，止咳平喘，清肠消痔。用于肺热喘咳，痰中带血，肠热痔血，痔疮肿痛。

【用法用量】内服：煎汤，3～9g；或入丸、散。

【注　　意】本品含马兜铃酸，可引起肾脏损害等不良反应；儿童及老年人慎用；孕妇、婴幼儿及肾脏功能不全者禁用。

【附　　注】1. 同科植物马兜铃 *Aristolochia debilis* Sieb. et Zucc. 的干燥成熟果实也作马兜铃使用。

2. 其地上部分为"天仙藤"，行气活血，通络止痛。用于脘腹刺痛，风湿痹痛。用量为3～6g。

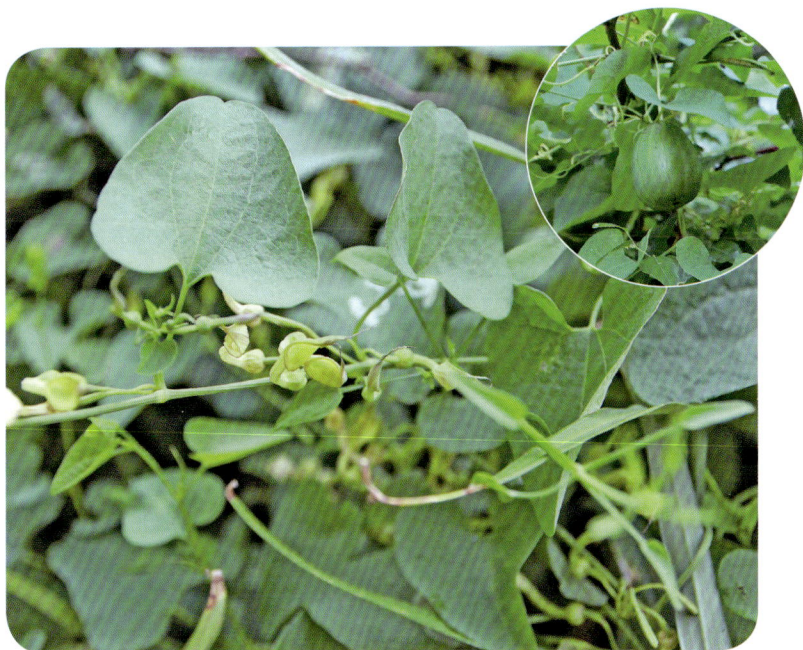

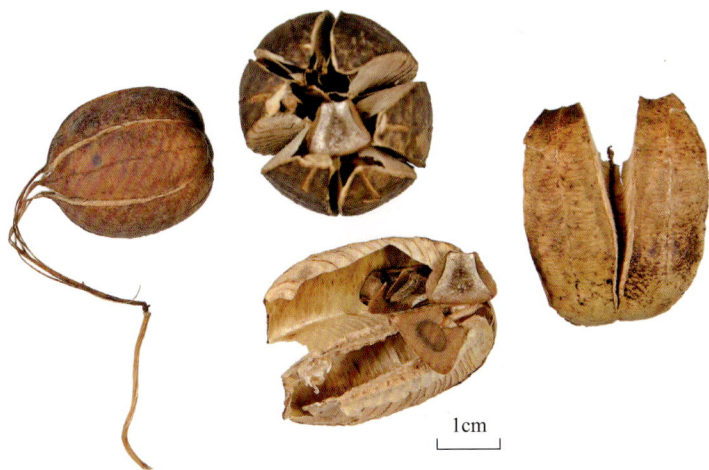

1cm

○ 山 楂 ○

【基　　原】本品为蔷薇科植物山里红 *Crataegus pinnatifida* Bge.var. *major* N. E. Br. 或山楂 *Craaegus pinnatifida* Bge. 的干燥成熟果实。

【分布生境】北京有栽培或野生。

【植物形态】**山里红**　落叶乔木，单叶互生，叶片宽卵形或三角状卵形，羽状分裂，有光泽。伞房花序；萼筒钟状；花冠白色，花瓣5，雄蕊多数，雌蕊1，梨果深红色。花、果期5～10月。

山楂　本种与山里红极为相似，仅果形较小，叶片亦较小，且分裂较深。

【采收加工】秋季果实成熟时采收，切片，干燥。

【经验鉴别】本品表面鲜红或紫红色，有光泽，密布灰白色斑点，果肉深黄色或淡棕色，内含种子5～6粒。果肉微清香，味酸微甜。以山东青州产者，片薄，粉白色，皮红肉厚，质量为佳，习称青州石板山楂片。

【性味归经】酸、甘，微温。归脾、胃、肝经。

【功能主治】消食健胃，行气散瘀。用于肉食积滞，胃脘胀满，泻痢腹痛，瘀血经闭，产后瘀阻，心腹刺痛，疝气疼痛；高脂血症。

【用量用法】煎服，9～12g。

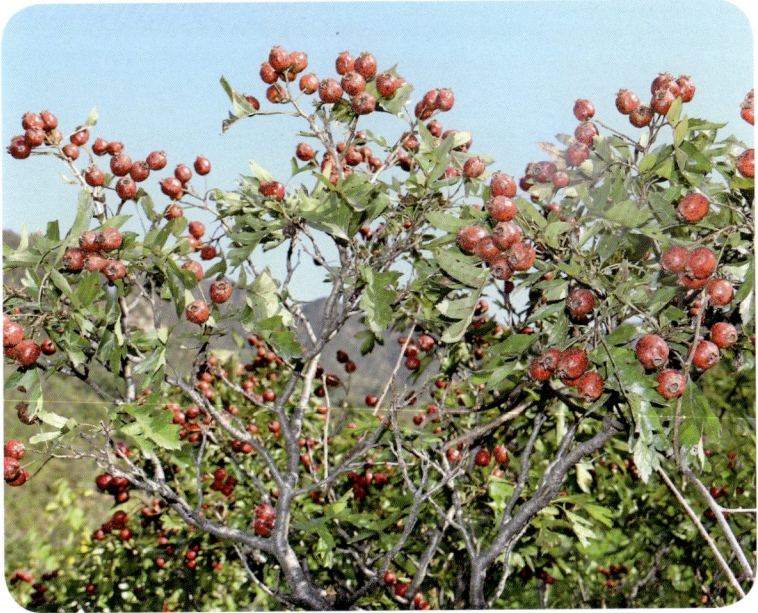

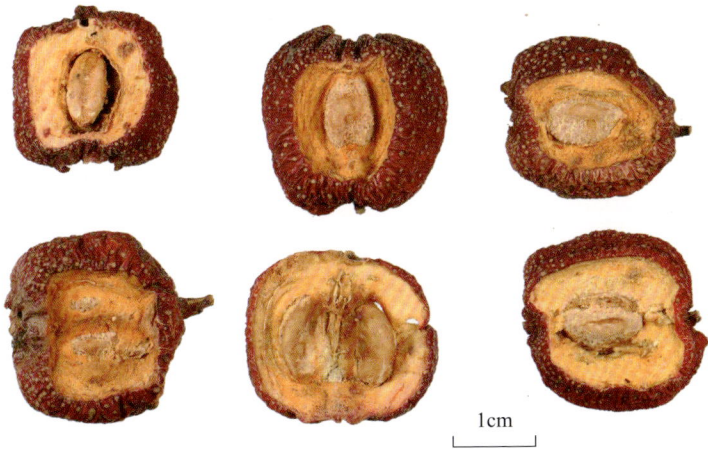

1cm

○ 木 瓜 ○

【基　　原】本品为蔷薇科植物贴梗海棠 *Chaenomeles speciosa* (Sweet) Nakai 的干燥近成熟果实。

【分布生境】北京地区作为观赏植物栽培。

【植物形态】落叶灌木，枝条有刺；叶片卵形至椭圆形，边缘具有尖锐锯齿，托叶肾形或半圆形；花先叶开放；花萼筒钟状，花瓣红色，稀淡红色或白色；雄蕊多数。果实球形或卵球形，果梗短或近于无梗。花期 4～5 月，果期 9～10 月。

【采收加工】夏、秋二季果实绿黄时采收，置沸水中烫至外皮灰白色，对半纵剖，晒干。

【经验鉴别】本品表面红棕色或紫棕色，具不规则的深皱纹，俗称"皱皮木瓜"。剖面边缘向内卷曲，顶端有凹窝。果肉红棕色。种子呈扁长三角形，常已脱落，质坚实。气微、清香，味微酸。质量以颜色紫红、质坚实、味酸者为佳。

【性味归经】酸，温。归肝、脾经。

【功能主治】舒筋活络，和胃化湿。用于湿痹拘挛，腰膝关节酸重疼痛，暑湿吐泻，转筋挛痛，脚气水肿。

【用法用量】内服：煎汤，6～9g；或入丸、散。外用：煎水熏洗。

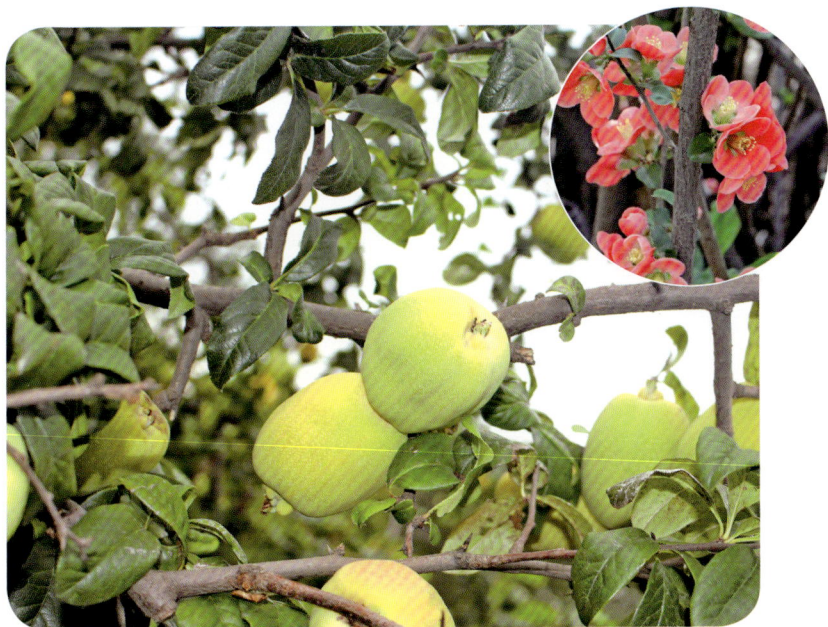

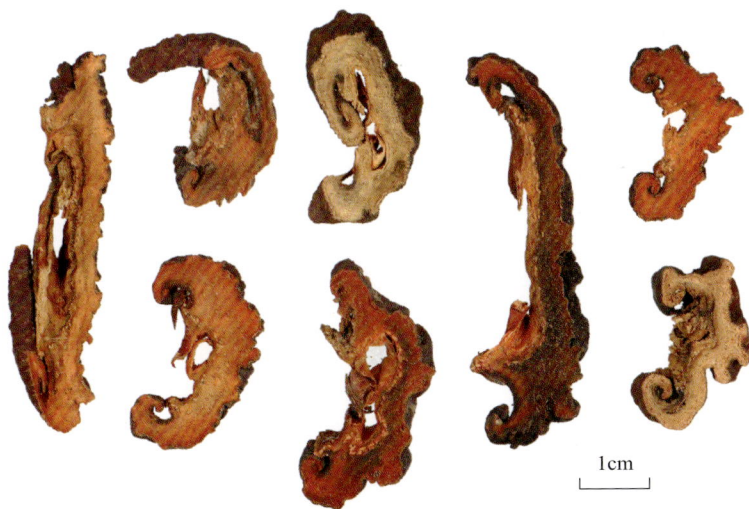

1cm

○ 火麻仁 ○

【基　　原】本品为桑科植物大麻 *Cannabis sativa* L. 的干燥成熟种仁。

【分布生境】北京山区、平原常见野生，如怀柔二道关。生于路边、荒地。

【植物形态】一年生直立草本，叶掌状全裂，裂片披针形或线状披针形；雄花黄绿色，花被 5，膜质，雄蕊 5，花丝极短；雌花绿色；花被 1；子房近球形；瘦果，果皮表面具细网纹。花期 5 ～ 9 月。

【采收加工】秋季果实成熟时采收，除去果皮及杂质。

【经验鉴别】本品呈卵圆形，种皮绿色，子叶 2，乳白色，富油性。气微，味淡。质量以种皮色绿、种仁色白者为佳。

【性味归经】甘，平。归脾、胃、大肠经。

【功能主治】润肠通便。用于血虚津亏，肠燥便秘。

【用法用量】10 ～ 15g。用时捣碎。

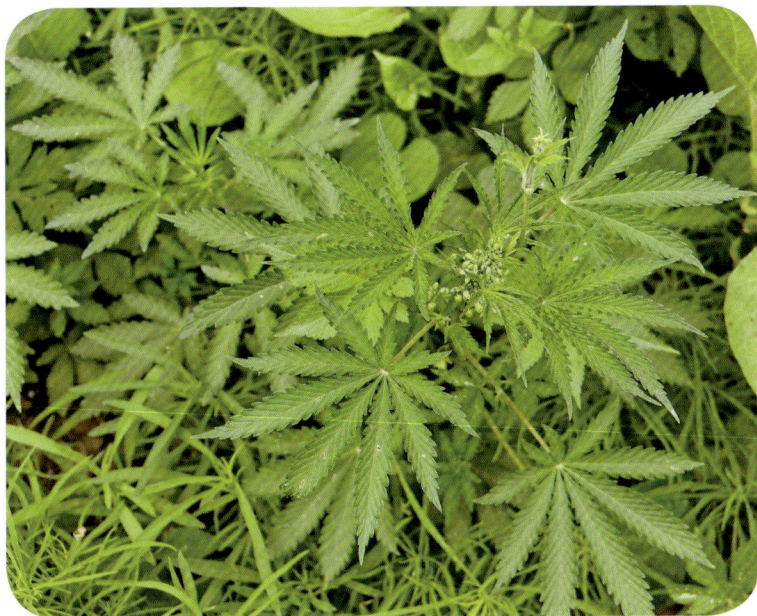

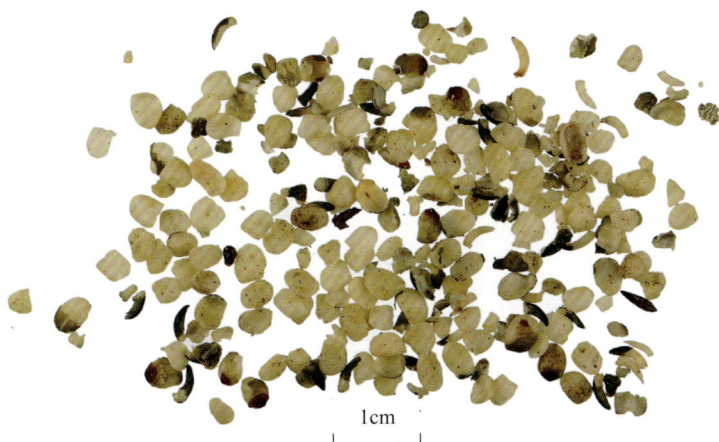

1cm

○水红花子○

【基　　原】本品为蓼科植物红蓼 *Polygonum orientale* L. 的干燥成熟果实。

【分布生境】北京山区有野生。生于荒地、水沟边或村边。

【植物形态】一年生草本。茎粗壮直立，节部稍膨大，上部分枝多密生柔毛；叶宽椭圆形、宽披针形或近圆形，全缘；托叶鞘筒状，顶端绿色，扩大成开展或向外反卷的绿色环状小片；圆锥花序，花白色或粉红色，花被片 5，雄蕊 7；花柱 2。瘦果近圆形，稍扁，黑色。花、果期 7～10 月。

【采收加工】秋季果实成熟时割取果穗，晒干，打下果实，除去杂质。

【经验鉴别】本品呈扁圆形，表面棕黑色，有的红棕色，有光泽，顶端有突起的柱基，基部有浅棕色略突起的果梗痕。质硬。气微，味淡。质量以棕黑色、饱满为佳。

【性味归经】咸，微寒。归肝、胃经。

【功能主治】散血消癥，消积止痛。用于癥瘕痞块，瘿瘤肿痛，食积不消，胃脘胀痛。

【用法用量】15～30g。外用适量，熬膏敷患处。

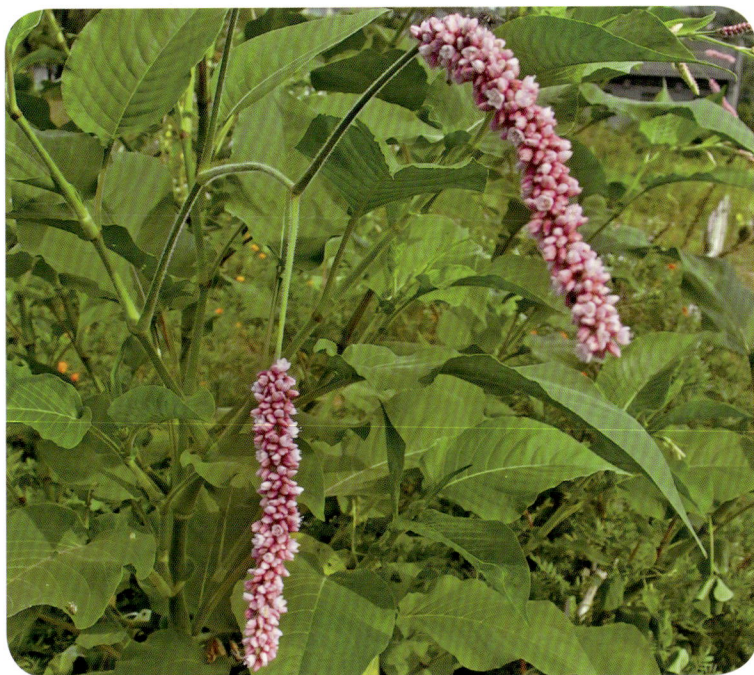

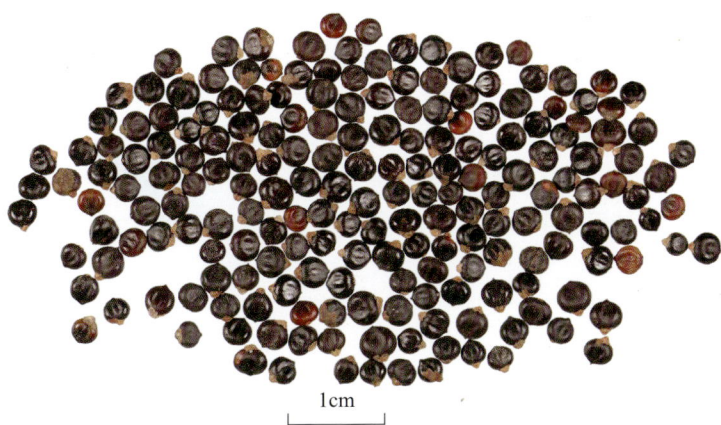

1cm

○ 五味子 ○

【基　　原】本品为木兰科植物五味子 *Schisandra chinensis* (Turcz.) Baill. 的干燥成熟果实。习称"北五味子"。

【分布生境】北京山区有野生或栽培。生于山地灌木丛中。

【植物形态】落叶木质藤本。小枝褐色，单叶互生，叶倒卵形、宽卵形或椭圆形；花单性，雌雄异株；花单生或簇生于叶腋，花被 6～9 片，乳白色或粉红色；雄花有雄蕊 5 枚；雌花的雌蕊群，椭圆形，有 17～40 个离生的心皮，果熟时成穗状。浆果，肉质，紫红色。种子肾形棕黄色。花期 5～6 月，果期 8～9 月。

【采收加工】秋季果实成熟时采摘，晒干或蒸后晒干，除去果梗及杂质。

【经验鉴别】本品果实呈不规则球形。表面红色、紫红色或暗红色，皱缩，显油润。种子 1～2 粒，呈肾形，表面黄棕色，有光泽。果肉气微，味酸，种子破碎后有香气，味辛，微苦。质量以色红粒大，肉厚，有油性者为佳。

【性味归经】酸、甘，温。归肺、心、肾经。

【功能主治】收敛固涩，益气生津，补肾宁心。用于久嗽虚喘，梦遗滑精，遗尿尿频，久泻不止，自汗，盗汗，津伤口渴，短气脉虚，内热消渴，心悸失眠。

【用法用量】内服：煎汤，1.5～6g；或入丸、散。外用：适量，煎水洗。

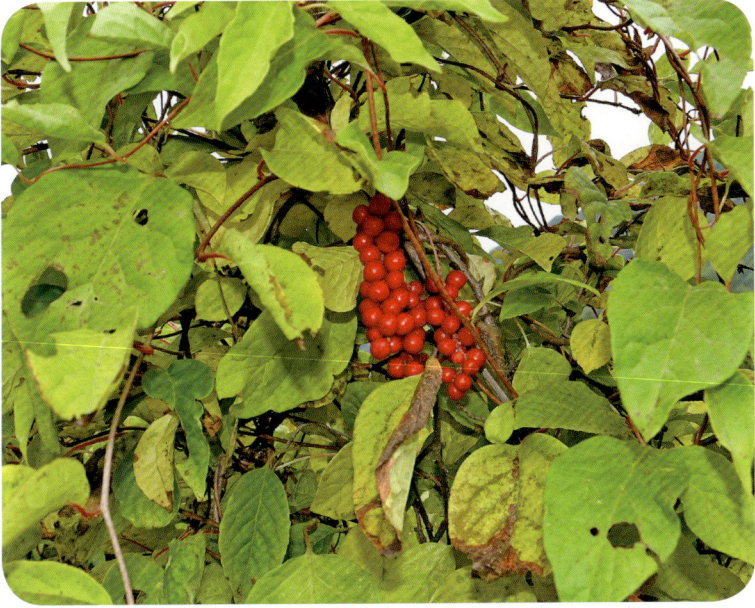

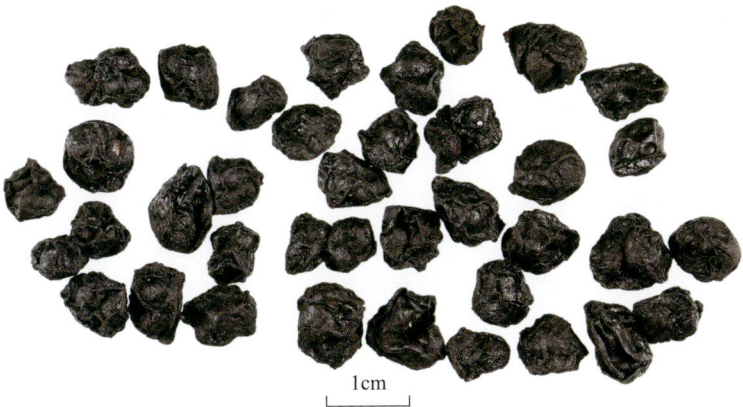

1cm

○ 车前子 ○

【基　　原】本品为车前科植物车前 *Plantago asiatica* L. 或平车前 *Plantago depressa* Willd. 的干燥成熟种子。

【分布生境】北京平原及山区常见野生。生于路边、荒地、田间。

【植物形态】**平车前**　一年生草本。具有主根。叶基生，长卵状披针形；穗状花序，花萼4裂，花冠4裂。蒴果圆锥状，褐黄色；种子长圆形，黑棕色。花期6～9月，果期7～9月。

车前　多年生草本。具须根。叶基生，叶片椭圆形，广卵形或卵状椭圆形，具5～7条弧形脉。

【采收加工】夏、秋二季种子成熟时采收果穗，晒干，搓出种子，除去杂质。

【经验鉴别】车前的商品称为"大粒车前子"，平车前的商品称为"小粒车前子"。大粒车前子呈长圆形稍扁，或类三角形，长1.05～2mm，宽0.65～1.20mm。表面棕黑色至棕色，放大镜下可见背面微隆起，腹面略平坦，中央或一端有灰白色（或黑色）凹陷的点状种脐。切面可见乳白色的胚乳及胚。种子放水中，皮外有黏液释出覆盖种子。气微，嚼之稍有黏性。小粒车前，类三角形或斜方形，少数卵圆形，粒小，长0.88～1.36mm，宽0.55～0.90mm。表面棕色或棕褐色，腹面隆起较高，脐点白色，多位于腹面隆起部的中央或一端。质量均以籽粒饱满、个大、质坚硬、色黑棕有光泽、种脐明显者为佳。

【性味归经】甘、微寒。归肝、肾、肺、小肠经。

【功能主治】清热利尿，渗湿通淋，明目，祛痰。用于水肿胀满，热淋涩痛，暑湿泄泻，目赤肿痛，痰热咳嗽。

【用法用量】9～15g，入煎剂宜包煎。

【附　　注】车前草为车前或平车前的干燥全草。味甘，性微寒。归肝、肾、肺、小肠经。清热利尿，祛痰，凉血，解毒。干品9～30g，鲜品30～60g，煎服或捣汁服；外用鲜品适量，捣敷患处。

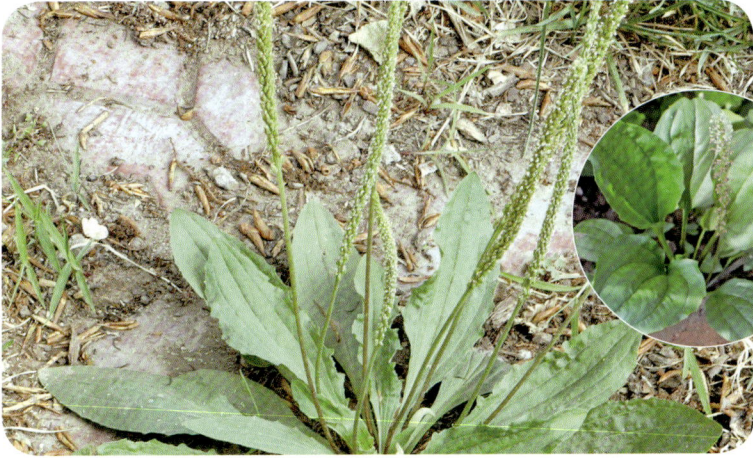

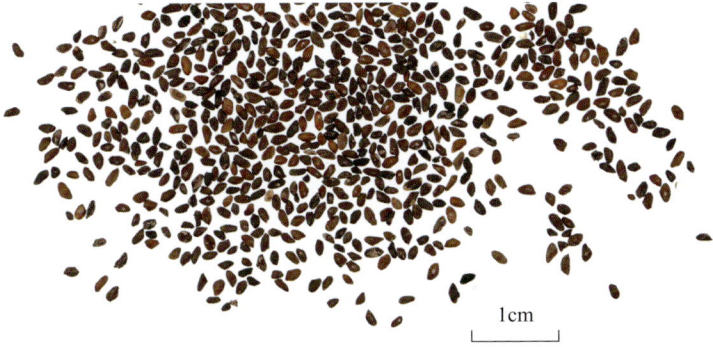

1cm

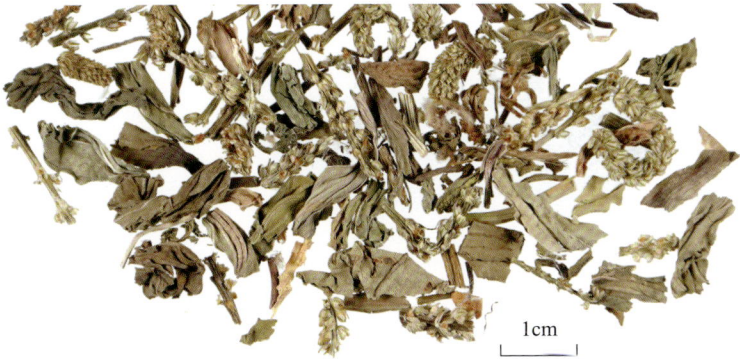

1cm

○ 牛蒡子 ○

【基　原】本品为菊科植物牛蒡 *Arctiium lappa* L. 的干燥成熟果实。

【分布生境】北京山区有野生，如昌平白羊沟等地。生于潮湿的沟边、路边。

【植物形态】草本植物，茎粗壮，基生叶丛生，叶大，茎生叶互生；叶宽卵形或心形，上面绿色，下面密被灰白色绒毛；头状花序，总苞片披针形，顶端钩状内弯。全部为管状花，淡紫色，顶端 5 齿裂。瘦果。

【采收加工】秋季果实成熟时采收果序，晒干，打下果实，除去杂质，再晒干。

【经验鉴别】本品形似"葵花籽"，长 5 ～ 7mm，宽 2 ～ 3mm。表面灰褐色，并散有稀疏紫黑色斑点。果皮坚脆，破开后内有子叶两片，淡黄白色，久嚼稍麻舌。质量以粒大饱满、灰褐色者为佳。

【性味归经】辛、苦、寒。归肺、胃经。

【功能主治】疏散风热，宣肺透疹，解毒利咽。用于风热感冒，咳嗽痰多，麻疹风疹，咽喉肿痛，痄腮丹毒，痈肿疮毒。

【用法用量】6 ～ 12g。用时捣碎。

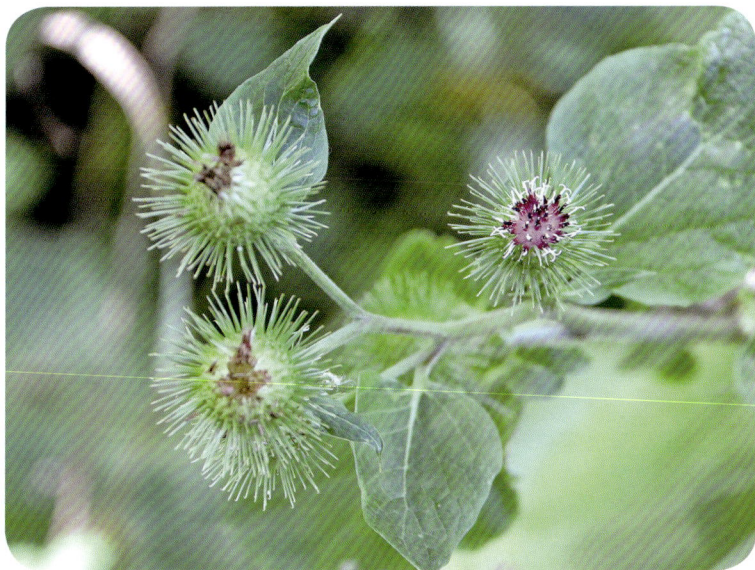

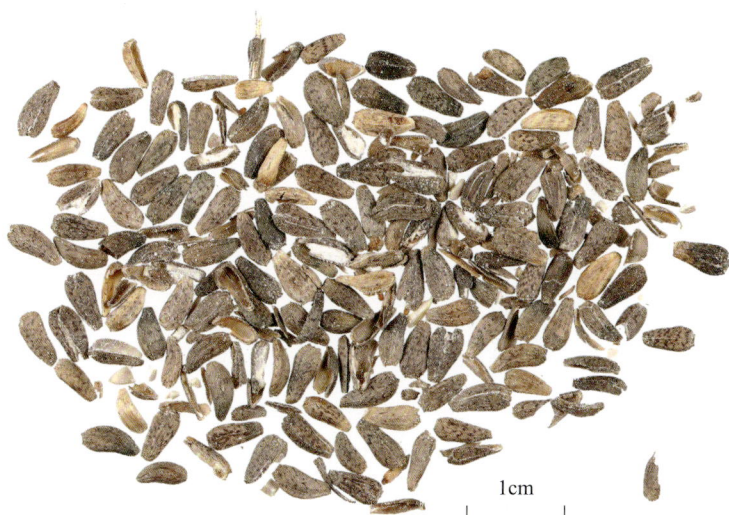

1cm

○ 白 果 ○

【基　　原】本品为银杏科植物银杏 *Ginkgo biloba* L. 的干燥成熟种子。

【分布生境】北京公园、路边常见栽培。

【植物形态】落叶高大乔木。叶扇形，先端二裂，基部楔形，叶脉叉状并列；雌雄异株，球花生于短枝叶腋。雄球花茎荑花序状，雌球花具长梗，梗端常分两叉，叉端生胚珠；种子核果状。花期 4 ～ 5 月。

【采收加工】秋季种子成熟时采收，除去肉质外种皮，洗净，稍蒸或略煮后，烘干。

【经验鉴别】本品略呈椭圆形，一端稍尖，另端钝。中种皮骨质，坚硬。表面黄白色或淡棕黄色，平滑，具 2 ～ 3 条棱线。内种皮膜质，一端淡棕色，另一端金黄色，种仁宽卵球形，黄白色，胶质样。气微，味甘、微苦。质量以粒大、均匀、饱满、色黄白者为佳。

【性味归经】甘、苦、涩、平；有毒。归肺经。

【功能主治】敛肺定喘，止带浊，缩小便。用于痰多喘咳，带下白浊，遗尿、尿频。

【用法用量】4.5 ～ 9g。用时捣碎。

【注意事项】生食有毒。

【附　　注】银杏叶为银杏的干燥叶。取原药材，除去杂质。性味甘、苦、涩、平；有毒。归心、肺经。敛肺，平喘，活血化瘀，止痛。用于肺虚咳喘；冠心病，心绞痛，高脂血症。用量 9 ～ 12g。

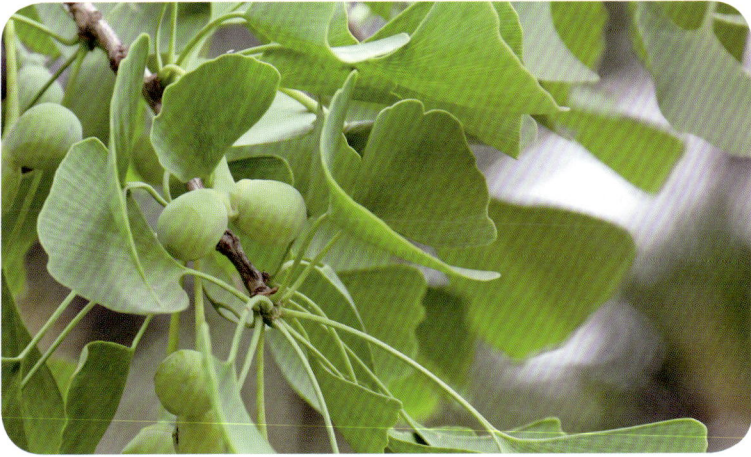

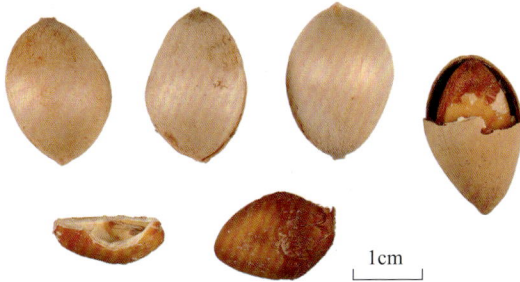

白果

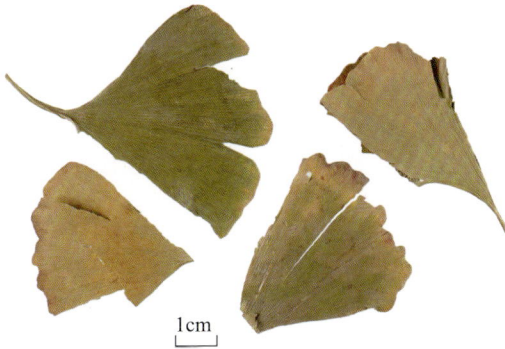

银杏叶

○ 瓜 蒌 ○

【基　　原】本品为葫芦科植物栝楼 *Trichosanthes kirilowii* Maxim. 或双边栝楼 *Trichosanthes rosthornii* Harms 的干燥成熟果实。

【分布生境】北京有栽培。

【植物形态】**栝楼**　攀援藤本，块根圆柱状肥厚。茎较粗多分枝。叶互生，叶近圆形或近心形，常 3 ～ 7 浅裂至中裂，卷须 3 ～ 7 分歧。雌雄异株。雄花花冠白色，裂片倒卵形，两侧具丝状流苏；雌花单生，子房椭圆形，绿色。果实椭圆形或圆形。花、果期 5 ～ l0 月。

双边栝楼　植株较小，叶片常 3 ～ 7 深裂几达基部，裂片线状披针形或倒披针形，雄花的小苞片较小；花萼裂片线形；种子棱线距边缘较远。

【采收加工】秋季果实成熟时，连果梗剪下，置通风处阴干。

【经验鉴别】栝楼商品称"皱皮瓜蒌"，双边栝楼商品称"光皮瓜蒌"。皱皮瓜蒌，卵圆形至球形，表面深橙色至橙红色，果皮稍厚，多皱缩，果瓤橙黄色，粘结多数种子成团；种子卵状椭圆形而扁平，深棕色至棕褐色。具焦糖气，味微酸、甜。光皮瓜蒌，类圆球形，外果皮色黄或棕黄色，有光泽，果皮略薄，糖性少。质量均以个整齐、皮厚柔韧、皱缩、色杏黄或红黄、糖性足者为佳。

【性味归经】甘、微苦，寒。归肺、胃、大肠经。

【功能主治】清热涤痰，宽胸散结，润燥滑肠。用于肺热咳嗽，痰浊黄稠，胸痹心痛，结胸痞满，乳痈，肺痈，肠痈肿痛，大便秘结。

【用量用法】煎服，9 ～ 15g。不宜与乌头类（川乌、草乌、附子）同用。

【附　　注】1. 瓜蒌皮：为栝楼、双边栝楼的干燥果皮。本品性味甘，寒。归肺、胃经。清化热痰，利气宽胸。用于痰热咳嗽，胸闷胁痛等病症。用量 6 ～ 9g。

2. 瓜蒌子：为栝楼、双边栝楼的干燥种子。本品性味甘，寒。归肺、胃、大肠经。润肺化痰，滑肠通便。用于燥咳痰黏，肠燥便秘。用量 9 ～ 15g。

3. 天花粉：为栝楼、双边栝楼的干燥根。秋、冬二季采挖，洗净，除去外皮，切段或趁鲜切片，干燥。本品性味甘、微苦，微寒。归肺、胃经。具有清热生津，消肿排脓的功效。用于热病烦渴，肺热燥咳，内热消渴，疮疡肿毒。用量 10 ～ 15g。

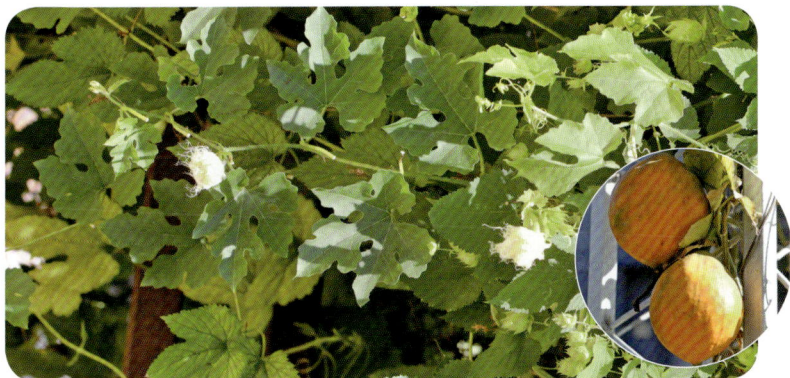

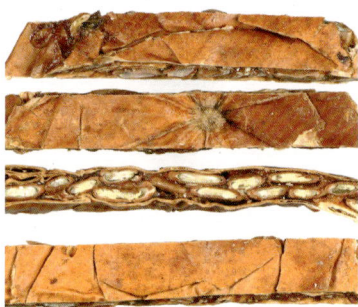

瓜蒌 1cm

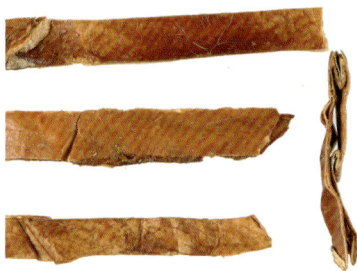

瓜蒌皮 1cm

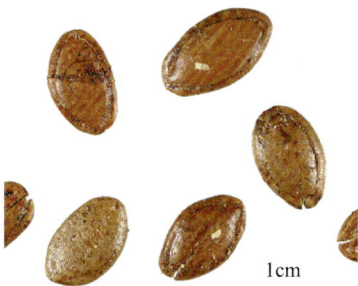

瓜蒌子 1cm

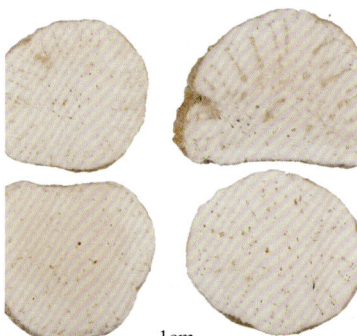

天花粉 1cm

○ 地肤子 ○

【基　　原】本品为藜科植物地肤子 *Kochia scoparia* (L.) Schrad. 的干燥成熟果实。

【分布生境】北京山区、平原常见野生。生于田间、路边、荒地。

【植物形态】一年生草本。茎直立多斜向上分枝成扫帚状，淡绿色或带紫红色，具多数纵棱。叶披针形或线状披针形；穗状圆锥花序；花被近球形，淡绿色；花丝丝状，柱头 2；胞果扁球形，种子黑褐色。花、果期 6～10 月。

【采收加工】秋季果实成熟时采收植株，晒干，打下果实，除去杂质。

【经验鉴别】本品呈扁球状五角星形，外被宿存花被，表面灰绿色或浅棕色，具膜质小翅 5 枚；剥离花被，可见膜质果皮，半透明。种子扁卵形，黑色。气微，味微苦。质量以色灰绿、成熟饱满、五角星状多者为佳。

【性味归经】辛、苦，寒。归肾、膀胱经。

【功能主治】清热利湿，祛风止痒。用于小便涩痛，阴痒带下，风疹，湿疹，皮肤瘙痒。

【用法用量】9～15g。外用适量，煎汤熏洗。

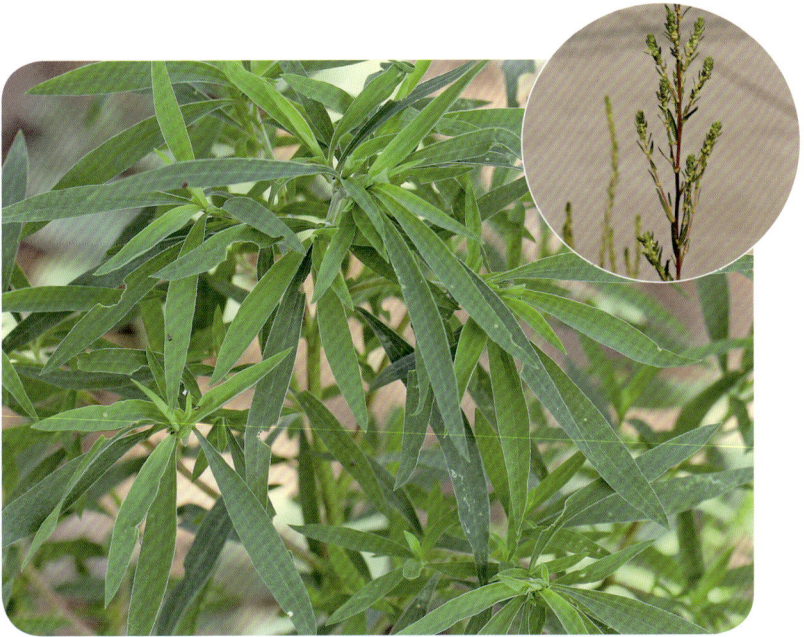

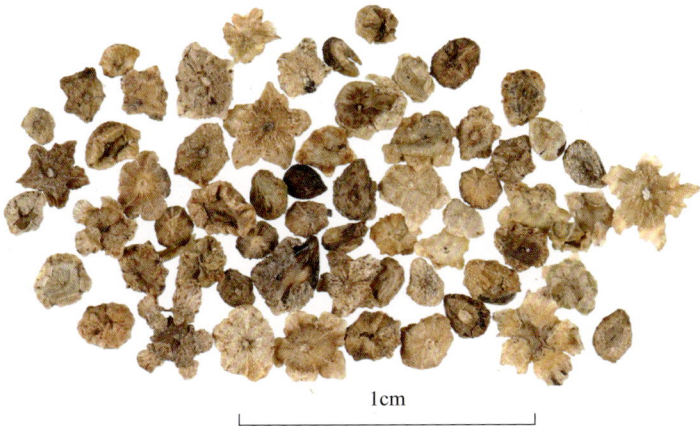

1cm

○ 苍耳子 ○

【基　　原】本品为菊科植物苍耳 *Xanthium sibiricum* Patr. 的干燥成熟带总苞的果实。

【分布生境】北京山区及平原常有野生。生于路边、荒地、田间。

【植物形态】一年生草本。株高 30～90cm。叶三角状卵形或心形；雄头状花序球形；花冠钟状。雌头状花序椭圆形，外层总苞片披针形，被短柔毛；成熟的具瘦果的总苞坚硬，外面疏生具钩的总苞刺，花、果期 7～9 月。

【采收加工】秋季果实成熟时采收，除去梗、叶等杂质，干燥，碾去刺。

【经验鉴别】本品呈纺锤形或卵圆形，两端尖，表面黄棕色或黄绿色，密生硬钩刺，顶端有两枚较粗的刺，多合并，质坚体轻。横切面中央有纵隔膜，2 室，各有一枚瘦果。瘦果扁纺锤形，顶端有一突起的柱头，果皮薄，灰黑色，具纵纹。种皮膜质，浅灰色，子叶 2，有油性。质量以粒大，饱满者为佳。

【性味归经】辛、苦，温；有毒。归肺经。

【功能主治】散风除湿，通鼻窍。用于风寒头痛，鼻渊流涕，风疹瘙痒，湿痹拘挛。

【用法用量】内服：煎汤，3～9g；或入丸、散。外用：适量，捣敷；或煎水洗。

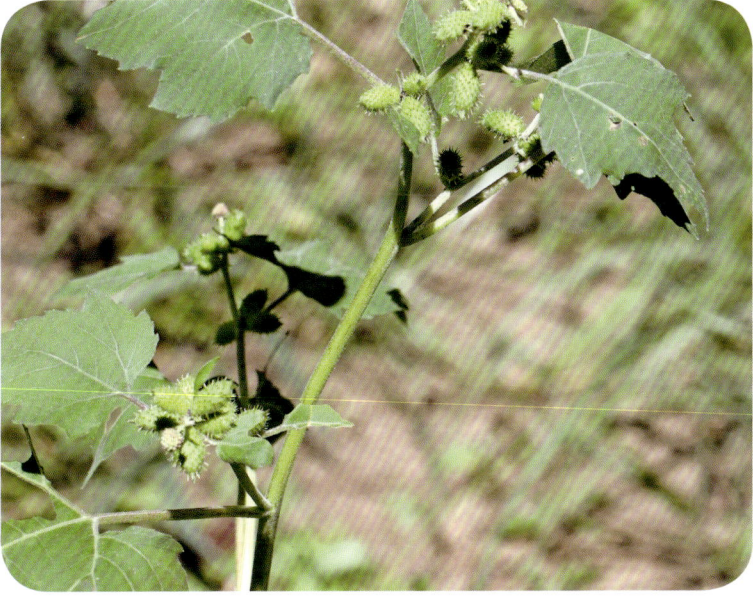

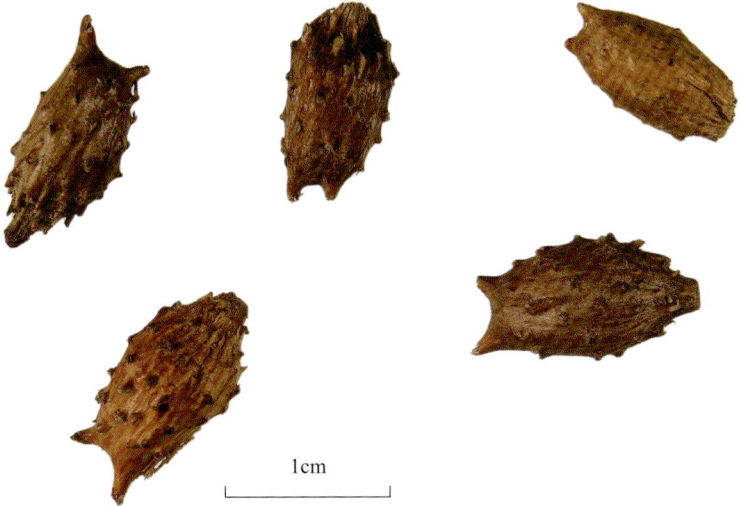

1cm

○ 连 翘 ○

【基　　原】本品为木犀科植物连翘 *Forsythia suspensa* (Thunb.) Vahl 的干燥果实。

【分布生境】北京地区作为观赏植物栽培。

【植物形态】落叶灌木。枝条棕色；叶为单叶或 3 裂，叶片卵形、宽卵形或椭圆状卵形至椭圆形，花先于叶开放；花萼绿色，花冠黄色，上部 4 裂；果实卵球形、卵状椭圆形或长椭圆形，花期 3 ～ 4 月，果期 7 ～ 9 月。

【采收加工】秋季果实初熟尚带绿色时采收，除去杂质，蒸熟，晒干，习称"青翘"；果实熟透时采收，晒干，除去杂质，习称"老翘"。

【经验鉴别】本品呈长卵形至卵形，表面有不规则的纵皱纹及多数凸起的小斑点，顶端锐尖，基部有小果柄或已脱落。青翘多不开裂，表面绿褐色，凸起的灰白色小斑点较少，质硬，种子多数，黄绿色；老翘自顶端开裂或裂成两瓣，表面黄棕色或红棕色，内表面多为淡黄棕色，平滑，具一纵隔，质脆，种子棕色，多已脱落。气微香，味苦。质量，青翘以干燥、色黑绿不裂口者为佳，老翘以色棕黄、壳厚、显光泽者为佳。

【性味归经】苦，微寒。归肺、心、小肠经。

【功能主治】清热解毒，消肿散结，疏散风热。用于痈疽，瘰疬，乳痈，丹毒，风热感冒，温病初起，温热入营，高热烦渴，神昏发斑，热淋尿闭。

【用法用量】内服：煎汤，6 ～ 15g；或入丸、散。

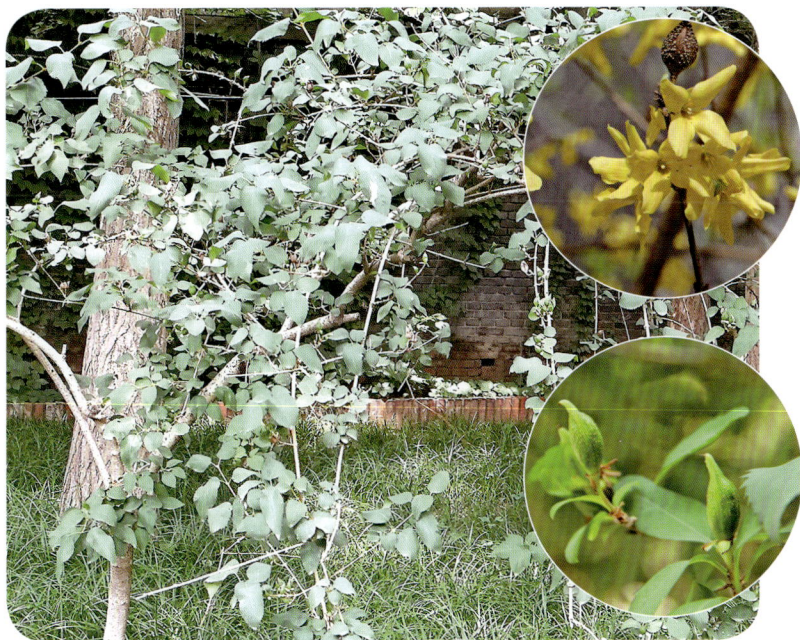

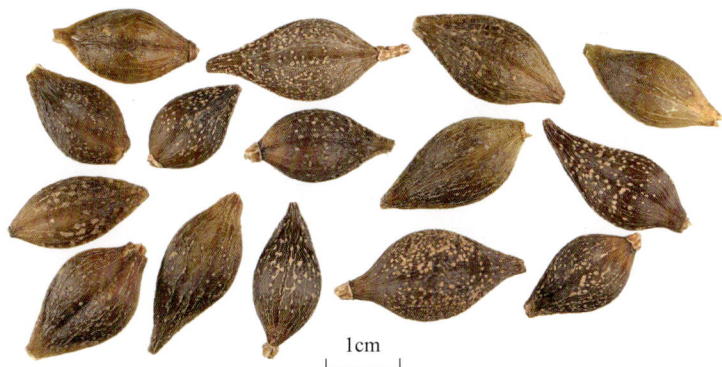

1cm

○ 郁李仁 ○

【基　　原】本品为蔷薇科植物欧李 *Prunus humilis* Bge. 的干燥成熟种子。

【分布生境】北京山区有野生，如昌平长峪城。生于山坡、路边。

【植物形态】落叶小灌木。叶长圆状倒卵形至长圆状披针形，边缘具细锯齿；花 1 ～ 2 朵，与叶同时开放；萼片三角形，花瓣淡红色。子房无毛。核果，近球形，鲜红色，味酸。花期 5 月，果期 7 ～ 8 月。

【生长环境】生于干燥山坡、灌木丛。

【采收加工】夏、秋二季采收成熟果实，除去果肉及核壳，取出种子，干燥。

【经验鉴别】本品呈卵形，一端尖，另端钝圆。表面浅棕色，种皮薄，子叶 2，乳白色，富油性。气微，味微苦。质量以颗粒饱满、均匀整齐、破碎面乳白色者为佳。

【性味归经】辛、苦、甘，平。归脾、大肠、小肠经。

【功能主治】润燥滑肠，下气，利水。用于津枯肠燥，食积气滞，腹胀便秘，水肿，脚气，小便不利。

【用法用量】6 ～ 9g，用时捣碎。

【注意事项】孕妇慎用。

【附　　注】中国药典还收载了蔷薇科植物郁李 *Prunus japonica* Thunb. 作郁李仁使用。

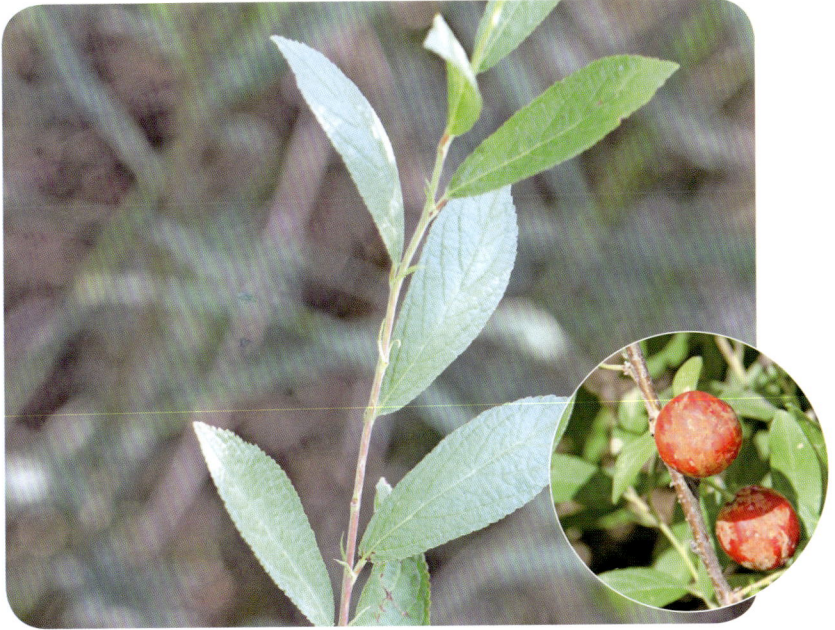

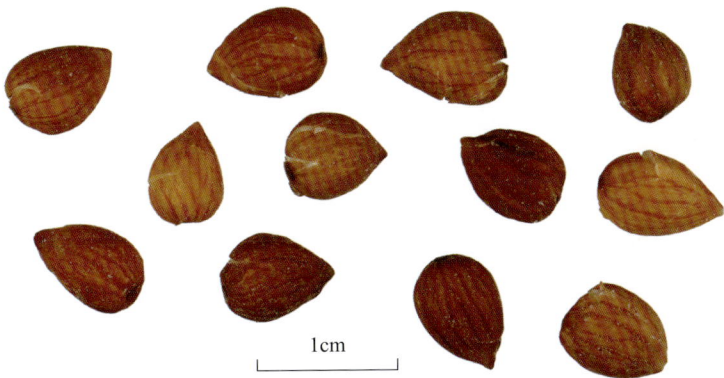

1cm

○ 苦杏仁 ○

【基　　原】本品为蔷薇科植物山杏 *Prunus armeniaca* L.var.*ansu* Maxim.、西伯利亚杏 *Prunus sibirica* L.、东北杏 *Prunus mandshurica* (Maxim.) Koehne 或杏 *Prunus armeniaca* L. 的干燥成熟种子。

【分布生境】北京山区有野生。生长于向阳山坡。如怀柔二道关。

【植物形态】杏　落叶乔木。叶互生，卵圆形或近圆形；花单生，无梗或具极短梗，萼片卵圆形至椭圆形，花瓣白色或浅粉红色。雄蕊多数；心皮1，有短柔毛。核果球形。花、果期4～7月。

山杏　花2朵并生，稀为3朵簇生；核果密被绒毛，红色或橙红色。

西伯利亚杏　落叶小乔木或灌木。高2～3米。花单生，近无柄，花瓣白色或粉红色。雄蕊多数；子房被短柔毛。核果黄色而具红晕，被短柔毛。果皮较薄而干燥，成熟开裂。花期3～5月，果期7～8月。

【采收加工】夏季采收成熟果实，除去果肉及核壳，取出种子，晒干。

【经验鉴别】本品呈扁心形，表面黄棕色至深棕色，一端尖，另端钝圆，肥厚，左右不对称，种皮薄，子叶2，乳白色，富油性。无臭，味苦。质量均以颗粒饱满，完整，味苦者为佳。

【性味归经】苦、微温；有小毒。归肺、大肠经。

【功能主治】降气止咳平喘，润肠通便。用于咳嗽气喘，胸满痰多，血虚津枯，肠燥便秘。

【用法用量】4.5～9g。用时捣碎，后下。

【注意事项】内服不宜过量，以免中毒。

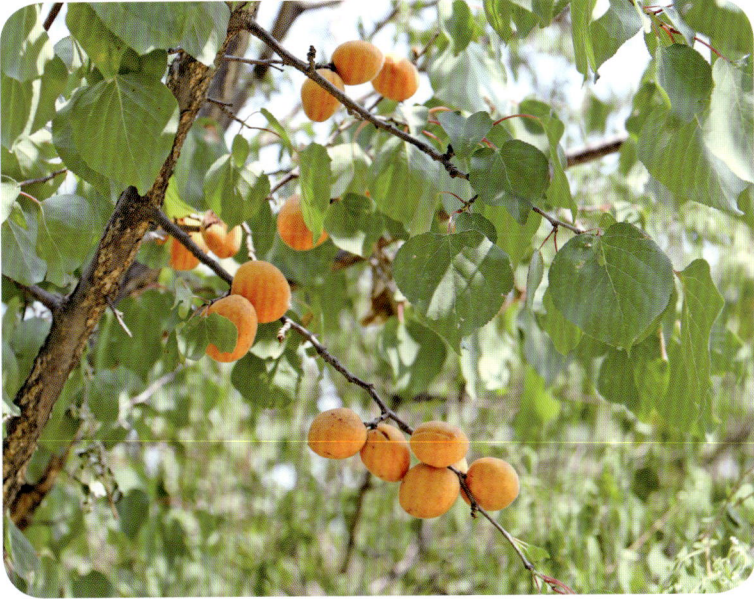

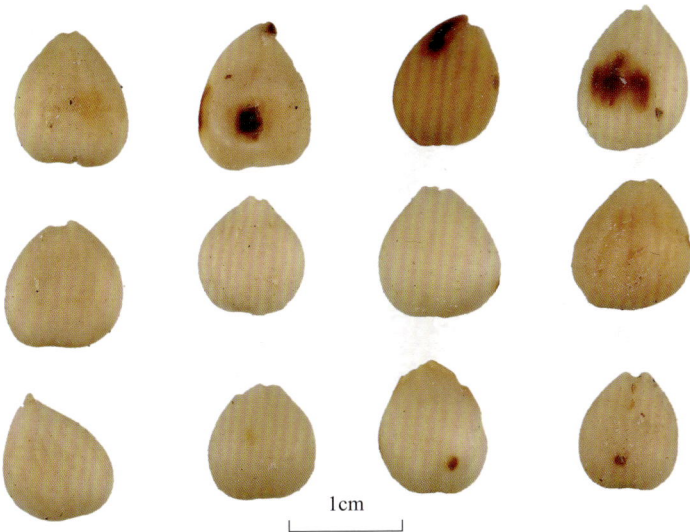

1cm

○ 牵牛子 ○

【基　　原】本品为旋花科植物裂叶牵牛 *Pharbitis nil* (L.) Choisy 或圆叶牵牛 *Pharbitis purpurea* (L.) Voigt 的成熟种子。

【分布生境】北京平原、山区常见野生。生于路边、灌丛。

【植物形态】**圆叶牵牛**　一年生草质藤本。茎具毛茸。叶为圆心形，全缘，花腋生、单生或数朵组成伞形聚伞花序；苞片线形，萼片 5，花冠漏斗状，紫红色或粉红色，花冠筒近白色；雄蕊 5；柱头 3 裂。蒴果，种子三棱形卵状。花、果期 6 ～ 10 月。

裂叶牵牛　叶心状卵形，通常 3 裂，稀为 5 裂，掌状叶脉。

【采收加工】秋末果实成熟、果壳未开裂时采割植株，晒干，打下种子，除去杂质。

【经验鉴别】本品似橘瓣状，表面灰黑色或淡黄白色，质硬，横切面可见淡黄色或黄绿色皱缩折叠的子叶。气微，味辛、苦，有麻感。质量以颗粒饱满者为佳。

【性味归经】苦，寒；有毒。归肺、肾、大肠经。

【功能主治】泻水通便，消痰涤饮，杀虫攻积。用于水肿胀满，二便不通，痰饮积聚，气逆喘咳，虫积腹痛，蛔虫、绦虫病。

【用法用量】3 ～ 6g，用时捣碎。

【注意事项】孕妇禁用；不宜与巴豆、巴豆霜同用。

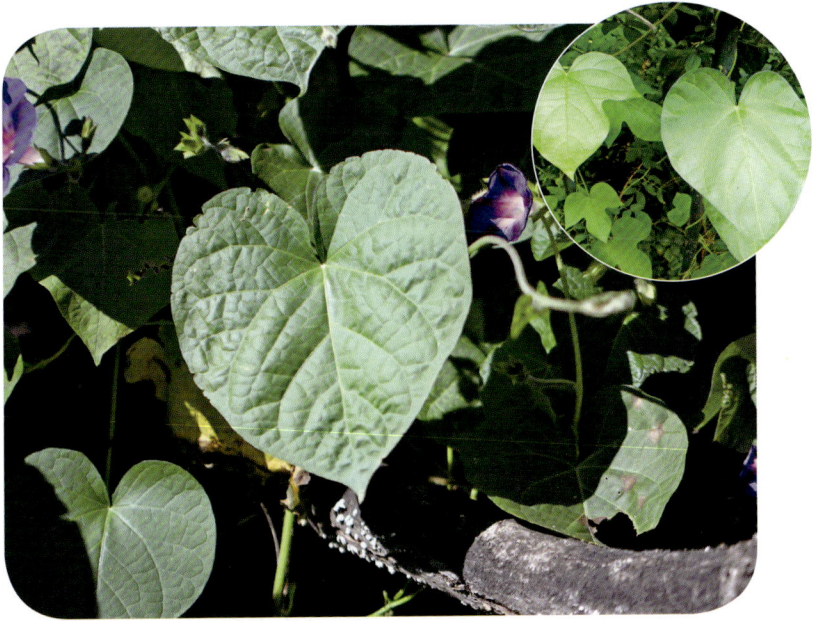

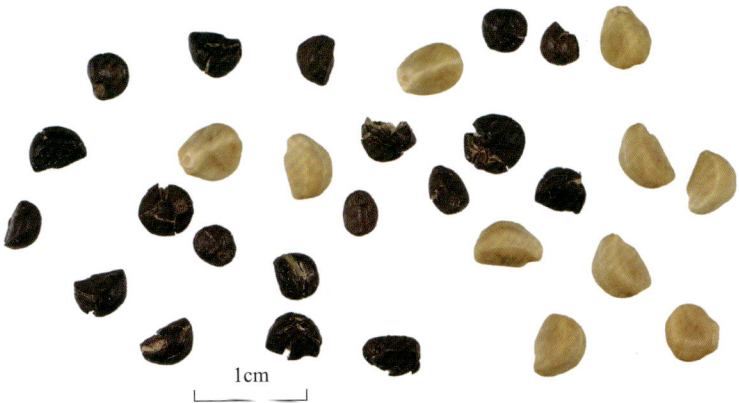

1cm

○ 枸杞子 ○

【基　　原】本品为茄科植物宁夏枸杞 *Lycium barbarum* L. 的干燥成熟果实。

【分布生境】北京有栽培。

【植物形态】灌木，高 1 ～ 3m。小枝有棘刺；果枝细长，通常先端下垂。叶互生或数片簇生于短枝上，叶柄短；叶片披针形或长圆状披针形，全缘。花常单 1 或 2 ～ 6 朵簇生在短枝上；花萼钟状；花冠漏斗状，粉红色或淡紫红色；雄蕊 5；雌蕊 1。浆果红色或橘红色。花、果期～ 11 月。

【采收加工】夏、秋季果实呈红色时采收，热风烘干，除去果梗。或晾至皮皱后，晒干，除去果梗。

【经验鉴别】本品呈长卵形或类纺锤形，略扁，表面鲜红色，顶端有凸起的花柱痕，基部有稍下凹的白色果梗痕。横切面类圆形，可见果皮柔韧，果肉柔软滋润，中间由横隔分成两室，中轴胎座，着生扁肾形种子，黄色，有细微凹点，凹侧有明显的种脐。无臭，味甜微酸。质量以粒大、肉厚、子少、色红、质柔润、味甜者为佳。

【性味归经】甘，平。归肝、肾经。

【功能主治】滋补肝肾，益精明目。用于虚劳精亏，腰膝酸痛，眩晕耳鸣，内热消渴，血虚萎黄，目昏不明。

【用量用法】煎服，6 ～ 12g。

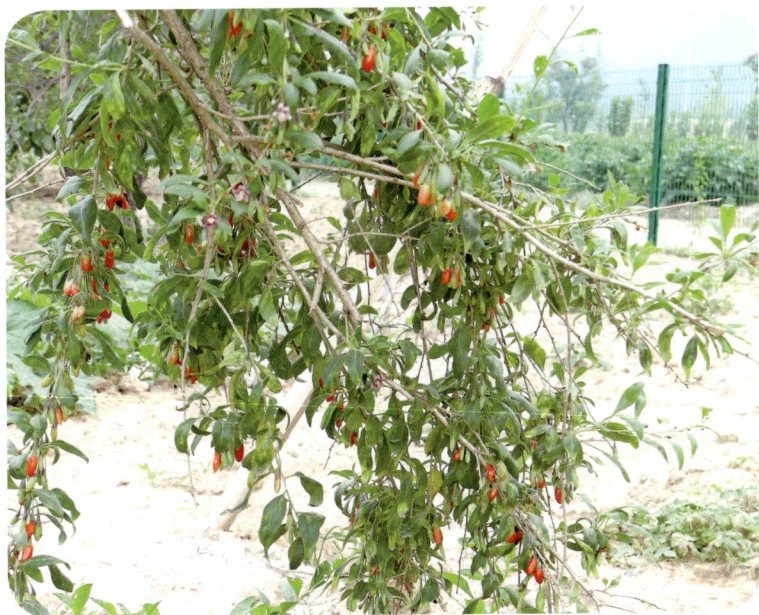

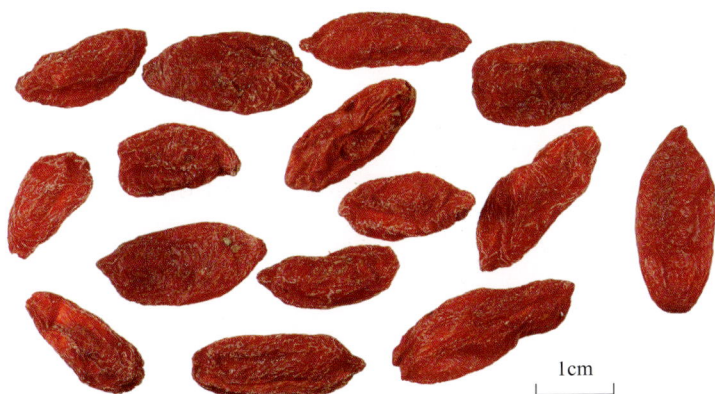

1cm

○ 桃 仁 ○

【基　　原】本品为蔷薇科植物桃 *Prunus persica* (L.) Batsch 或山桃 *Prunus davidiana* (Carr.) Franch. 的干燥成熟种子。

【分布生境】桃为栽培品；山桃在山区多为野生。

【植物形态】**桃**　落叶乔木。叶椭圆状披针形或长圆状披针形；花常单生，花梗极短。萼片卵圆形或长圆状三角形。花瓣粉红色。雄蕊多数；核果。花、果期 4～8 月。

山桃　树皮暗紫色，光滑有光泽。叶片卵圆状披针形；核果球形，直径约 2cm。果核小，球形，有凹沟。

【采收加工】果实成熟后采收，除去果肉及核壳，取出种子，晒干。

【经验鉴别】桃的种子呈扁长卵形，表面黄棕色至红棕色，密布颗粒状突起。一端尖，中部膨大，另一端钝圆稍扁斜，边缘较薄，种皮薄，子叶 2，类白色，富油性。气微，味微苦。山桃种子呈类卵圆形，较小而肥厚，边缘不薄。质量以山桃仁为好。

【性味归经】苦、甘，平。归心、肝、大肠经。

【功能主治】活血祛瘀，润肠通便。用于经闭，痛经，癥瘕痞块，跌扑损伤，肠燥便秘。

【用法用量】内服：煎汤，4.5～9g；或入丸、散。外用：捣敷。

【注意事项】孕妇慎用。

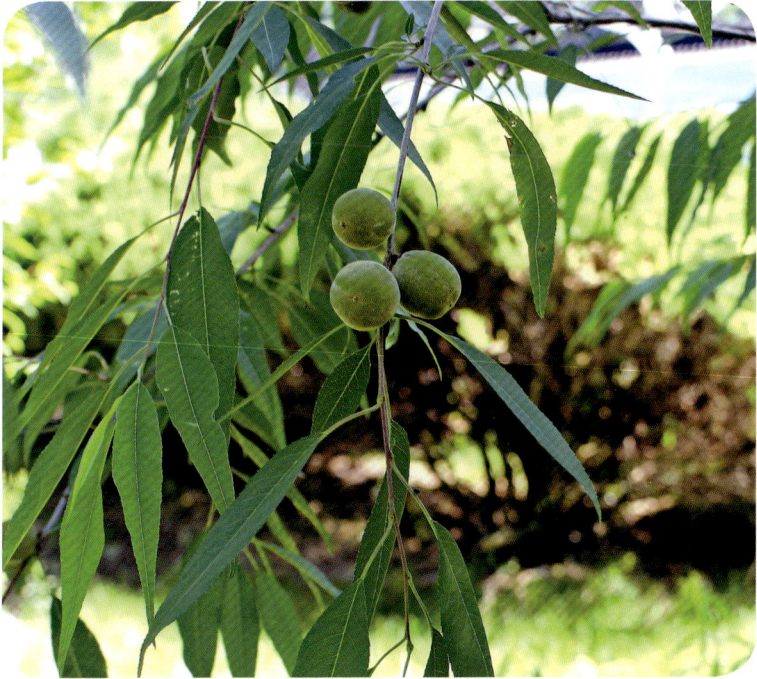

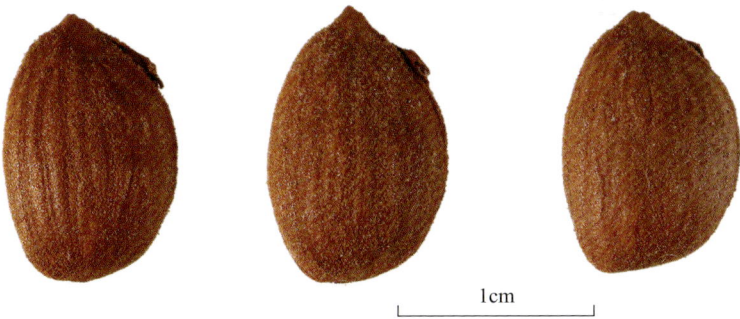

1cm

○ 蛇床子 ○

【基　　原】本品为伞形科植物蛇床 *Cnidium monnieri* (L.) Cuss. 的干燥成熟果实。

【分布生境】北京平原及山区有野生。多生于平原湿地。

【植物形态】一年生草本。株高 20 ～ 80cm。基生叶轮廓长圆形或卵形，2 ～ 3 回羽状全裂；复伞形花序；小伞形花序着花 20 ～ 30 朵，萼齿不明显；花瓣白色；双悬果。花、果期 6 ～ 8 月。

【采收加工】夏、秋二季果实成熟时采收，除去杂质，晒干。

【经验鉴别】本品为双悬果，呈椭圆形，表面灰黄色或灰褐色，分果的背面有薄而突起的纵棱 5 条，接合面平坦。果皮松脆，种子细小，灰棕色，显油性。气香，味辛凉，有麻舌感。质量以饱满、色灰黄、香气浓者为佳。

【性味归经】辛、苦，温；有小毒。归肾经。

【功能主治】温肾壮阳，燥湿，祛风，杀虫。用于阳痿，宫冷，寒湿带下，湿痹腰痛；外治外阴湿疹，妇人阴痒，滴虫性阴道炎。

【用法用量】3 ～ 9g，外用适量，多煎汤熏洗，或研末调敷。

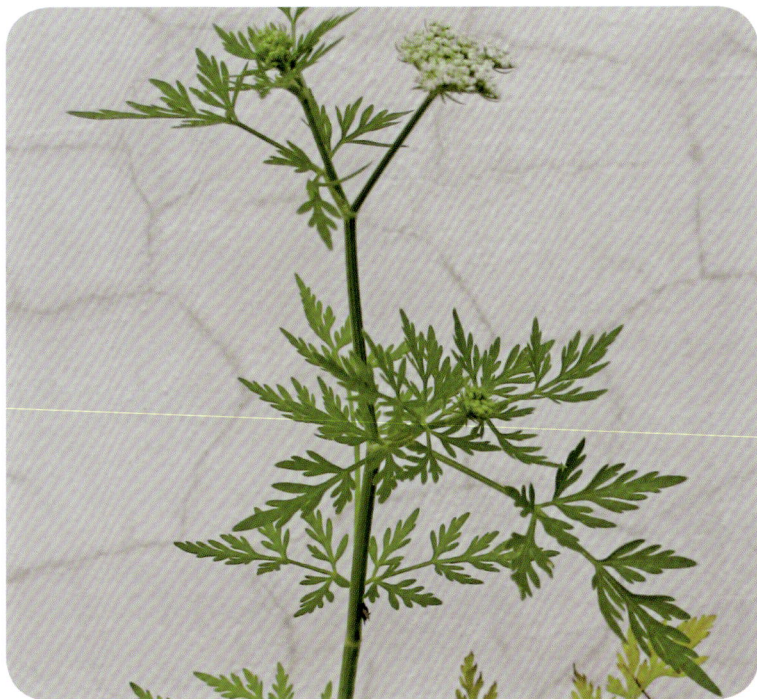

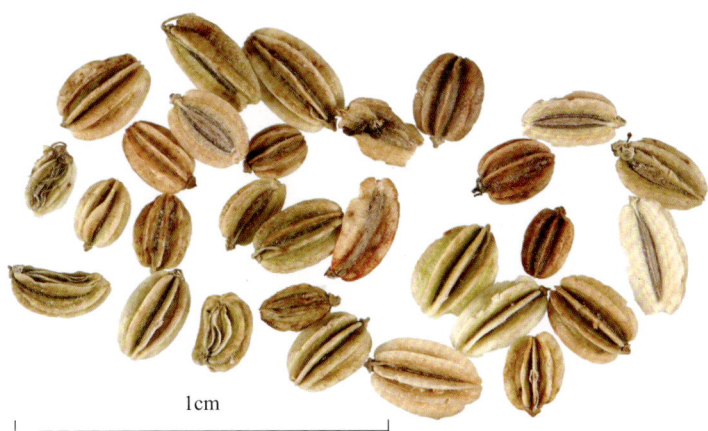

1cm

○ 菟丝子 ○

【基　　原】本品为旋花科植物菟丝子 *Cuscuta chinensis* Lam. 的干燥成熟种子。

【分布生境】北京山区、平原有野生，如香山等地。生于田间、路边、荒地，多寄生于豆科、藜科植物上。

【植物形态】一年生寄生草本。茎缠绕，黄色，纤细，无叶。花序簇生；花萼杯状，花冠白色，雄蕊5，子房近球形，花柱2，蒴果。花、果期4～6月。

【采收加工】秋季果实成熟时采收植株，晒干，打下种子，除去杂质。

【经验鉴别】本品呈类球形，表面灰棕色至棕褐色，粗糙，种脐线形或扁圆形。质坚实，不易以指甲压碎。水浸液棕黄色，沸水煮之种皮易破裂，露出黄白色卷须形的胚。无臭，味淡。质量以颗粒饱满者为佳。

【性味归经】辛、甘，平。归肝、肾、脾经。

【功能主治】补益肝肾，固精缩尿，安胎，明目，止泻；外用消风祛斑。用于肝肾不足，腰膝酸软，阳痿遗精，遗尿尿频，肾虚胎漏，胎动不安，目昏耳鸣，脾肾虚泻；外治白癜风。

【用法用量】6～12g。外用适量。

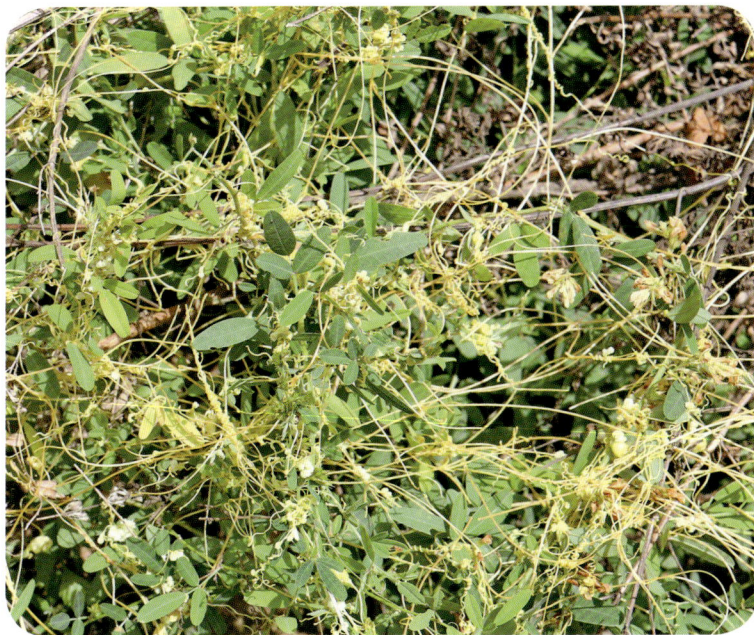

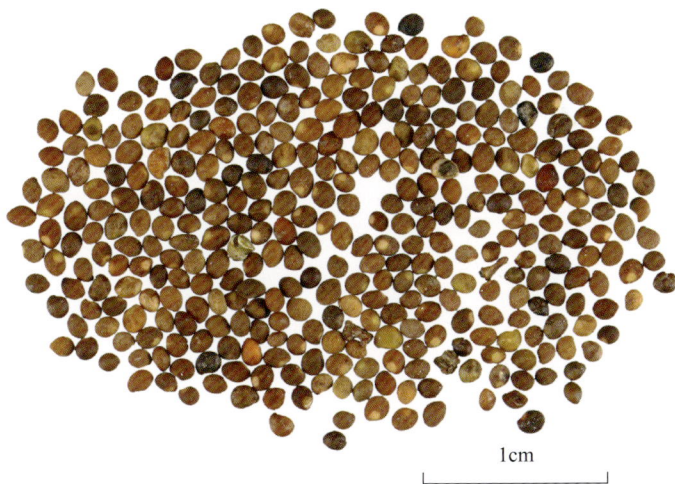

1cm

○ 蒺 藜 ○

【基　　原】本品为蒺藜科植物蒺藜 *Tribulus terrestris* L. 的干燥成熟果实。

【分布生境】北京平原、山区野生，如怀柔二道关。生于路边、荒地。

【植物形态】一年生草本。茎平卧；偶数羽状复叶，被柔毛，全缘。花黄色；萼片 5，花瓣 5；雄蕊 10，柱头 5 裂；果实由 5 分果组成，分果有刺。花、果期 5 ～ 9 月。

【采收加工】秋季果实成熟时采割植株，晒干，打下果实，除去杂质。

【经验鉴别】本品由 5 个分果瓣组成，呈放射状排列，常开裂为单一的分果瓣，分果瓣呈斧状，背部黄绿色，隆起，并有对称的长刺和短刺各 1 对，两侧面粗糙，有网纹，灰白色。质坚硬。气微，味苦、辛。质量以饱满均匀、坚实者为佳。

【性味归经】辛、苦，微温；有小毒。归肝经。

【功能主治】平肝解郁，活血祛风，明目，止痒。用于头痛眩晕，胸胁胀痛，乳闭乳痈，目赤翳障，风疹瘙痒。

【用法用量】内服：煎汤，6 ～ 10g，或入丸、散。外用：适量，水煎洗；或研末调敷。

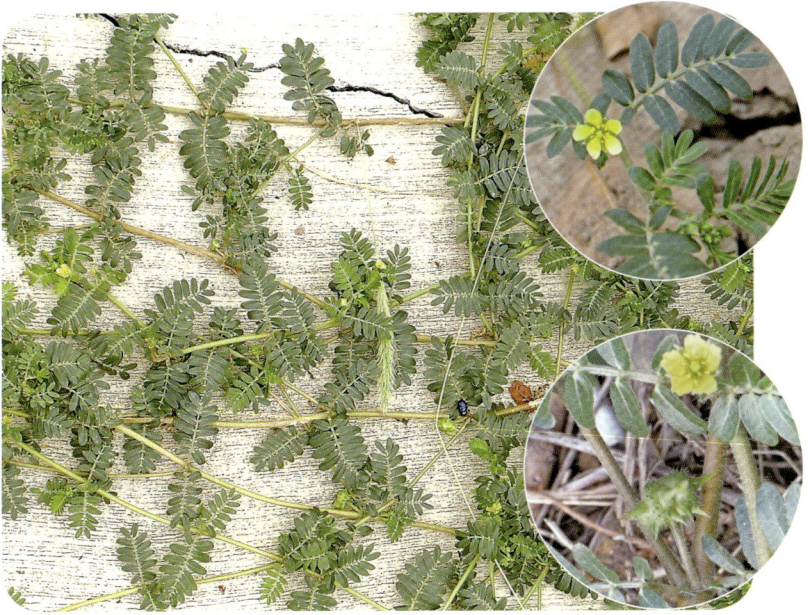

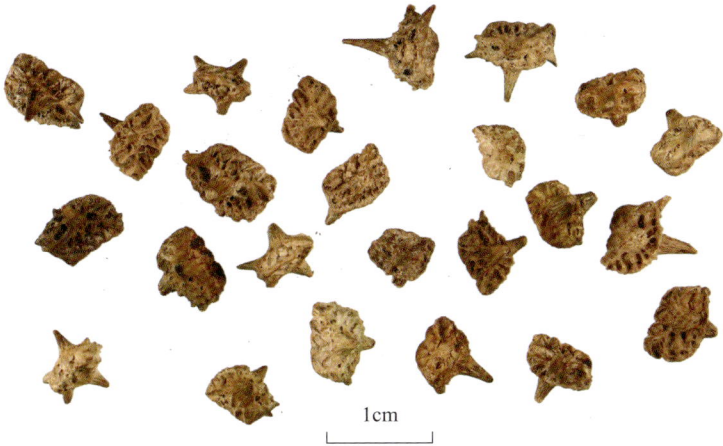

1cm

○ 葶苈子 ○

【基　　原】本品为十字花科植物独行菜 *Lepidium apetalum* Willd. 或播娘蒿 *Descurainia Sophia* (L.) Webb ex Phantl. 的干燥成熟种子。前者称"北葶苈子"，后者称"南葶苈子"。

【分布生境】北京山区、平原有野生。生于田间、路边、荒地。

【植物形态】**独行菜**　一年生草本。高 5 ～ 20cm。基生叶狭匙形或倒披针形，羽状浅裂或深裂，茎生叶披针形或长圆形，无柄，呈耳状抱茎；总状花序；萼片 4，无花瓣，雄蕊 2 或 4。短角果。种子卵形，浅棕色。花、果期 4 ～ 6 月。

播娘蒿　一年生草本，茎直立；叶为 2 ～ 3 回羽状深裂；花浅黄色，萼片线形，花瓣具爪；长角果线形，花、果期 4 ～ 7 月。

【采收加工】夏季果实成熟时采割植株，晒干，搓出种子，除去杂质。

【经验鉴别】南葶苈子呈长圆形略扁，表面棕色或红棕色，具纵沟 2 条，其中 1 条较明显。一端钝圆，另一端微凹或较平截，种脐类白色，位于凹入端或平截处。气微，味微辛、苦，略带黏性。北葶苈子呈扁卵形，一端钝圆，另一端尖而微凹，种脐位于凹入端。味微辛辣，黏性较强。质量均以饱满、色黄棕者为佳。

【性味归经】辛、苦，大寒。归肺、膀胱经。

【功能主治】泻肺平喘，行水消肿。用于痰涎壅盛，喘咳痰多，胸肋胀满，不得平卧，胸腹水肿，小便不利；肺原性心脏病引起的水肿。

【用法用量】3 ～ 9g，包煎。

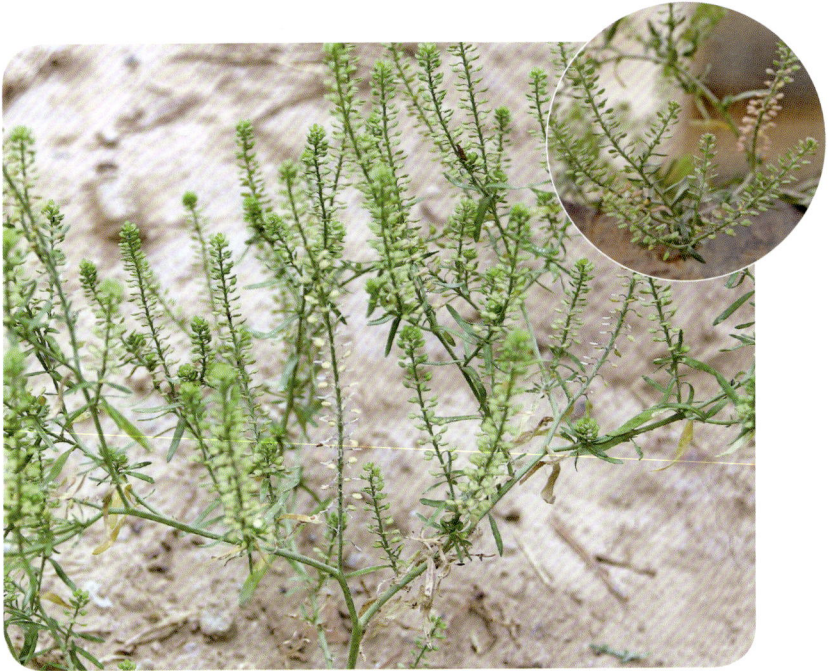

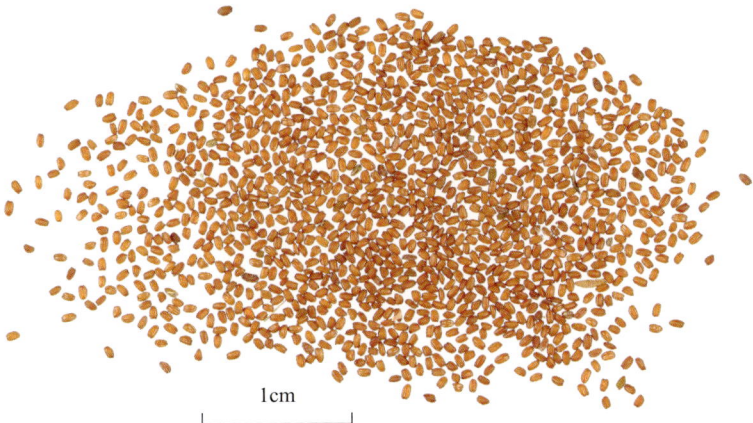

1cm

○ 酸枣仁 ○

【基　　原】本品为鼠李科植物酸枣 *Ziziphus jujuba* Mill.var. *spinosa* (Bunge) Hu ex H.F.Chou 的干燥成熟种子。

【分布生境】北京山区常见野生，如怀柔二道关。生于路边、山坡及林缘等地。

【植物形态】落叶灌木，刺有 2 种，一种直伸，另一种常弯曲，叶互生，奇数羽状复叶，小叶片椭圆形至卵状披针形；花黄绿色，2 ～ 3 朵簇生于叶腋。核果。花、果期 6 ～ 10 月。

【采收加工】秋末冬初采收成熟果实，除去果肉及核壳，收集种子，晒干。

【经验鉴别】本品呈扁圆形或扁椭圆形，种皮较脆，表面紫红色或紫褐色，平滑有光泽，一面较平坦，中间有 1 条隆起的纵线或纵纹，另一面稍隆起。胚乳白色，子叶 2，浅黄色，基部可见短小的胚根，富油性。质量以粒大、饱满、外皮色紫红者为佳。

【性味归经】甘、酸，平。归肝、胆、心经。

【功能主治】养心补肝，宁心安神，敛汗，生津。用于虚烦不眠，惊悸多梦，体虚多汗，津伤口渴。

【用法用量】内服：煎汤，10 ～ 15g；或入丸、散。

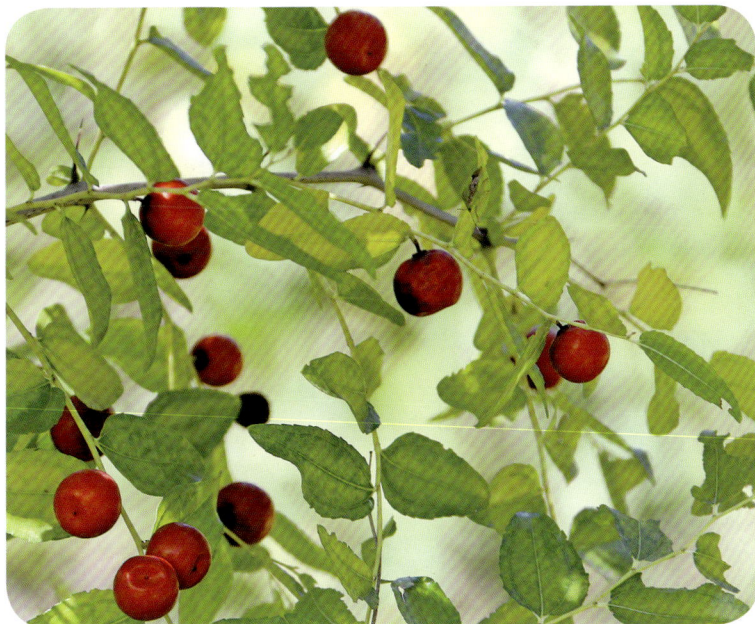

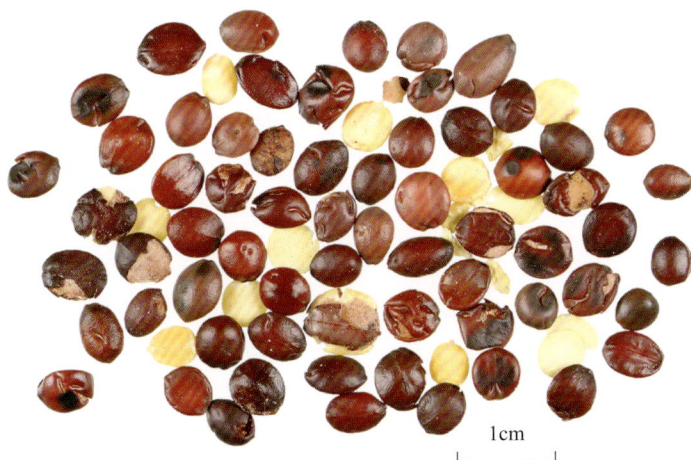

1cm

○ 锦灯笼 ○

【基　　原】本品为茄科植物酸浆 *Physalis alkekengi* L.var. *franchetii* (Mast.) Makino 的干燥宿萼或带果实的宿萼。

【分布生境】北京山区常见野生，如怀柔二道关。生于路边、山坡及林缘等地。

【植物形态】多年生草本，高 30 ～ 60cm。茎节略膨大。叶在茎下部者互生，中、上部者常呈假对生；叶片广卵形至卵形，花单生于叶腋，花萼钟状；花冠白色；雄蕊 5；花柱柱头 2 浅裂。浆果球形，熟时橙红色，有膨大宿存花萼包围，似灯笼状。花期 6 ～ 10 月，果期 7 ～ 11 月。

【采收加工】秋季果实成熟、宿萼呈红色或橙红色时采收，去掉果实，晒干。

【经验鉴别】本品呈三角锥形，边钝圆，花萼呈鲜艳的橙红色，纸质，略透明。气微，味苦。质量以个大、色红者为佳。

【性味归经】苦，寒。归肺经。

【功能主治】清热解毒，利咽，化痰，利尿。用于咽痛音哑，痰热咳嗽，小便不利；外治天疱疮，湿疹。

【用法用量】5 ～ 9g。外用适量，捣敷患处。

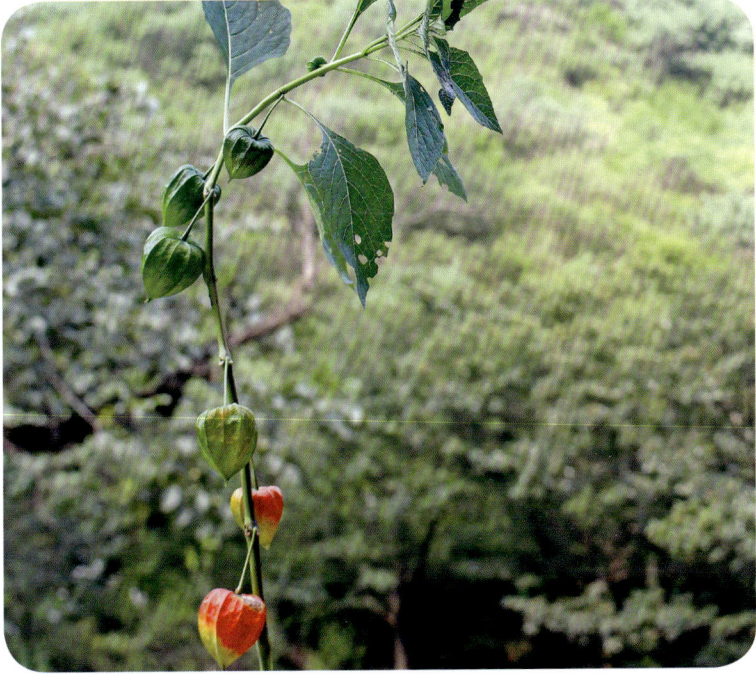

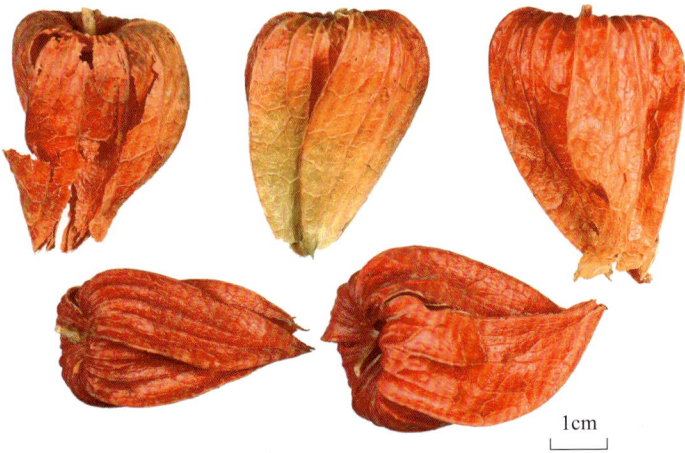

1cm

○ 薏苡仁 ○

【基　　原】本品为禾本科植物薏苡 *Coix lacryma-jobi* L.var. *ma-yuen* (Roman.) Stapf 的干燥成熟种仁。

【分布生境】北京有栽培。

【植物形态】草本，高 1～1.5m。秆直立。叶片线状披针形，叶鞘光滑；总状花序腋生成束；雌小穗位于花序下部，内稃与外稃相似而较小，雄蕊 3；花柱柱头分离伸出总苞；颖果外包坚硬的总苞。花期 7～9 月，果期 6～10 月。

【采收加工】秋季果实成熟时采割植株，晒干，打下果实，再晒干，除去外壳、黄褐色种皮及杂质，收集种仁。

【经验鉴别】本品呈宽卵形或长椭圆形，表面乳白色，光滑，有 1 淡棕色点状种脐。背面圆凸，腹面有 1 条较宽而深的纵沟。质坚实，断面白色，粉性。质量以身干、粒大、饱满、色白者为佳。

【性味归经】甘、淡，凉。归脾、胃、肺经。

【功能主治】健脾渗湿，除痹止泻，清热排脓。用于水肿，脚气，小便不利，湿痹拘挛，脾虚泄泻，肺痈，肠痈，扁平疣。

【用量用法】煎服，9～30g。

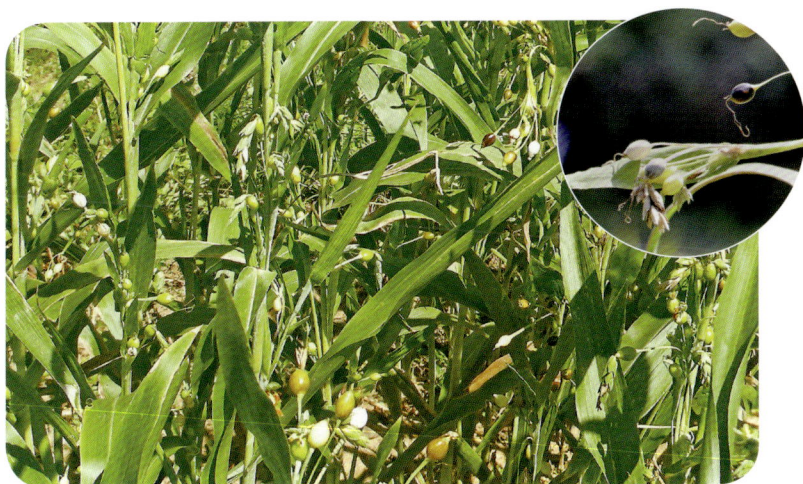

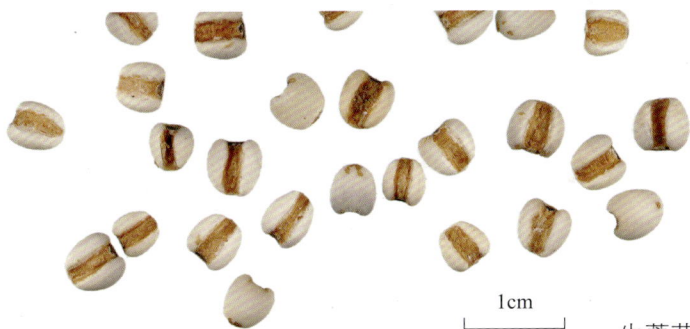

生薏苡仁

1cm

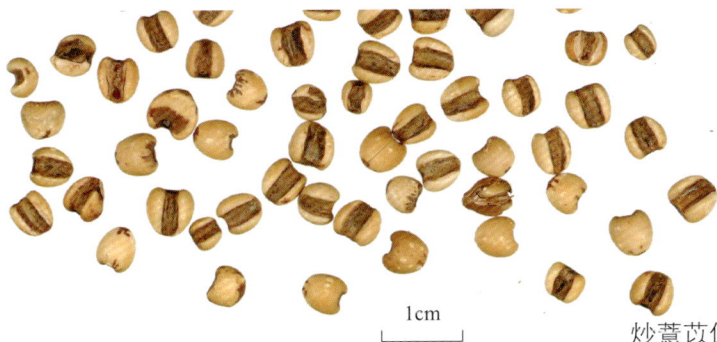

炒薏苡仁

1cm

○ 天浆壳 ○

【基　　原】本品为萝藦科植物萝藦 *Metaplexis japonica* (Thunb.) Makino 的干燥成熟果实。

【分布生境】北京常见。生于低荒地、山坡、河岸、路边、沟边、林缘和灌丛中。

【植物形态】多年生草质藤本。具乳汁，有根状茎。茎圆柱形，缠绕他物上升，下部木质化，较韧，幼时密生细柔毛。单叶对生，宽卵形，全缘，叶基心形，叶背粉绿色，叶柄顶端丛生腺体，总状花序或聚伞花序腋生，花多朵，萼 5 深裂。花冠钟状，白色，带淡紫红色斑纹，裂片里面有毛，先端反卷；副花冠环状，5 浅裂，兜状。雄蕊 5，生于花冠基部，合生成圆锥状包在雌蕊周围。子房上位；花柱合生并延伸至花药之外，柱头顶端 2 裂。蓇葖果双生，纺锤状，表面有瘤状突起。种子顶端具种毛。花期 7 ～ 8 月，果期 9 ～ 10 月。

【采收加工】秋季采收成熟果实，晒干。

【经验鉴别】本品呈小艇状，先端狭尖而反卷，基部微凹。外表面黄绿色或灰黄色，凹凸不平；内表面黄白色，光滑。外果皮纤维性，中果皮白色疏松，内果皮棕黄色。味微酸。质量以完整、无杂质者为佳。

【性味归经】辛，温。肺、肾经。

【功能主治】补虚助阳，止咳化痰。用于体质虚弱，痰喘咳嗽，百日咳，阳痿，遗精；外用治创伤出血（用种毛贴患处）。

【用法用量】内服：煎汤，6 ～ 12g。外用：适量，捣敷。

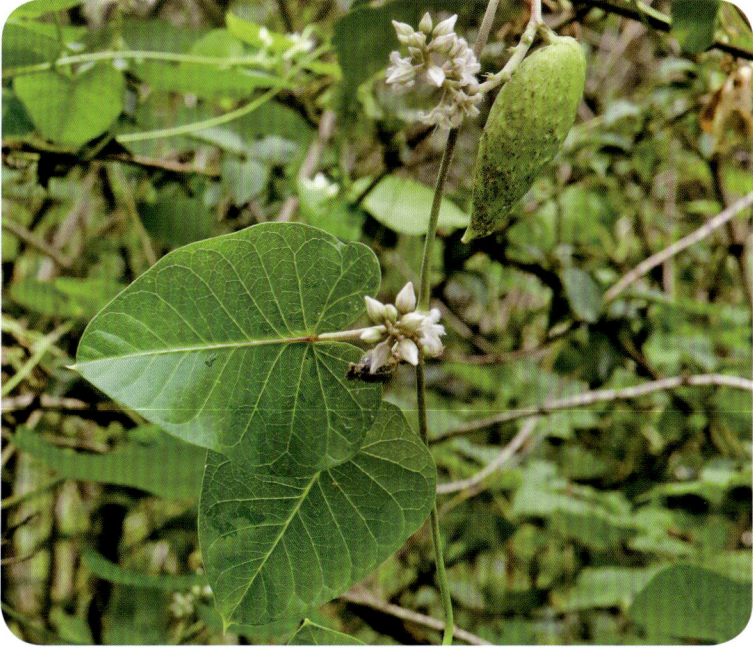

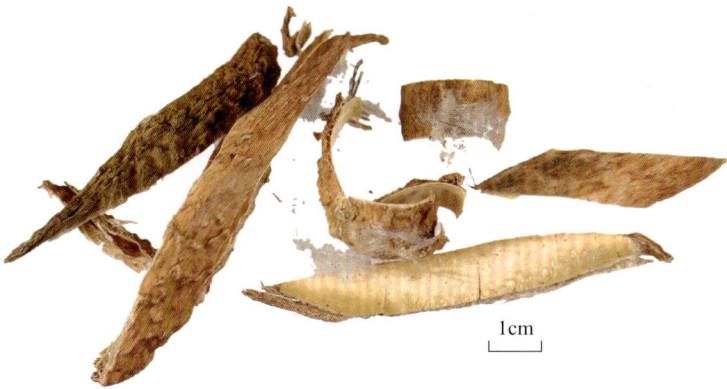

1cm

❍ 石榴皮 ❍

【基　　原】本品为石榴科植物石榴 *Punica granatum* L. 的干燥果皮。

【分布生境】多栽培于公园或庭院内。

【植物形态】落叶灌木或乔木，高 2～5 米。树皮青灰色；幼枝近圆形或微呈四棱形，枝端通常呈刺状，无毛，叶对生或簇生；叶片倒卵形至长椭圆形，长 2.5～6cm，宽 1～1.8cm，先端尖或微凹；基部渐狭，全缘，上面光泽，无毛，下面有隆起的主脉，具短柄。花 1 至数朵，生小枝顶端或腋生，花梗长 2～3mm；花的直径约 3；萼筒钟状，肉质而厚，红色，裂片 6，三角状卵形；花瓣 6，红色，与萼片互生，倒卵形，有皱纹；雄蕊多数，着生于萼管中部，花药球形，花丝细短；雌蕊 1，子房下位或半下位，上部 6 室，具侧膜胎座，下部 3 室，具中轴胎座，花柱圆形，柱头头状。浆果近球形，果皮肥厚革质，熟时黄色，或带红色，内具薄隔膜，顶端有宿存花萼。种子多数，倒卵形，带棱角。花期 5～6 月，果期 7～8 月。

【采收加工】秋季果实成熟后收集果皮，晒干。

【经验鉴别】本品呈不规则的片状或瓢状，大小不一。外表面红棕色、棕黄色或暗棕色，略有光泽，粗糙；内表面黄色或红棕色。质硬而脆，断面黄色。气微，味苦涩。质量以皮厚、色红棕者为佳。

【性味归经】酸、涩，温。归大肠经。

【功能主治】涩肠止泻，止血，驱虫。用于久泻，久痢，便血，脱肛，崩漏，带下，虫积腹痛。

【用法用量】内服：煎汤，3～9g；或入散剂。外用：煎水熏洗或研末调涂。

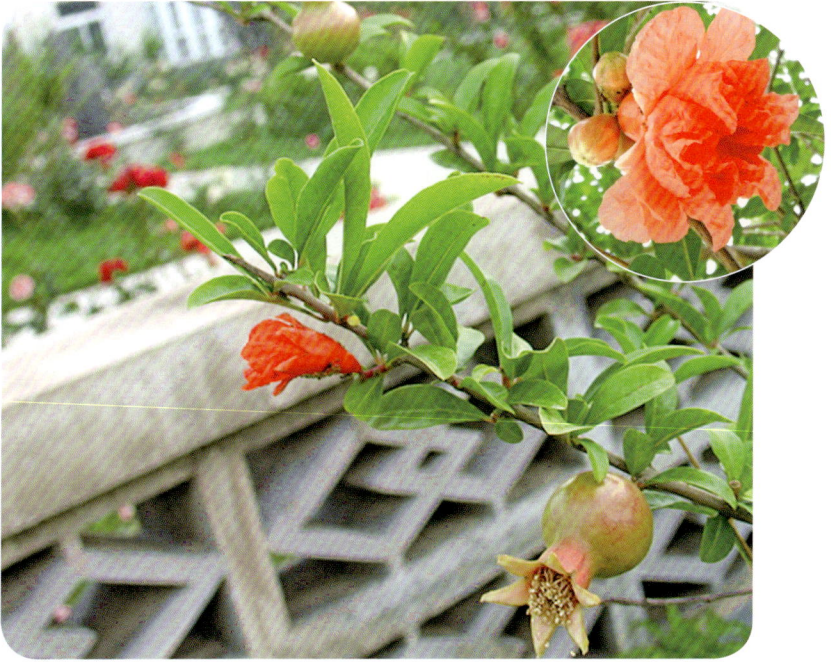

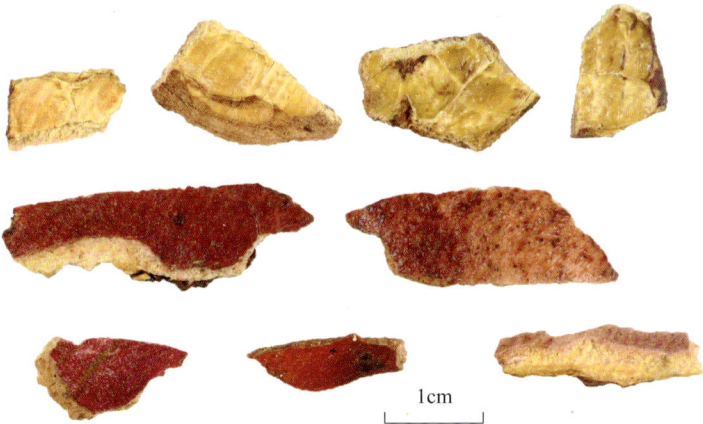

1cm

○ 沙苑子 ○

【基　　原】本品为豆科植物扁茎黄芪 *Astragalus complanatus* R.Br. 的干燥成熟种子。

【分布生境】北京山区野生。生于山区阳坡草地、路边。

【植物形态】多年生草本，全体被短硬毛。主根粗长，茎略扁，平卧。单数羽状复叶，互生，具短柄；托叶小，披针形；叶柄短，叶片椭圆形，全缘，绿色。总状花序腋生；小花 3～9 朵；花萼钟形，绿色，先端 5 裂，外侧被毛，萼筒基部有 2 枚小苞片，外侧密被毛；花冠蝶形，淡紫色或白色，旗瓣近圆形，先端微凹，基部有爪；雄蕊 10，9 枚合生，1 枚分离；雌蕊柱头有画笔状白色须毛。荚果纺锤形，内含种子 20～30 粒，圆肾形。花期 8～9 月，果期 9～10 月。

【采收加工】秋末冬初果实成熟尚未开裂时采割植株，晒干，打下种子，除去杂质，晒干。

【经验鉴别】本品略呈肾形而稍扁，绿褐色或灰褐色，光滑，脐部微向内凹陷。质坚硬。破开内为浅黄色。气微，味淡，嚼之有豆腥味。质量以饱满，绿褐者为佳。

【性味归经】甘，温。归肝、肾经。

【功能主治】补肾助阳，固精缩尿，养肝明目。用于肾虚腰痛，遗精早泄，遗尿尿频，白浊带下，眩晕，目暗昏花。

【用法用量】内服：煎汤，9～15g；或入丸、散。

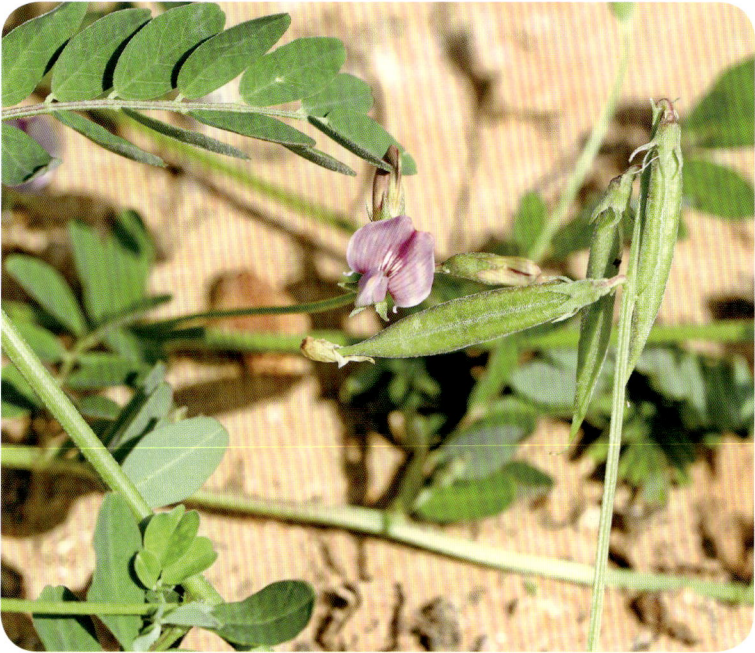

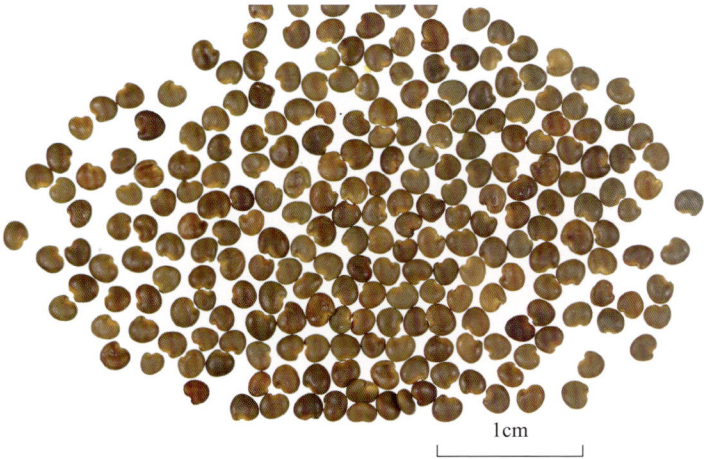

1cm

○ 花 椒 ○

【基　　原】本品为芸香科植物花椒 *Zanthoxylum bungeanum* Maxim. 的干燥成熟果皮。

【分布生境】多生于山坡、林缘、灌木丛中，或栽培于庭院。

【植物形态】灌木或小乔木。高 3 ～ 7m，茎干疏生增大的皮刺，枝上有细小的皮孔及略斜向上的皮刺。奇数羽状复叶，互生；小叶 3 ～ 11；叶片卵状长圆形，背面中脉基部两侧有簇生锈褐色长柔毛。聚伞状圆锥花序顶生；花单性，雌雄异株；花被片 4 ～ 8，三角状披针形；雄花具雄蕊与花被数同，花药矩圆形，药隔顶端具腺体，有退化心皮 2；雌花心皮 3 ～ 4，分离，蓇葖果红色至紫红色，表面生有疣状凸起的腺点沿背腹缝线开裂。种子圆球形，黑色，有光泽。花期 3 ～ 5 月，果期 7 ～ 10 月。

【采收加工】秋季采收成熟果实，晒干，除去种子和杂质。

【经验鉴别】本品多单生。外表面紫红色或棕红色，散有多数疣状突起的油点；内表面淡黄色。香气浓，味麻辣而持久。质量以粒大、色紫红、香气浓者为佳。

【性味归经】辛，温。归脾、胃、肾经。

【功能主治】温中止痛，杀虫止痒。用于脘腹冷痛，呕吐泄泻，虫积腹痛；外治湿疹，阴痒。

【用法用量】3 ～ 6g。外用适量，煎汤熏洗。

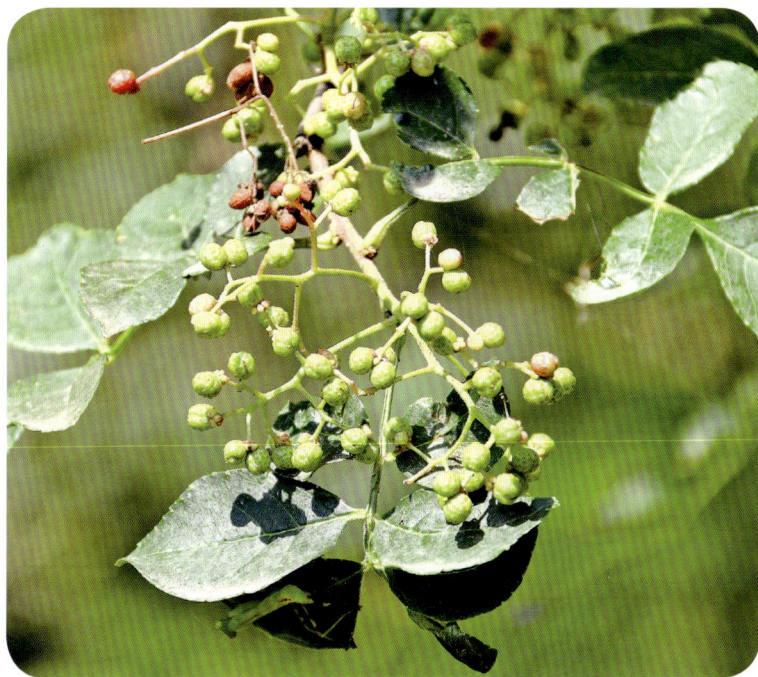

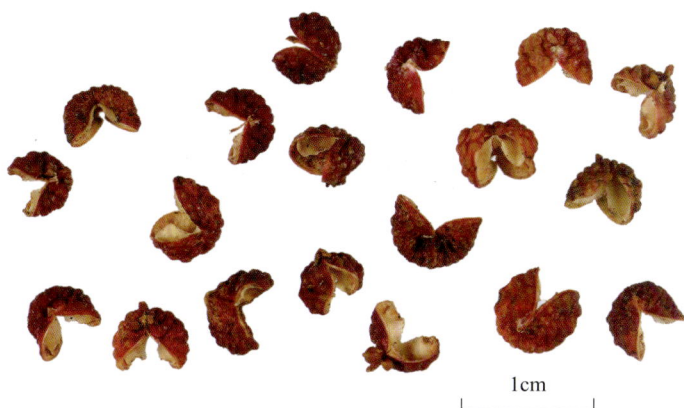

1cm

○ 青葙子 ○

【基　原】本品为苋科植物青葙 *Celosia argentea* L. 的干燥成熟种子。

【分布生境】生于坡地、路边、平原较干燥的向阳处。现在多栽培。

【植物形态】一年生草本，高 30 ～ 90cm。全株无毛。茎直立，通常上部分枝，绿色或红紫色，具条纹。单叶互生；叶柄长 2 ～ 15mm，或无柄；叶片纸质，披针形或长圆状披针形，长 5 ～ 9cm，宽 1 ～ 3cm，先端尖或长尖，基部渐狭且稍下延，全缘。花着生甚密，初为淡红色，后变为银白色，穗状花序单生于茎顶或分枝顶，呈圆柱形或圆锥形，长 3 ～ 10cm，苞片、小苞片披针形，白色光亮；花被片 5，白色或粉红色，披针形；雄蕊 5，下部合生成杯状，花药紫色。胞果卵状椭圆形，盖裂，上部作帽状脱落，顶端有宿存花柱，包在宿存花被片内。种子扁圆形，黑色，光亮。花期 5 ～ 8 月，果期 6 ～ 10 月。

【采收加工】秋季果实成熟时采割植株或摘取果穗，晒干，收集种子，除去杂质。

【经验鉴别】本品呈扁圆形，少数呈圆肾形，直径 1.0 ～ 1.5mm。表面黑色或红黑色，光亮，中间微隆起，侧边微凹处有种脐。种皮薄而脆。气微，味淡。质量以粒饱满、色黑光亮者为佳。

【性味归经】苦，微寒。归肝经。

【功能主治】清肝泻火，明目退翳。用于肝热目赤，目生翳膜，视物昏花，肝火眩晕。

【用法用量】内服：煎汤，9 ～ 15g。外用：适量。

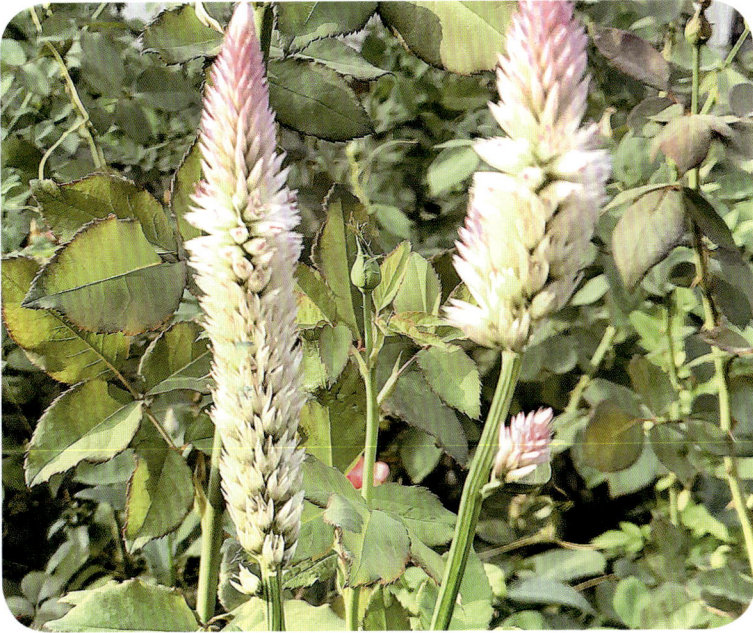

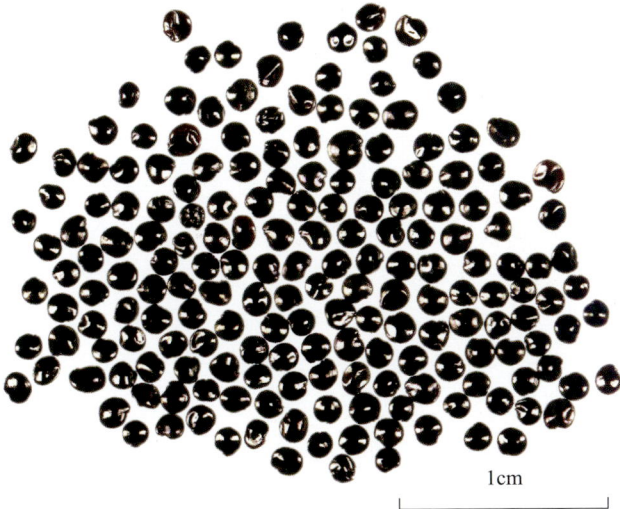

1cm

○ 苘麻子 ○

【基　　原】本品为锦葵科植物苘麻 *Abutilon theophrastii* Medic. 的干燥成熟种子。

【分布生境】常见于路旁、荒地和田野间。

【植物形态】一年生亚灌木状草本，高达 1 ～ 2m。茎枝被柔毛。叶互生；叶柄长 3 ～ 12cm，被星状细柔毛；托叶早落；叶片圆心形，长 5 ～ 10cm，先端长渐尖，基部心形，两面均被星状柔毛，边缘具细圆锯齿。花单生于叶腋，花梗长 1 ～ 3cm，被柔毛，近顶端具节；花萼杯状，密被短绒毛，裂片 5，卵形，长约 6mm；花黄色，花瓣倒卵形，长约 1cm；雄蕊柱平滑无毛；心皮 15 ～ 20，长 1 ～ 1.5cm，先端平截，具扩展、被毛的长芒 2，排列成轮状，密被软毛。蒴果半球形，直径约 2cm，长约 1.2cm，分果片 15 ～ 20，被粗毛，顶端具长芒 2。种子肾形，褐色，被星状柔毛。花期 7 ～ 8 月。

【采收加工】秋季采收成熟果实，晒干，打下种子，除去杂质。

【经验鉴别】本品呈三角状肾形，表面灰黑色或暗褐色，凹陷处有类椭圆状种脐，淡棕色，四周有放射状细纹。种皮坚硬，子叶 2，重叠折曲，富油性。气微，味淡。质量以饱满均匀、色灰黑者为佳。

【性味归经】苦，平。归大肠、小肠、膀胱经。

【功能主治】清热解毒，利湿，退翳。用于赤白痢疾，淋证涩痛，痈肿疮毒，目生翳膜。

【用法用量】内服：煎汤，3 ～ 9g；或入散剂。

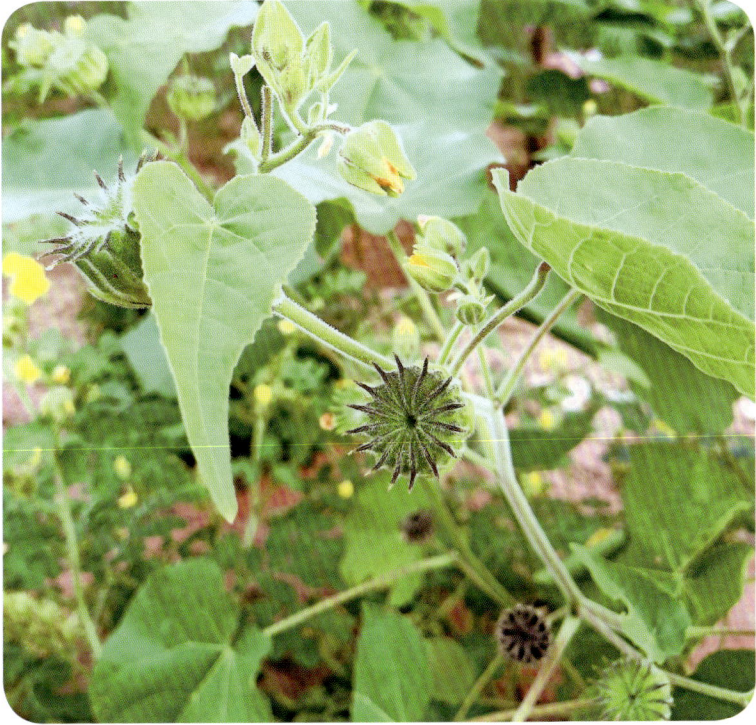

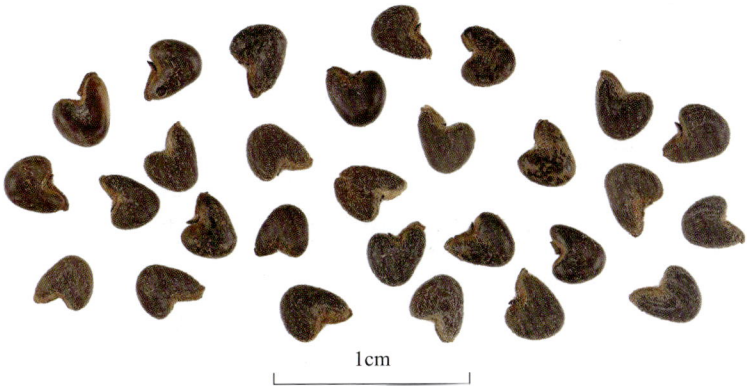

1cm

○ 急性子 ○

【基　　原】本品为凤仙花科植物凤仙花 *Impatiens balsamina* L. 的干燥成熟种子。

【分布生境】北京公园、庭院多栽培。

【植物形态】一年生草本，高 40～100cm。茎肉质，直立，粗壮。叶互生；叶柄长 1～3cm，两侧有数个腺体；叶片披针形，长 4～12cm，宽 1～3cm，先端长渐尖，基部渐狭，边缘有锐锯齿，侧脉 5～9 对。花梗短，单生或数枚簇生叶腋，密生短柔毛；花大，通常粉红色或杂色，单瓣或重瓣；萼片 2，宽卵形，有疏短柔毛；旗瓣圆，先端凹，有小尖头，背面中肋有龙骨突；翼瓣宽大，有短柄，2 裂，基部裂片近圆形，上部裂片宽斧形，先端 2 浅裂；唇瓣舟形，被疏短柔毛，基部突然延长成细而内弯的距；花药钝。蒴果纺锤形，熟时一触即裂，密生茸毛。种子多数，球形，黑色。

【采收加工】夏、秋季果实即将成熟时采收，晒干，除去果皮和杂质。

【经验鉴别】本品呈扁圆形或卵圆形，表面棕褐色或灰褐色，粗糙，有稀疏的白色或淡黄棕色小点，种脐位于狭端，稍突出。质地坚硬。质量以粒饱满、色棕褐色者为佳。

【性味归经】微苦、辛，温；有小毒。归肺、肝经。

【功能主治】破血，软坚，消积。用于癥瘕痞块，经闭，噎膈。

【用法用量】内服：煎汤，3～5g。外用：适量，研末或熬膏贴。

【附　　注】其茎为"凤仙透骨草"，具有祛风湿的功能。

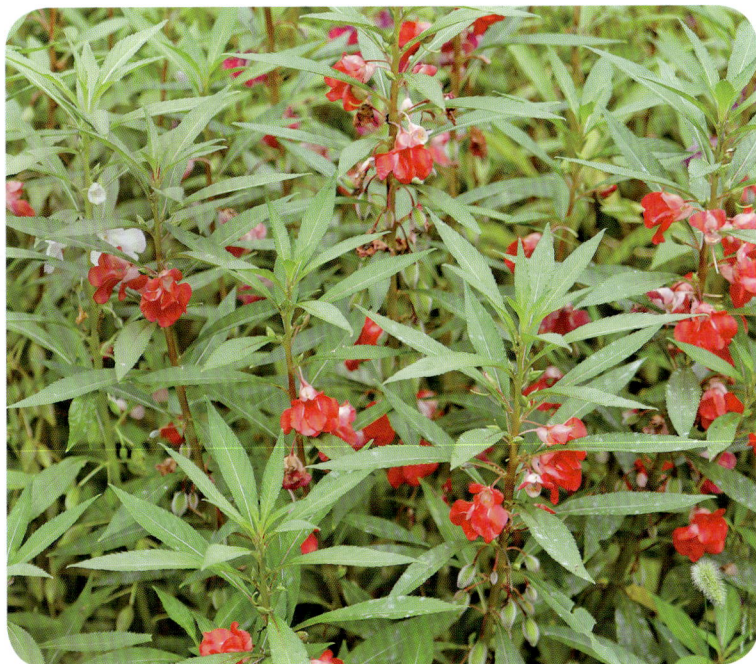

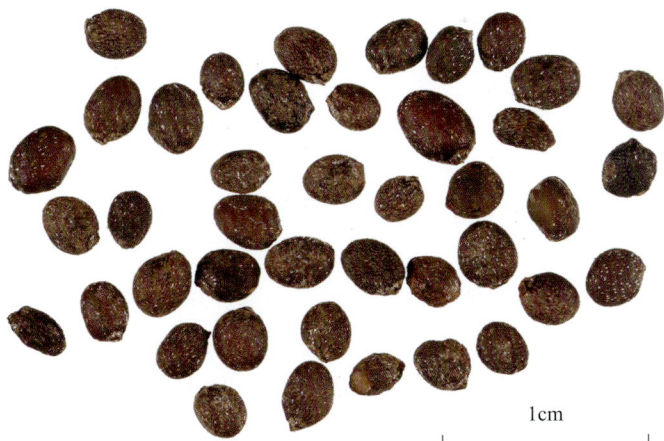

1cm

◦ 楮实子 ◦

【基　　原】本品为桑科植物构树 *Broussonetia papyrifera* (L.) Vent. 的干燥成熟果实。

【分布生境】北京山区及平原有野生或栽培。

【植物形态】落叶乔木，树皮灰色，平滑。茎叶含乳汁；嫩枝被柔毛。叶互生，叶柄密生绒毛；托叶膜质，早落。叶片阔卵形，先端渐尖，基部圆形或心形，有时不对称；边缘粗齿，幼时掌状 3 裂或 5 裂，分裂深浅不一，或有不裂。上面暗绿色，有粗糙伏毛，下面灰绿色，密被柔毛，花单性，雌雄异株，雄花成葇荑花序，腋生而下垂；花被 4，雄蕊 4 枚，中央有不发育雌蕊。雌花序成球形头状花序，由苞片和花被密迭而成，苞片棒状，有毛，先端圆锥形，花被管状，有 3 ～ 4 齿，子房有柄包围在花被管内，花柱侧生，细长。聚花果肉质，球形，橘黄色或红色。小核果内含种子 1 枚，橙红色，成熟时有肉质子房柄深入。花期 5 月，果期 8 ～ 10 月。

【采收加工】秋季果实成熟时采收，洗净，晒干，除去灰白色膜状宿萼和杂质。

【经验鉴别】本品呈扁球形。表面红棕色，有网状皱纹或疣状凸起。一侧有棱，另一侧有凹槽。果皮坚脆，膜质种皮紧贴于果皮内面，胚乳类白色，富有性。质量以粒饱满、色红者为佳。

【性味归经】甘，寒。归肝、肾经。

【功能主治】补肾清肝，明目，利尿。用于肝肾不足，腰膝酸软，虚劳骨蒸，头晕目昏，目生翳膜，水肿胀满。

【用法用量】内服：煎汤，6 ～ 12g；或入丸、散。外用：适量，捣敷。

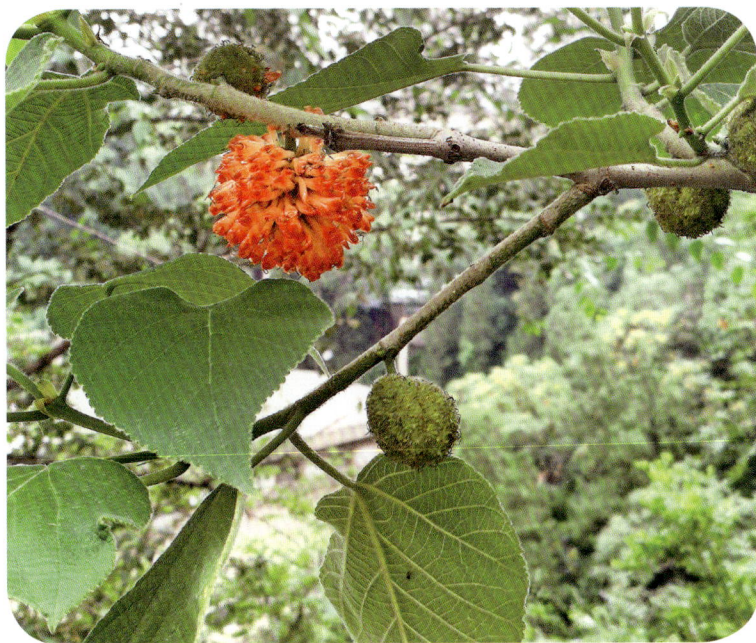

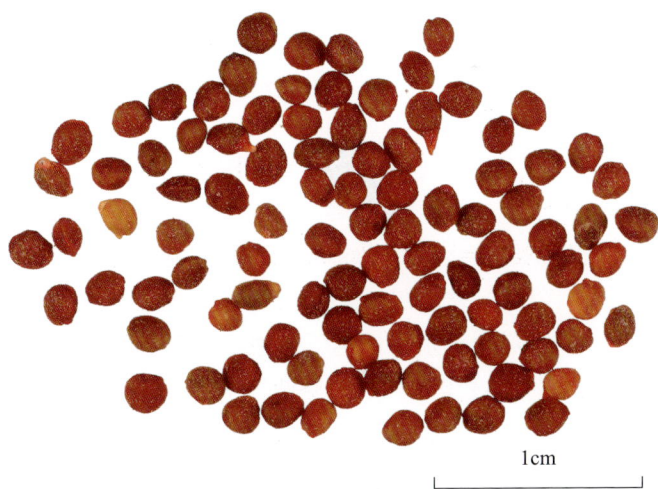

1cm

第九章

全草类

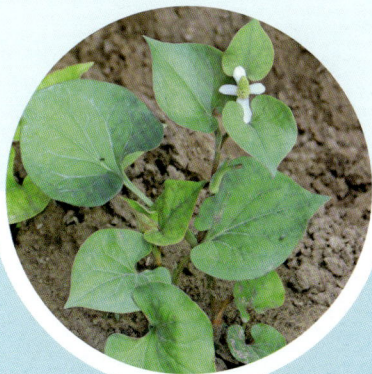

○ 小 蓟 ○

【基　　原】本品为菊科植物刺儿菜 *Cirsium setosum* (Willd) MB. 的干燥地上部分。

【分布生境】北京平原及山区常见野生。生于田间、荒地。

【植物形态】多年生草本。叶互生，长椭圆形或长圆状披针形，不分裂或羽状分裂。边缘具刺。雌雄异株，头状花序；花为管状花，花冠紫红色，先端 5 裂。瘦果。花期 4 ～ 8 月。

【采收加工】夏、秋二季花开时采割，除去杂质，晒干。

【经验鉴别】本品茎呈圆柱形，表面灰绿色或带紫色，具纵棱及白色柔毛；质脆，易折断，断面中空。叶互生，多破碎，上表面绿褐色，下表面灰绿色，两面均具白色柔毛。头状花序，总苞钟状，黄绿色；花紫红色。气微，味微苦。质量以叶多、色绿者为佳。

【性味归经】甘、苦，凉。归心、肝经。

【功能主治】凉血止血，祛瘀消肿。用于衄血，吐血，尿血，便血，崩漏下血，外伤出血，痈肿疮毒。

【用法用量】4.5 ～ 9g，外用鲜品适量，捣烂敷患处。

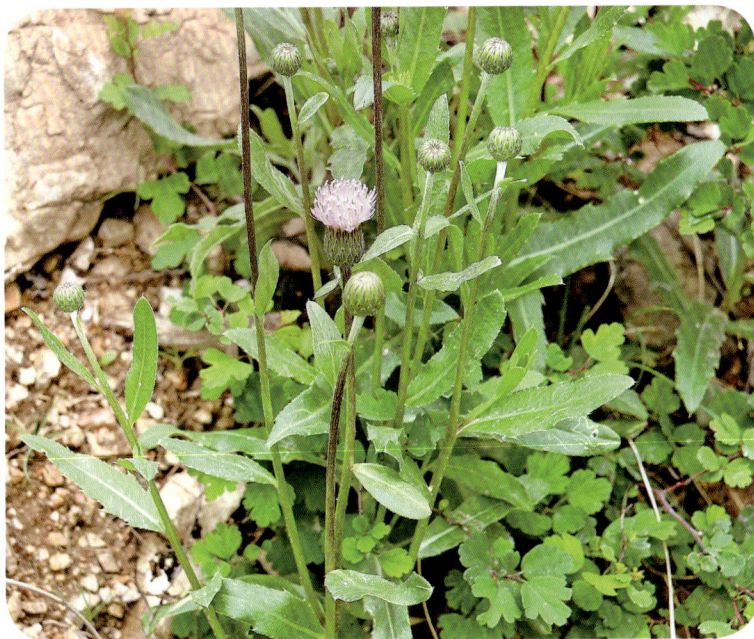

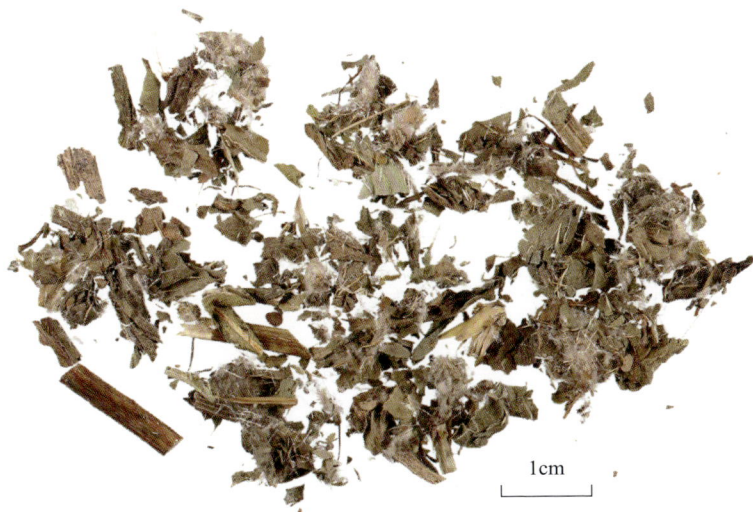

1cm

○ 马齿苋 ○

【基　　原】本品为马齿苋科植物马齿苋 *Portulaca oleracea* L 的干燥地上部分。

【分布生境】北京郊区常见野生。生于田间、路旁、荒地。

【植物形态】一年生草本。茎平卧，淡绿色或带暗红色。叶互生，叶片扁平肥厚，倒卵形；花无梗，萼片2，花瓣5，稀4，黄色；雄蕊通常8或更多；花柱柱头 4～6 裂。蒴果。花、果期 6～9 月。

【采收加工】夏、秋二季采收，除去残根及杂质，洗净，略蒸或烫后晒干。

【经验鉴别】本品多皱缩卷曲，常结成团。茎圆柱形，表面黄褐色；叶对生或互生，全缘；花小，花瓣5，黄色。蒴果圆锥形，内含多数细小种子。气微，味微酸。质量以叶多、色绿、有果实者为佳。

【性味归经】酸，寒。归肝、大肠经。

【功能主治】清热解毒，凉血止血。用于热毒血痢，痈肿疔疮，湿疹，丹毒，蛇虫咬伤，便血，痔血，崩漏下血。

【用法用量】9～15g。外用适量，捣敷患处。

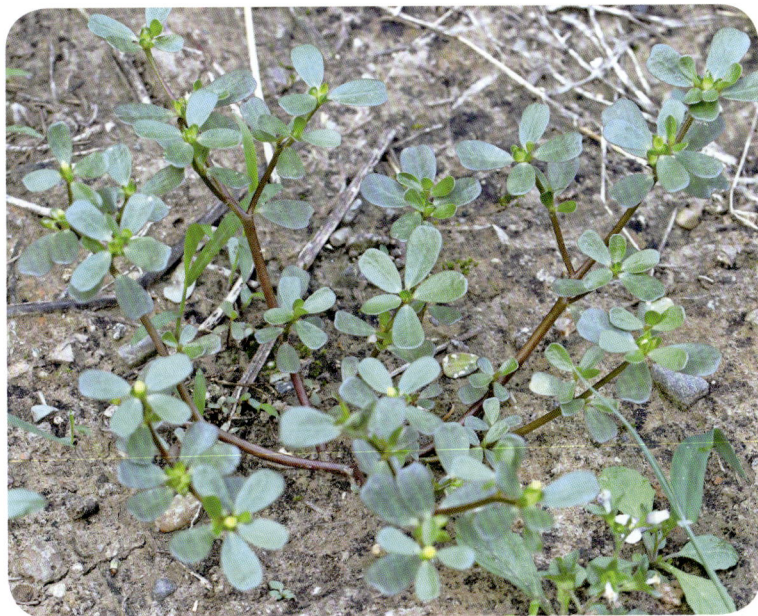

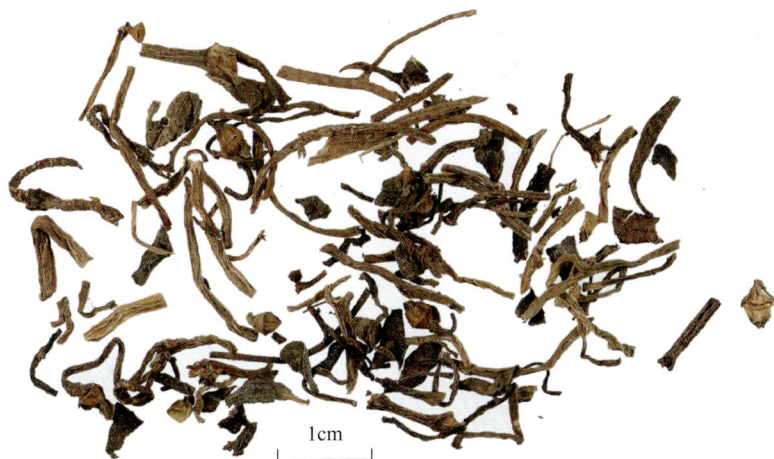

1cm

○ 瓦 松 ○

【基　　原】本品为景天科植物瓦松 *Orostachys fimbriatus* (Turcz.) Berg. 的干燥地上部分。

【分布生境】北京山区常见野生，如怀柔二道关。生于岩石、老瓦房的房顶上。

【植物形态】二年生草本植物。高 15 ～ 30cm；基生叶莲座状，茎生叶线形至披针形，肉质；花序总状或圆锥状，呈宽塔形；萼片 5，花瓣粉红色，具紫红色斑点，花药紫色，雄蕊 10，蓇葖果。花期 8 ～ 9 月。

【采收加工】夏、秋季花开时采收，除去根及杂质，晒干。

【经验鉴别】本品呈宝塔状，茎圆柱形，叶片多脱落，灰绿色，圆锥花序穗状，体轻质脆，气微。质量以完整不碎、带花穗、色微红者为佳。

【性味归经】酸，平。归肝、肺、脾经。

【功能主治】止血，解毒，敛疮。用于血痢，便血，疮口久不愈合。

【用法用量】3 ～ 9g；外用适量。

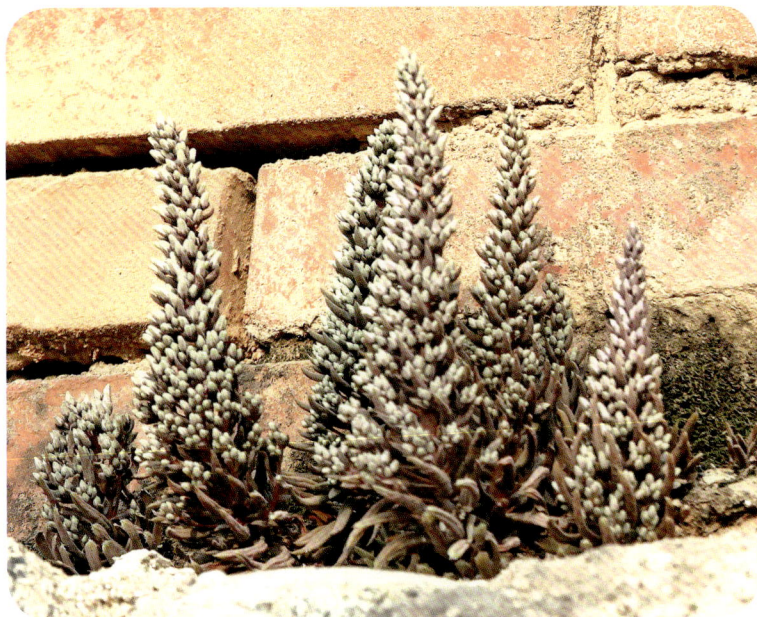

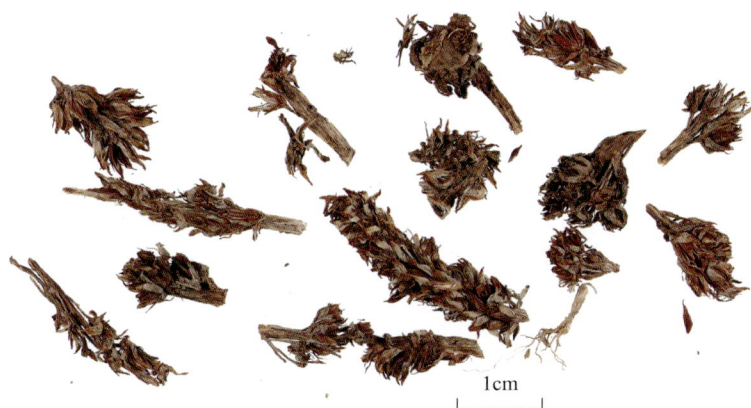

○ 石 韦 ○

【基　　原】本品为水龙骨科植物有柄石韦 *Pyrrosia petiolosa* (Christ) Ching 的干燥叶。

【分布生境】北京山区常见野生，如怀柔二道关。生于潮湿的岩石上。

【植物形态】蕨类植物，根状茎细长横走，叶具长柄，叶片椭圆形，革质，全缘，上表面绿色，下表面棕色，布满孢子囊群。

【采收加工】全年均可采收，除去根茎及根，晒干或阴干。

【经验鉴别】本品叶片多卷曲呈筒状，展平后呈长圆形，基部楔形对称，下表面侧脉不明显，布满孢子囊群，具叶柄。质量以叶片大、无杂质者为佳。

【性味归经】甘、苦，微寒。归肺、膀胱经。

【功能主治】利尿通淋，清肺止咳，凉血止血。用于热淋，血淋，石淋，小便不通，淋沥涩痛，肺热喘咳，吐血，衄血，尿血，崩漏。

【用法用量】内服：煎汤，6～12g；或研末。外用：适量，研末涂敷。

【附　　注】1. 同科植物庐山石韦 *Pyrrosia sheareri* (Bak.) Ching、石韦 *Pyrrossia lingua* (Thunb.) Farwell 的干燥叶也作石韦使用。

2. 北京石韦为同属北京石韦 *Pyrrosia davidll* (Gies.) Ching. 干燥叶。功效与有柄石韦相似，形态与有柄石韦不同的是叶片长披针形。

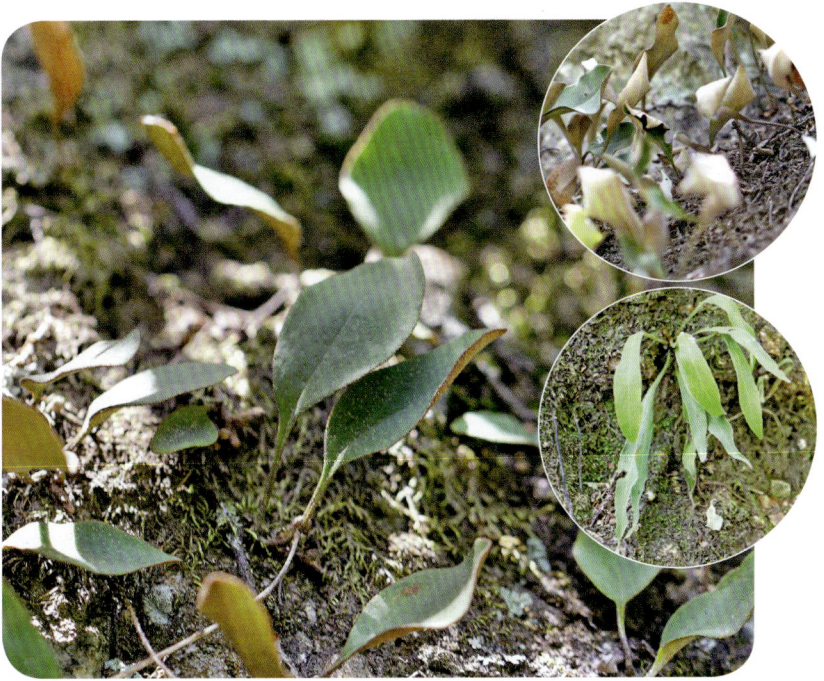

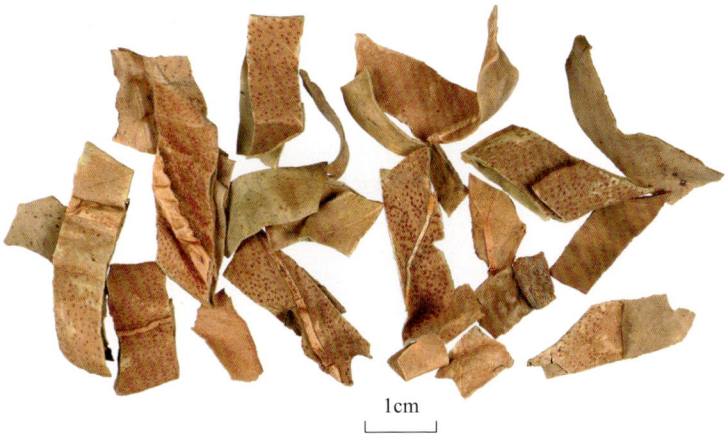

1cm

○ 仙鹤草 ○

【基　原】本品为蔷薇科植物龙芽草 *Agrimonia pilosa* Ledeb. 的干燥地上部分。

【分布生境】北京山区多有野生，如昌平长峪城。生于潮湿山坡、沟边、荒地。

【植物形态】多年生草本。株高 40～100cm。茎有长柔毛。奇数间歇羽状复叶，小叶 3～5 对，椭圆状卵形、宽卵形或近圆形，边缘具粗锯齿，两面被柔毛，托叶亚心形。顶生总状花序；花萼倒圆锥形，萼片卵状三角形，外生短柔毛，萼筒上部有一圈钩状刺毛。花瓣黄色。瘦果包于宿存的萼筒内。花、果期 6～10 月。

【采收加工】夏、秋季茎叶茂盛时采割，除去杂质，干燥。或趁鲜切段，干燥。

【经验鉴别】本品全体被白色柔毛。茎下部圆柱形，红棕色，上部略呈方柱形，绿褐色，有纵沟和棱线，有节；体轻，质硬，易折断，断面中空。单数羽状复叶互生，暗绿色，皱缩卷曲；质脆，易碎；叶片有大小 2 种，相间生于叶轴上，顶端小叶较大，完整小叶片展平后呈卵形，先端尖，基部楔形，边缘有锯齿；托叶 2，抱茎，斜卵形。总状花序细长，花萼下部呈筒状，萼筒上部有钩刺，先端 5 裂，花瓣黄色。气微，味微苦。质量以质嫩、叶多者为佳。

【性味归经】苦、涩，平。归心、肝经。

【功能主治】收敛止血，截疟，止痢，解毒。用于咯血，吐血，崩漏下血，疟疾，血痢，脱力劳伤，痈肿疮毒，阴痒带下。

【用法用量】6～12g。外用适量。

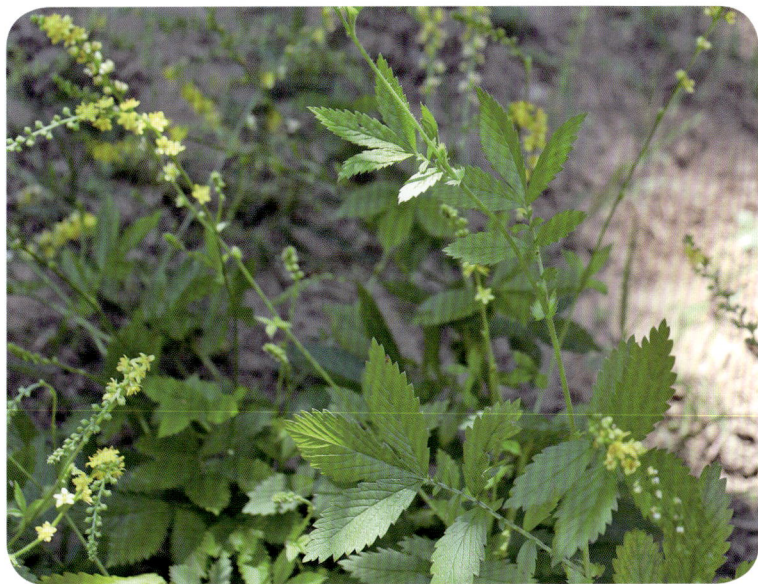

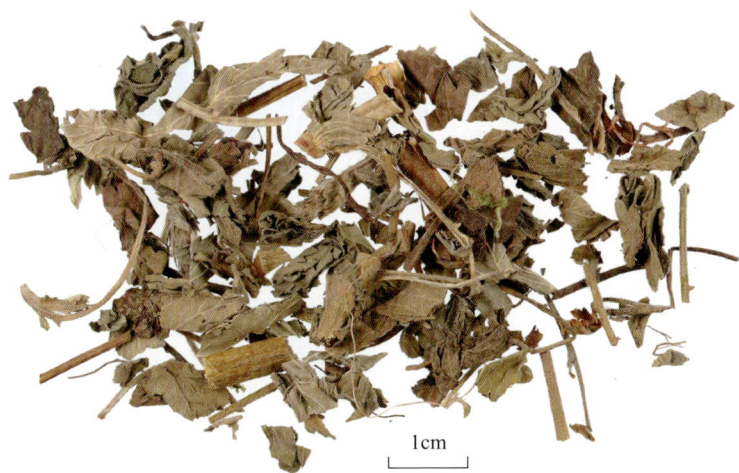

1cm

○ 龙 葵 ○

【基　　原】本品为茄科植物龙葵 *Solanum nigrum* L. 的干燥地上部分。

【分布生境】北京平原、山区常有野生。生于田间、路边、荒地。

【植物形态】一年生直立草本。叶卵形，全缘或不规则的波状；蟹尾状花序，由 3 ～ 10 朵花组成，花萼杯状，花冠白色，5 深裂；雄蕊 5；子房卵形。浆果球形，熟时黑色。花、果期7 ～ 10 月。

【采收加工】夏、秋二季采割，除去杂质，晒干或趁鲜切段干燥。

【经验鉴别】本品茎圆柱形，表面黄绿色，质地硬脆，断面黄白色，中空。叶片暗绿色。花冠棕黄色，浆果球形，黑色或绿褐色，均少见。种子多数，棕色。质量以色绿、带果实者为佳。

【性味归经】苦、微甘，寒。归心、肾经。

【功能主治】清热解毒，消肿散结，消炎利尿。用于疮疖肿痛，尿路感染，小便不利，肿瘤。

【用法用量】9 ～ 30g，外用捣敷或煎水洗。

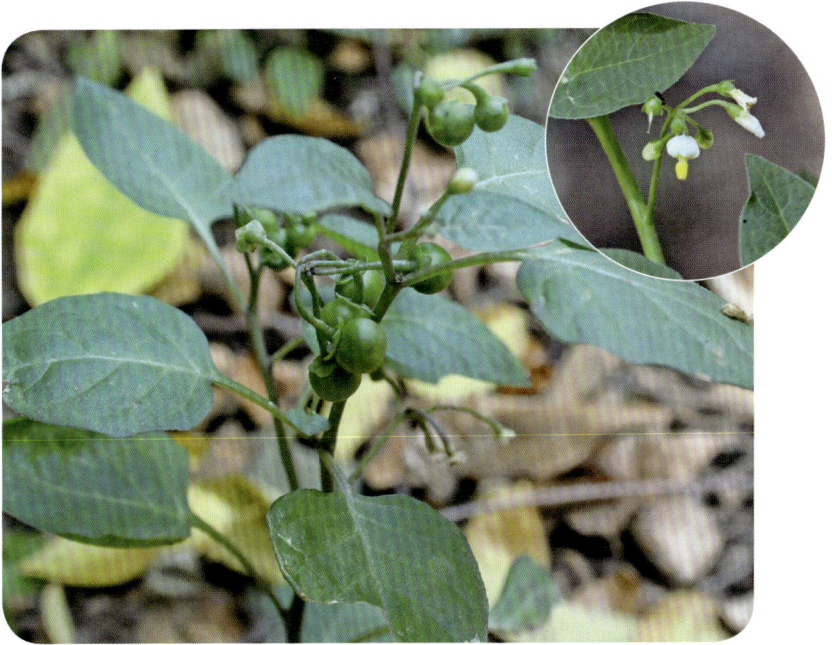

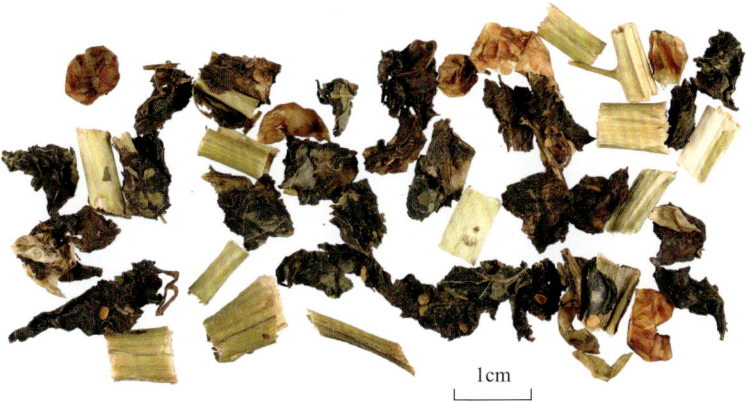

1cm

○ 北刘寄奴 ○

【基　　原】本品为玄参科植物阴行草 *Siphonostegia chinensis* Benth. 干燥地上部分。

【分布生境】北京山区有野生，如怀柔二道关。生于低山山坡或草地。

【植物形态】一年生草本。植株高 30～50cm，干时变黑色，密被锈色短毛。叶对生，叶片二回羽状全裂；花对生于茎枝上部；苞片叶状，羽状深裂或全裂，密被短毛；花萼细筒状，密被短毛，10 条主脉明显突出；裂片 5，花冠二唇形，黄色，雄蕊花丝被柔毛；子房无毛。蒴果长圆形。花、果期 7～10 月。

【采收加工】夏、秋季花开时采收，除去杂质，晒干趁鲜切段，干燥。

【经验鉴别】本品呈棕褐色，茎密被褐色短毛。叶对生，多已脱落；宿存花萼细筒状，密被短毛。味微苦。质量以枝叶齐全、色棕褐、带果实者为佳。

【性味归经】苦，寒。归脾、胃、肝、胆经。

【功能主治】清利湿热，凉血祛瘀。用于黄疸，小便不利，水肿腹胀，血痢，血淋，白带过多，月经不调，癥瘕积聚，产后血瘀腹痛。

【用法用量】6～9g；外用适量，研末调敷患处。

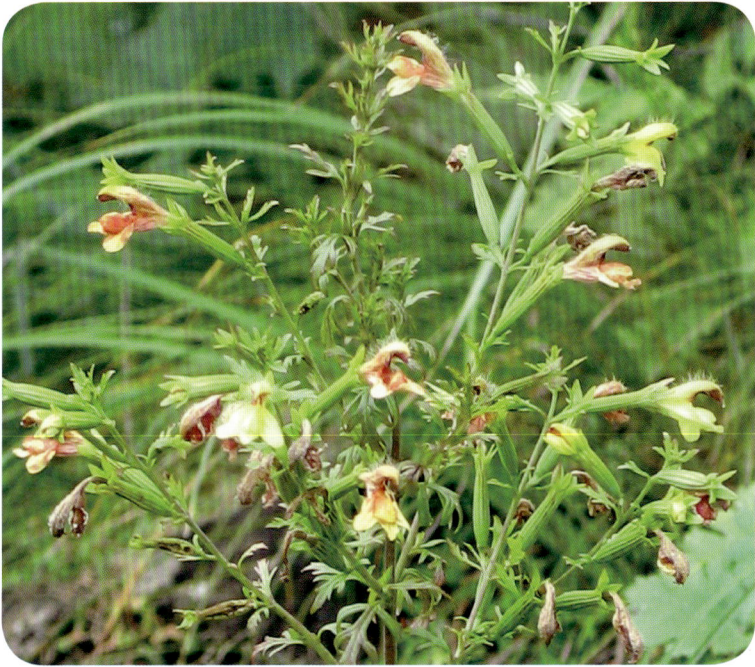

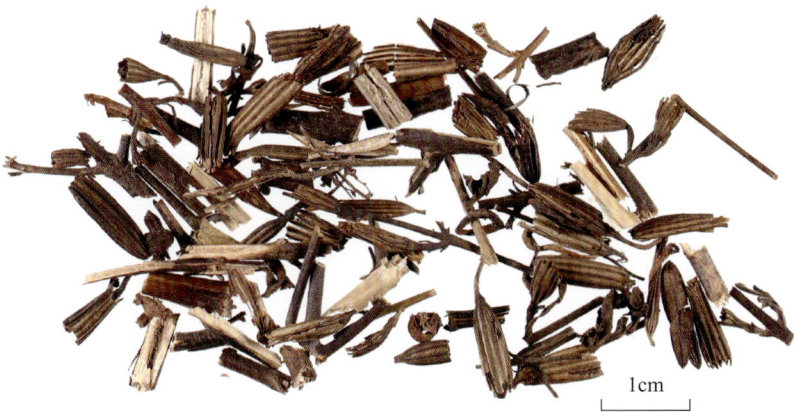

1cm

○ 白屈菜 ○

【基　原】本品为罂粟科植物白屈菜 *Chelidonium majus* L. 的干燥全草。

【分布生境】北京山区多野生，如昌平白羊沟。生于山沟潮湿处。

【植物形态】多年生草本，折断有黄色乳汁；茎枝常被短柔毛；基生叶片倒卵状长圆形或宽倒卵形，羽状全裂，表面绿色，背面灰白色；伞形花序；萼片 2，花瓣 4，黄色；雄蕊多数，子房细圆柱形，柱头 2 浅裂，蒴果。花、果期 4～9 月。

【采收加工】夏、秋二季采挖，除去泥沙，阴干或晒干。

【经验鉴别】本品根圆锥状，密生须根。茎表面黄绿色，被有白粉；叶互生上表面黄绿色，下表面灰绿色，具白色柔毛；花多脱落；蒴果细圆柱形，具多数细小黑色的卵形种子，发亮。气微，味微苦。质量以茎叶色黄绿者为佳。

【性味归经】苦，凉；有毒。归肺、胃经。

【功能主治】解痉止痛，止咳平喘。用于胃脘挛痛，咳嗽气喘，百日咳。

【用法用量】内服：煎汤，6～18g。外用适量。

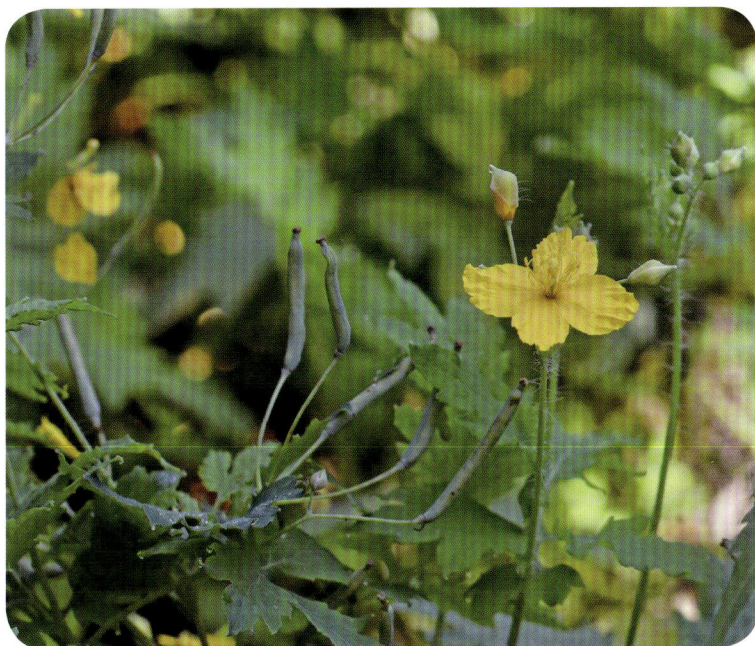

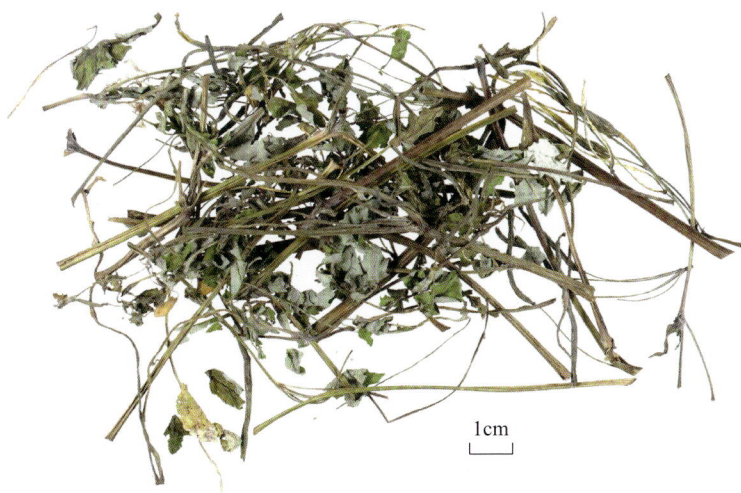

1cm

○ 老鹳草 ○

【基　　原】本品为牻牛儿苗科植物牻牛儿苗 *Erodium stephanianum* Willd. 及老鹳草 *Geranium wilfordii* Maxim 的干燥地上部分，前者习称"长嘴老鹳草"，后者习称"短嘴老鹳草"。

【分布生境】北京山区、平原有野生。

【植物形态】　**牻牛儿苗**　一年生或二年生草本。株高10～50cm。茎平卧或斜升，具柔毛。叶对生。托叶线状披针形，叶卵形或椭圆状三角形，二回羽状深裂；伞形花序，有2～5花。萼片椭圆形或长圆形，花冠淡紫色或蓝紫色。雄蕊花丝较短。蒴果先端具长喙。花期4～5月，果期6～8月。

老鹳草　多年生草本。叶片肾状三角形，基部心形，3深裂；中裂片较大，菱卵形，先端急尖，边缘有缺刻或粗牙齿；下部叶有时近5深裂，有毛。聚伞花序。花冠粉红色，花柱不明显。蒴果喙短。花、果期7～9月。

【采收加工】夏、秋二季果实近成熟时采割，捆成把，晒干。

【经验鉴别】长嘴老鹳草茎表面灰绿色或带紫色，质脆，断面黄白色。叶对生，具细长叶柄，叶片多已破碎。果实长圆形，长0.5～1cm；宿存花柱长2.5～4cm，形似鹳喙，呈螺旋形卷曲。短嘴老鹳草果实球形，长0.3～0.5cm，花柱较短，1～1.5cm。质量均以色灰绿、果实多者为佳。

【性味归经】辛、苦，平。归肝、肾、脾经。

【功能主治】祛风湿，通经络，止泻痢。用于风湿痹痛，麻木拘挛，筋骨酸痛，泄泻痢疾。

【用法用量】　内服：煎汤，9～15g；或浸酒；或熬膏。外用适量。

【附　　注】　中国药典收载的还有野老鹳草 *Geranium carolinianum* L. 的干燥地上部分作老鹳草使用。

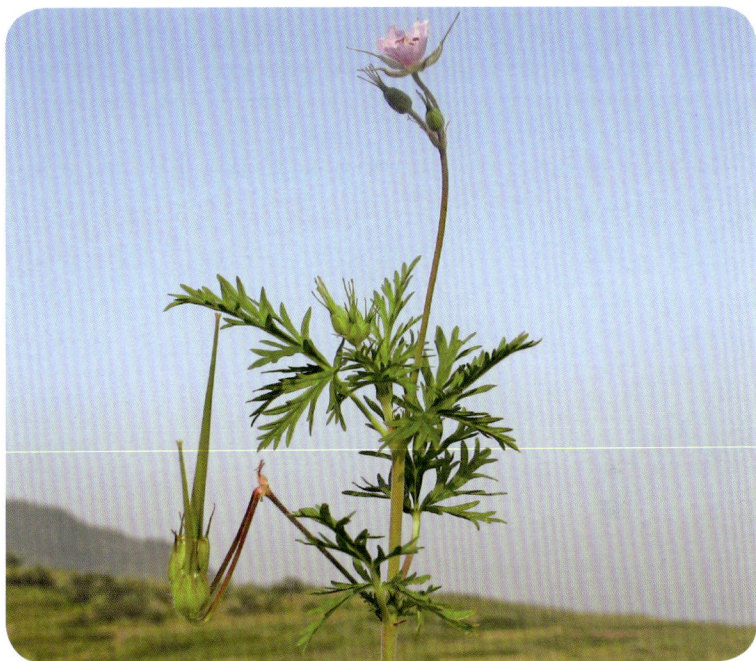

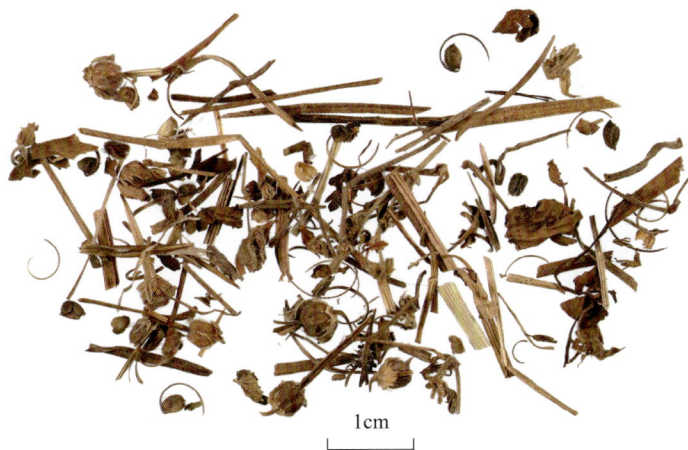

1cm

○ 北败酱 ○

【基　　原】本品为菊科植物苣荬菜 *Sonchus brachyotus* DC. 的干燥全草。

【分布生境】北京山区及平原常见。生于田间、荒地上。

【植物形态】多年生草本。高 20 ～ 50cm。具白色长匍匐茎地下横走。基生叶广披针形或长圆状披针形，灰绿色，茎生叶基部耳状抱茎。头状花序，在茎顶呈伞房状；舌状花 80 余朵，瘦果冠毛白色。花、果期 6 ～ 9 月。

【采收加工】夏至前后未开花前连根拔起，洗净，阴干或晒干或趁鲜切段，晒干。

【经验鉴别】本品根圆柱形，下部渐细，表面淡黄棕色。茎淡黄棕色；叶皱缩，上表面深绿色，下表面灰绿色，先端有小尖刺，基部呈耳状抱茎。质量以叶多、色绿者为佳。

【性味归经】辛、苦，微寒。归胃、大肠、肝经。

【功能主治】清热解毒，消痈排脓，祛瘀止痛。用于肠痈肺痈，痈肿疮毒，产后瘀阻腹痛。

【用法用量】9 ～ 15g。外用捣敷。

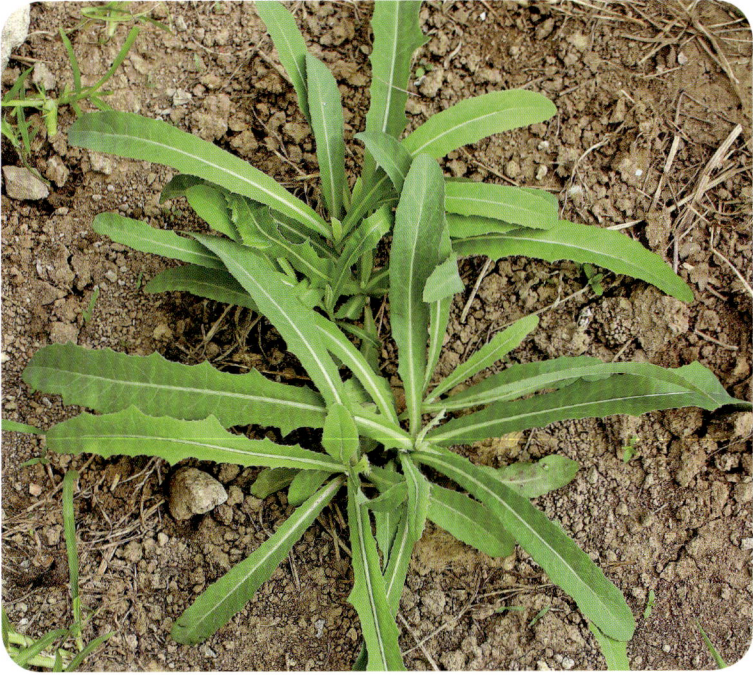

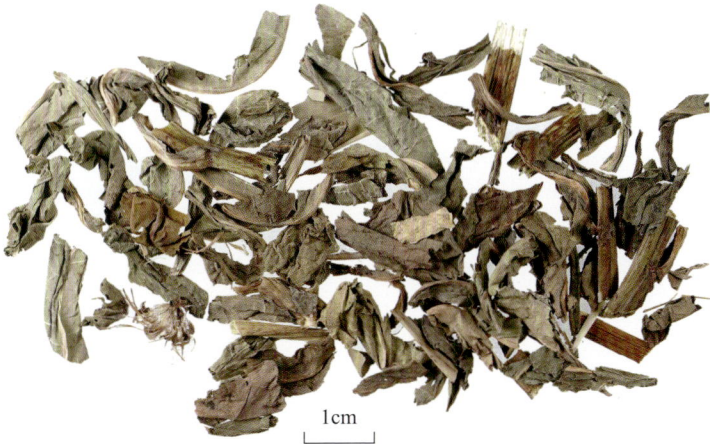

1cm

○ 青 蒿 ○

【基　　原】本品为菊科植物黄花蒿 *Artemisia annua* L. 的干燥地上部分。

【分布生境】北京平原、山区常见野生。生于路边、田间、荒地。

【植物形态】一年生草本。有特异香气。株高 40 ～ 100cm。茎直立，有纵沟棱；叶 2 ～ 3 回羽状深裂。头状花序，总苞片 2 ～ 3 层，花筒状，边花雌性，中央两性花。瘦果。花、果期 8 ～ 9 月。

【采收加工】秋季花盛开时采割，除去老茎，阴干；或趁鲜切段，阴干。

【经验鉴别】本品茎呈圆柱形，上部多分枝，表面黄绿色或棕黄色，具纵棱线；断面中部有髓。叶互生，暗绿色或棕绿色，多破碎。气香特异，味微苦。质量以叶多、色绿、质嫩、香气浓者为佳。

【性味归经】苦、辛，寒。归肝、胆经。

【功能主治】清热解暑，除蒸，截疟。用于暑邪发热，阴虚发热，夜热早凉，骨蒸劳热，疟疾寒热，湿热黄疸。

【用法用量】6 ～ 12g，入煎剂宜后下。

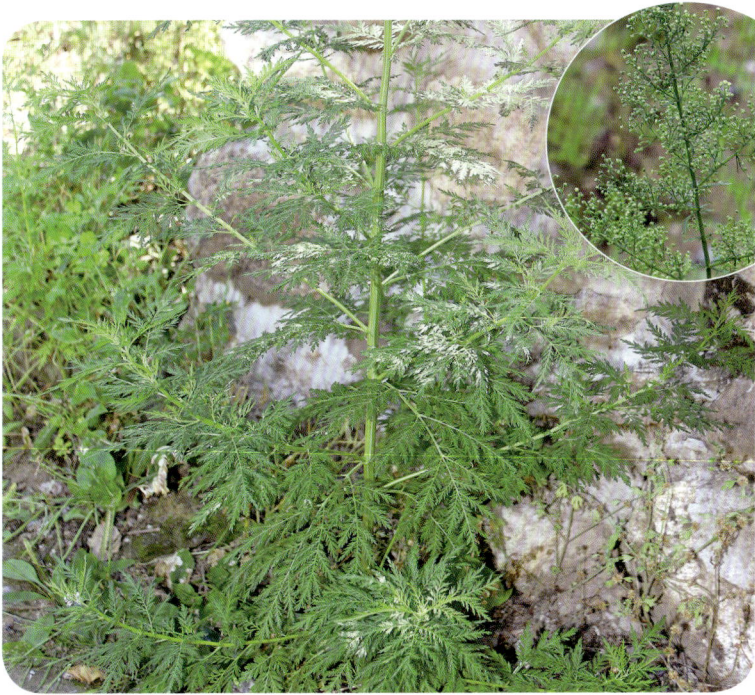

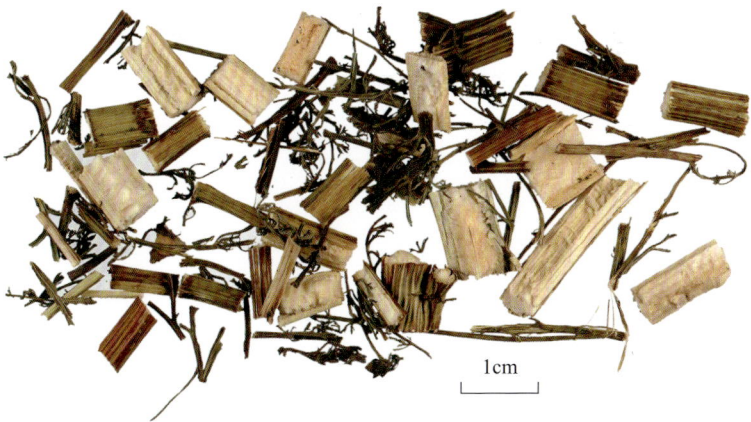

○ 佩 兰 ○

【基　　原】本品为菊科植物佩兰 *Eupatorium fortunei* Turcz. 的干燥地上部分。

【分布生境】北京有栽培。

【植物形态】多年生草本，高 40 ～ 100cm。茎直立，绿色或红紫色。叶对生，通常 3 全裂或 3 深裂，上部的叶较小，常不分裂；头状花序多数排成复伞房花序，总苞片 2 ～ 3 层；花白色或带微红色，全部为管状花，两性，聚药雄蕊 5，雌蕊 1，瘦果。花、果期 7 ～ 11 月。

【采收加工】夏、秋二季分两次采割，除去杂质，晒干，或趁鲜切段干燥。亦可鲜用。

【经验鉴别】本品茎呈圆柱形，表面黄棕色或黄绿色，有明显的节和纵棱线；质脆，断面髓部白色或中空。叶对生，绿褐色。气芳香，味微苦。质量以叶多、色绿、香气浓者为佳。

【性味归经】辛，平。归脾、胃、肺经。

【功能主治】芳香化湿，醒脾开胃，发表解暑。用于湿浊中阻，脘痞呕恶，口中甜腻，口臭，多涎，湿温暑湿，头胀胸闷。

【用量用法】3 ～ 9g，鲜用加倍，后下。

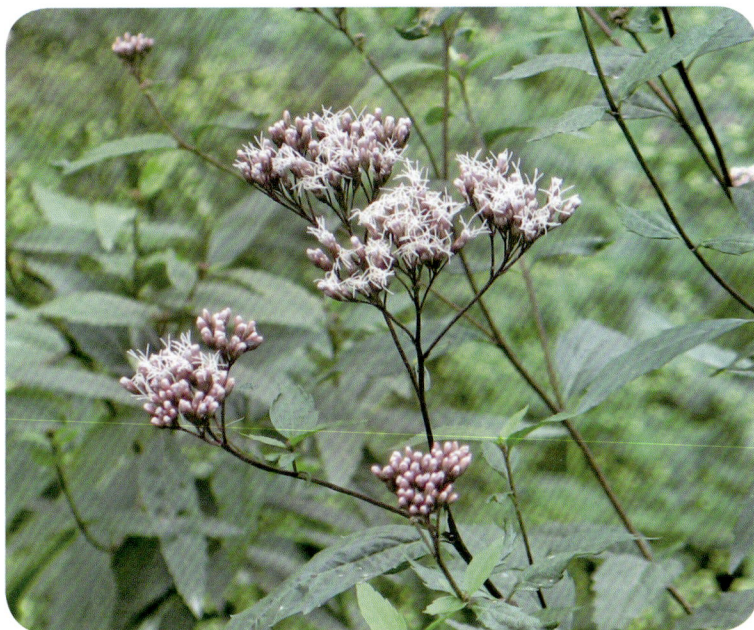

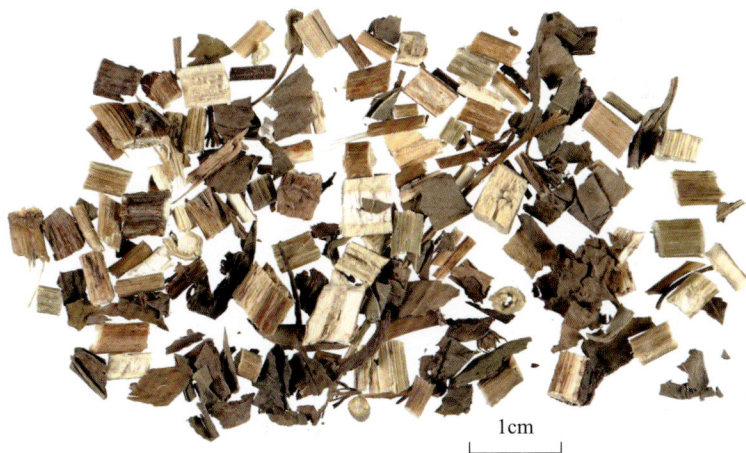

1cm

鱼腥草

【基　　原】本品为三白草科植物蕺菜 *Houttuynia cordata* Thunb. 的新鲜全草或干燥地上部分。

【分布生境】北京有栽培。

【植物形态】多年生草本。茎呈圆柱形，上部绿色或紫红色，节明显，叶互生，叶片心形；全缘；上表面绿色，密生腺点，下表面常紫红色；基部与托叶合生成鞘状。穗状花序顶生。花白色，具鱼腥气。

【采收加工】鲜品全年均可采割；干品夏季茎叶茂盛花穗多时采割，除去杂质，晒干。

【经验鉴别】本品茎呈扁圆柱形，表面黄棕色，具纵棱数条；质脆，易折断。叶片展平后呈心形，上表面暗黄绿色至暗棕色，下表面灰绿色或灰棕色。穗状花序黄棕色。揉搓后具鱼腥气，味涩。质量以叶多、色灰绿、有花穗、鱼腥气浓者为佳。

【性味归经】辛，微寒。归肺经。

【功能主治】清热解毒，消痈排脓，利尿通淋。用于肺痈吐脓，痰热喘咳，热痢，热淋，痈肿疮毒。

【用法用量】15～25g，不宜久煎；鲜品用量加倍。

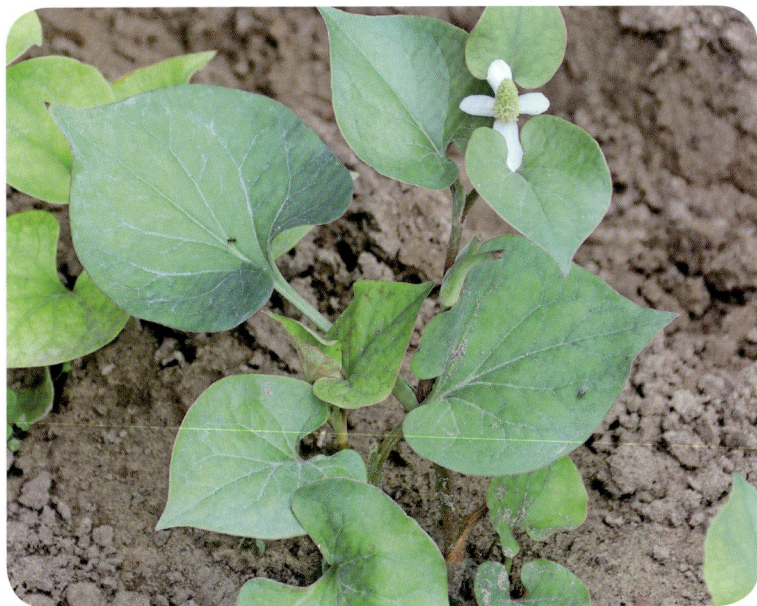

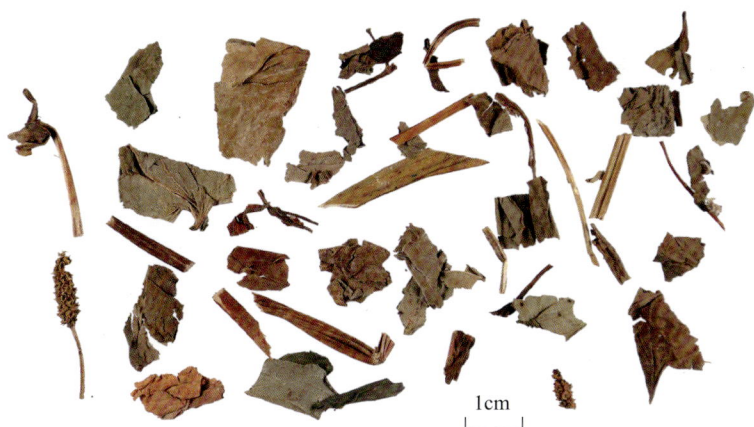

1cm

○ 苦地丁 ○

【基　原】本品为罂粟科植物紫堇 *Corydalis bungeana* Turcz. 的干燥全草。

【分布生境】北京山区、平原有野生，如怀柔二道关。生于山坡、荒地、路边。

【植物形态】草本植物。茎细多分枝，平卧，叶片二回羽状全裂。总状花序，花冠唇形，有距，淡紫色。蒴果呈荚果状。种子黑色，花果期4～6月。

【采收加工】夏季花果期采收，除去杂质，晒干。

【经验鉴别】本品皱缩成团，主根圆锥形，表面棕黄色。茎细，多分枝，表面灰绿色或黄绿色，质软，断面中空。叶多皱缩破碎，暗绿色或灰绿色。花少见。蒴果扁长椭圆形，呈荚果状。种子扁心形，黑色，有光泽。气微，味苦。质量以色绿、有果实者为佳。

【性味归经】苦，寒。归心、肝、大肠经。

【功能主治】清热解毒，消结痈肿，用于时疫感冒，咽喉肿痛，疔疮痈肿，痈疽发背，疳腮丹毒。

【用法用量】9～15g；外用适量，煎汤洗患处。

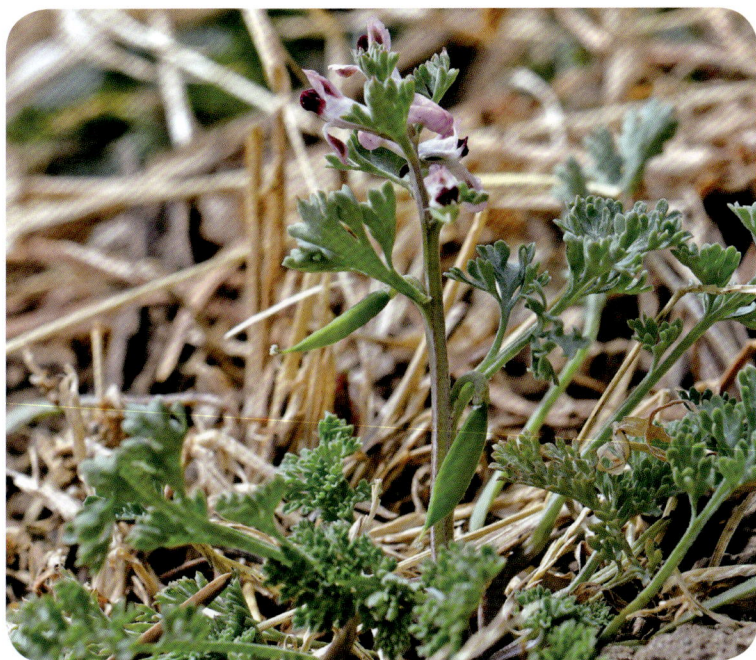

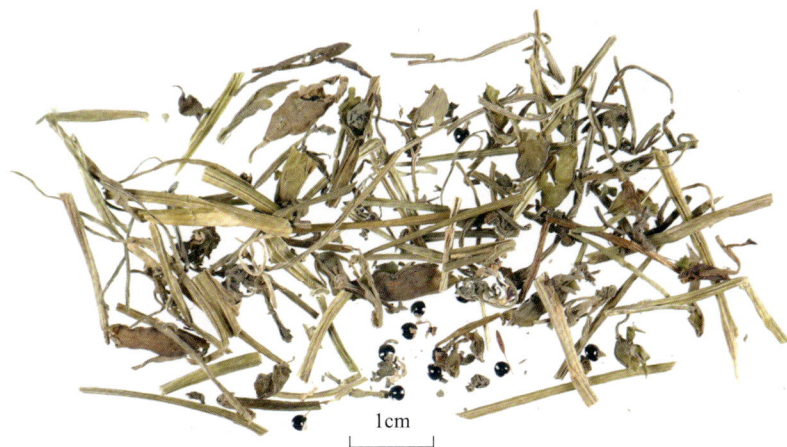

1cm

○ 卷 柏 ○

【基　　原】本品为卷柏科植物卷柏 *Selaginella tamariscina* (Beauv.) Spring 或 垫 状 卷 柏 *Selaginella pulvinata* (Hook.et Grev.) Maxim. 的干燥全草。

【分布生境】北京山区有野生，如门头沟、昌平白羊沟。常生于石壁上。

【植物形态】卷柏　多年生草本，高 5 ～ 15cm。主茎短，直立，须根聚成短干。枝丛生成莲座状，干后内卷如拳，2 ～ 3 回羽状分枝。背腹扁平，叶二形，侧叶斜卵状钻形，长 2.5 ～ 3mm，先端有长芒，外缘向下面反卷，具微锯齿，内缘薄，宽膜质；中叶两行，斜向排列，内缘不形成二平行线，斜卵状披针形，先端具有长芒，孢子囊穗生于枝顶，四棱形；孢子叶三角形，先端有长芒。

垫状卷柏　形态与卷柏相似，主要区别为根散生，不聚生成短干，主茎短，分枝多而密。小枝两排直向排列，形成二平行线，叶缘厚，全缘。

【采收加工】全年均可采收，除去须根及泥沙，晒干。

【经验鉴别】卷柏卷缩似拳状，枝丛生，扁而有分枝，绿色或棕黄色，向内卷曲，枝上密生鳞片状小叶。基部残留棕色至棕褐色须根，散生或聚生成短干状。质脆，易折断。垫状卷柏须根多散生。质量均以完整不碎、色绿者为佳。

【性味归经】辛，平。归肝、心经。

【功能主治】活血通经。用于经闭、痛经，癥瘕痞块，跌扑损伤。卷柏炭化瘀止血。用于吐血，崩漏，便血，脱肛。

【用法用量】内服：煎汤，5 ～ 10g。外用：适量。

【注　　意】孕妇慎用。

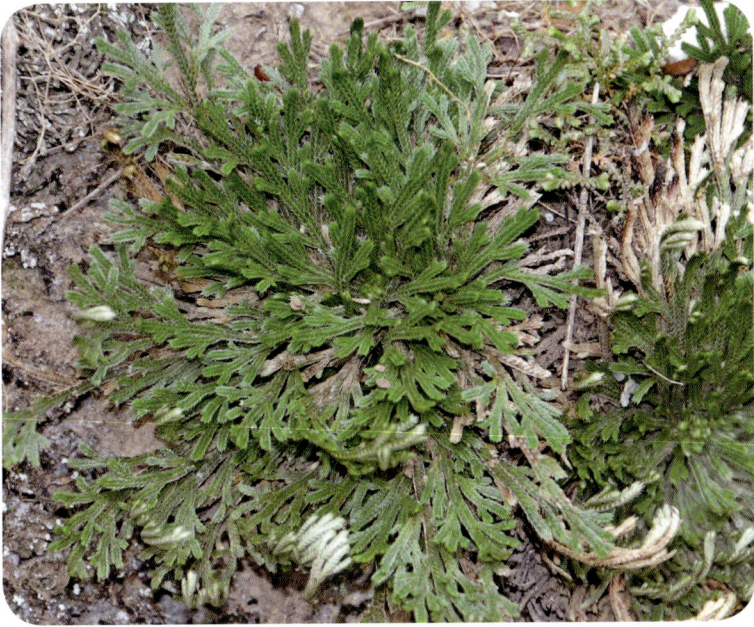

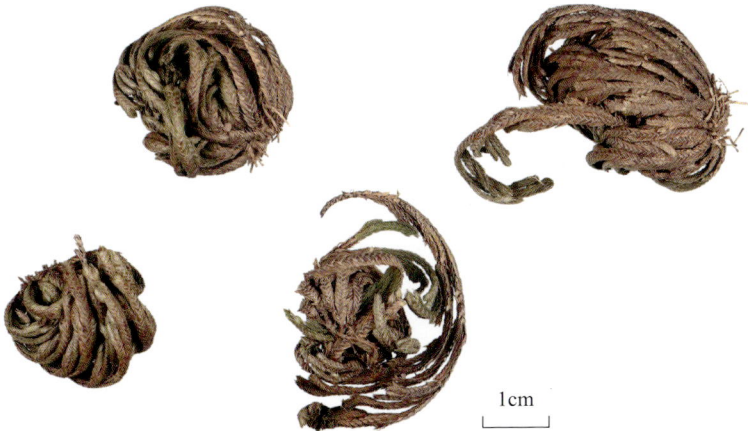

1cm

○ 委陵菜 ○

【基　　原】本品为蔷薇科植物委陵菜 *Potentilla chinensis* Ser. 的干燥全草。

【分布生境】北京山区常见野生，如怀柔二道关、昌平白羊沟等地。生于山坡草丛。

【植物形态】多年生草本。茎被白色柔毛。羽状复叶，小叶片羽状深裂，下面灰白色密生柔毛；伞房状聚伞花序，副萼片比萼片短，花瓣黄色，瘦果。花、果期 5～10 月。

【采收加工】春季未抽茎时采挖，除去泥沙，晒干。

【经验鉴别】本品根类圆锥形，表面暗棕色或暗紫红色，粗皮易成片状剥落；质硬，断面皮部窄，暗棕色，常与木部分离，呈放射状。基生叶，单数羽状复叶，下表面密被灰白色茸毛。气微，味涩、微苦。质量以叶多，带根者为佳。

【性味归经】苦，寒。归肝、大肠经。

【功能主治】清热解毒，凉血止痢。用于赤痢腹痛，久痢不止，痔疮出血，痈肿疮毒。

【用法用量】9～15g。外用适量。

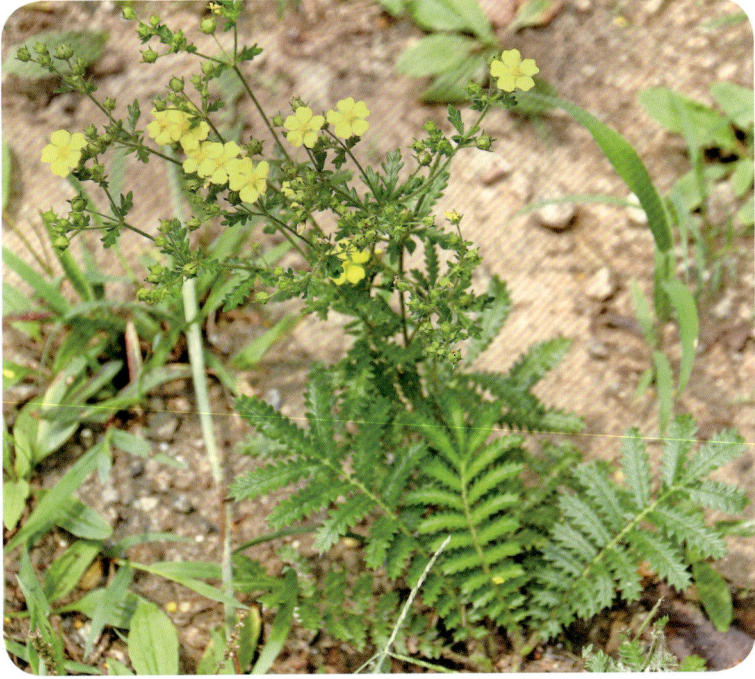

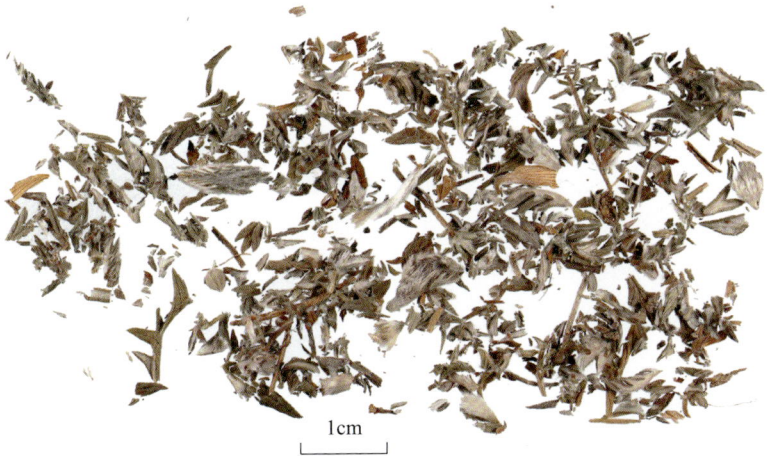

1cm

○ 茵 陈 ○

【基　原】本品为菊科植物滨蒿 *Artemisia scoparia* Waldst.et Kit. 或茵陈蒿 *Artemisia capillaries* Thunb. 的干燥地上部分。

【分布生境】北京山区常见野生。生于山坡、河岸、荒地。

【植物形态】**滨蒿**　1 ～ 2 年生草本。茎直立，有时有具较大而密集叶的不育枝。叶密集，幼时密被灰色绢状长柔毛，下部叶有长柄；叶片长圆形，2 ～ 3 回羽状全裂，中部叶 1 ～ 2 回羽状全裂；上部叶 3 裂或不裂，基部有假托叶。头状花序。总苞片 2 ～ 3 层。边花雌性，5 ～ 7 朵，能育；中央两性花 4 ～ 6，不育。瘦果。花期 7 ～ 8 月，果期 9 ～ 10 月。

茵陈蒿　多年生草本。茎直立。不育枝发达，先端有叶丛，初时被绢状柔毛，后变无毛。叶 2 回羽状分裂。裂片细，毛发状。上部叶羽状分裂，3 裂或不裂。头状花序，卵形。总苞片 3 ～ 4 层，边缘小花雌性，4 ～ 6 朵；中央小花两性，2 ～ 5 朵。瘦果。

【采收加工】春季幼苗高 6 ～ 10cm 时采收或秋季花蕾长成时采割，除去杂质及老茎。春季采收的习称"绵茵陈"，秋季采割的称"茵陈蒿"（现无此种规格）。

【经验鉴别】绵茵陈多卷曲成团状，灰白色或灰绿色，全体密被白色茸毛，绵软如绒。茎细小，气清香，味微苦。质量以"绵茵陈"为好，色灰白、绵软者为佳。

【性味归经】苦、辛，微寒。归脾、胃、肝、胆经。

【功能主治】清湿热，退黄疸。用于黄疸尿少，湿疮瘙痒；传染性黄疸型肝炎。

【用法用量】6 ～ 15g。外用适量，煎汤熏洗。

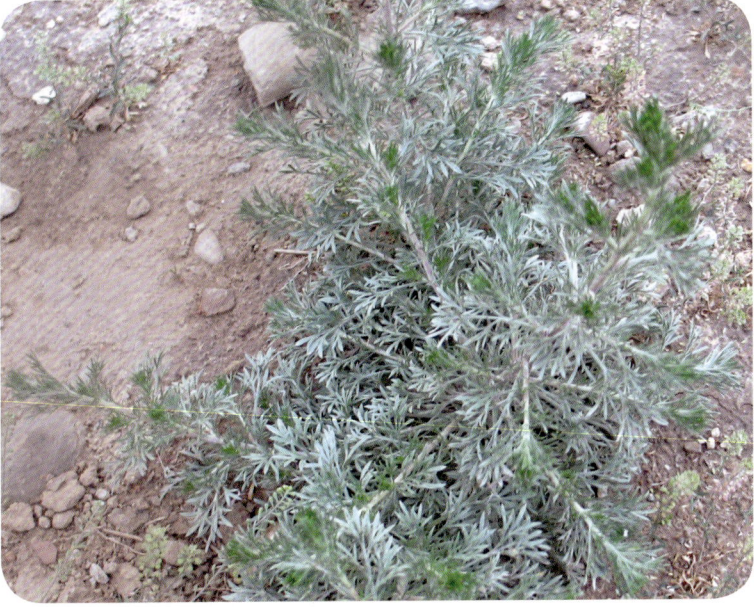

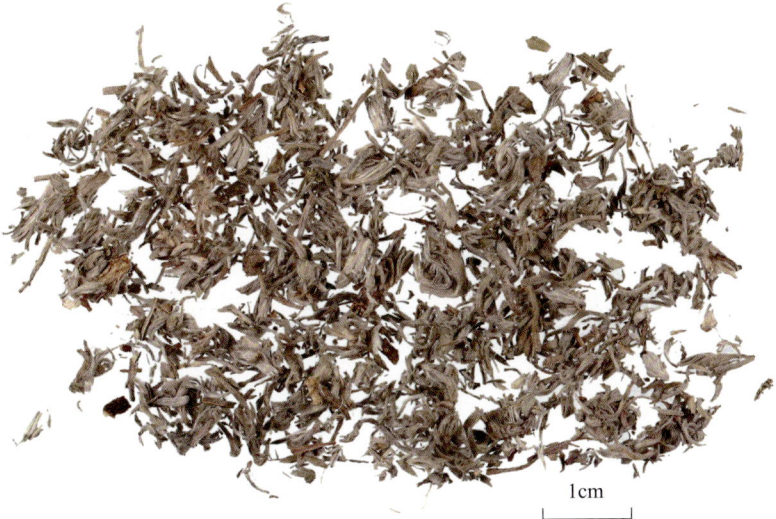

1cm

○ 荆 芥 ○

【基　　原】本品为唇形科植物荆芥 *Schizonepeta tenuifolia* Briq. 的干燥地上部分。

【分布生境】北京山区有野生。生于山坡草丛、路边、荒地。

【植物形态】一年生草本，高 60～100cm。具强烈香气。茎四棱形，被灰白色短柔毛。叶对生，羽状深裂，轮伞花序多轮密集于枝端形成穗状，花小，花萼漏斗状倒圆锥形；花冠浅红紫色，二唇形；雄蕊 4，2 强。4 小坚果。花、果期 7～10 月。

【采收加工】夏末秋初开花时采收，除去杂质，阴干或趁鲜切段干燥。

【经验鉴别】本品茎呈方柱形，上部有分枝，表面淡黄绿色或淡紫红色，被短柔毛；体轻，质脆，断面类白色。叶对生，多已脱落，叶片 3～5 羽状分裂，裂片细长。穗状轮伞花序顶生，宿萼钟状，先端 5 齿裂，淡棕色或黄绿色，被短柔毛。小坚果棕黑色。气芳香，味微涩而辛凉。质量以色淡黄绿，穗长而密，香气浓者为佳。

【性味归经】辛，微温。归肺、肝经。

【功能主治】解表散风，透疹。用于感冒，头痛，麻疹，风疹，疮疡初起。炒炭治便血，崩漏，产后血晕。

【用量用法】煎服，4.5～9g；或入丸、散剂。外用，适量捣敷、研末调敷或煎水洗。

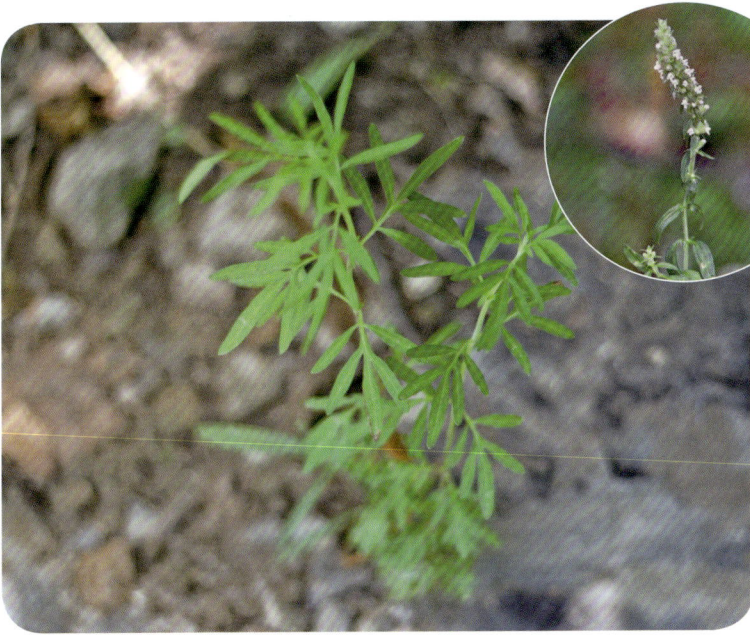

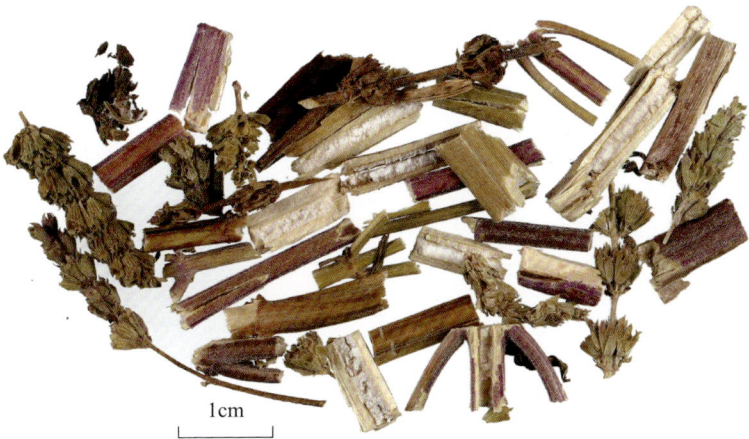

1cm

○ 浮 萍 ○

【基　　原】本品为浮萍科植物紫萍 *Spirodela polyrrhiza* (L.) Schleid. 的干燥全草。

【分布生境】北京山区、平原河湖等水面常见。

【植物形态】本品为水生植物，呈扁平叶状体，呈卵形或卵圆形，长径 2 ～ 5mm。上表面淡绿色至灰绿色。下表面紫绿色至紫棕色，着生数条须根。

【采收加工】6 ～ 9 月采收，洗净，除去杂质，晒干。

【经验鉴别】本品为扁平叶状体，呈卵圆形或卵形，上表面淡绿色至灰绿色，偏侧有一小凹陷；下表面紫绿色至紫棕色。体轻，味淡。质量以上绿下紫者为佳。

【性味归经】辛，寒。归肺经。

【功能主治】宣散风热，透疹，利尿。用于麻疹不透，风疹瘙痒，水肿尿少。

【用法用量】3 ～ 9g。外用适量，煎汤浸洗。

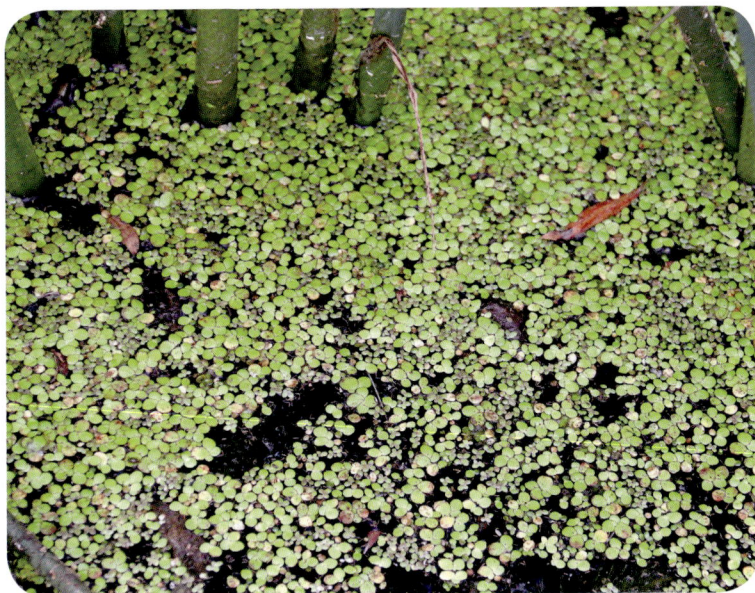

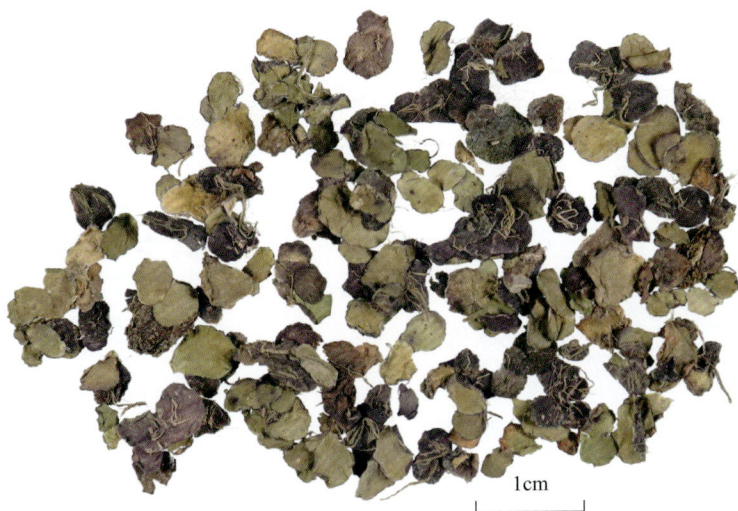

1cm

○ 益母草 ○

【基　　原】本品为唇形科植物益母草 *Leonurus japonicus* Houtt. 的新鲜或干燥地上部分。

【分布生境】北京山区、平原常见野生，如怀柔二道关。生于山坡、路边、沟边。

【植物形态】二年生直立草本。茎高达 1.5m。茎四棱形，中部叶 3 全裂；轮伞花序；苞片针刺状，密被伏毛。花萼管状钟形，具 5 刺状齿；花冠粉红色或淡紫红色，二唇形；雄蕊 4；花柱顶端 2 裂。4 小坚果。花期 7 ～ 9 月，果期 7 ～ 10 月。

【采收加工】鲜品春季幼苗期至初夏前期采收切段；干品夏季茎叶茂盛、花未开时采割，晒干，或趁鲜切段晒干。

【经验鉴别】本品茎方形，表面灰绿色或黄绿色；体轻，质韧，断面中部有髓。叶片灰绿色，多皱缩、破碎，易脱落。轮伞花序腋生，小花淡紫色，花萼筒状，花冠二唇形。气微，味微苦。质量以色绿、带花者为佳。

【性味归经】苦、辛，微寒。归肝、心包经。

【功能主治】活血调经，利尿消肿。用于月经不调，痛经，经闭，恶露不尽，水肿尿少；急性肾炎水肿。

【用法用量】9 ～ 30g；鲜品 12 ～ 40g。内服：煎汤、熬膏或入丸、散。外用：适量，煎水洗或鲜草捣敷。

【注　　意】孕妇禁用。

【附　　注】茺蔚子，为益母草的坚果。性味辛、苦，微寒。归心包、肝经。功能活血调经，清肝明目。用于月经不调，经闭痛经，目赤翳障，头晕胀痛。用量 4.5 ～ 9g。

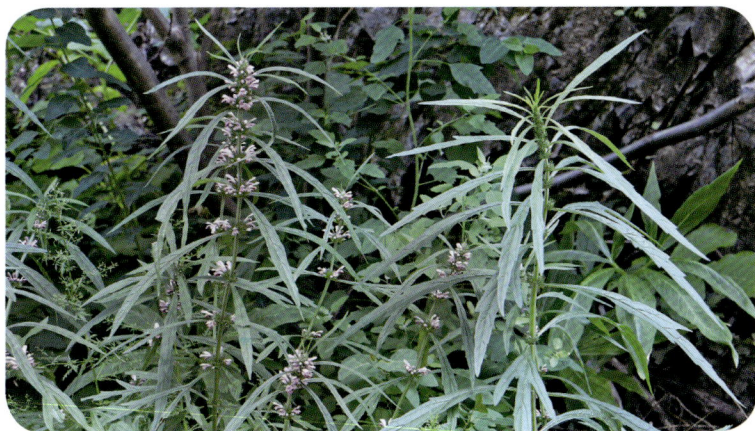

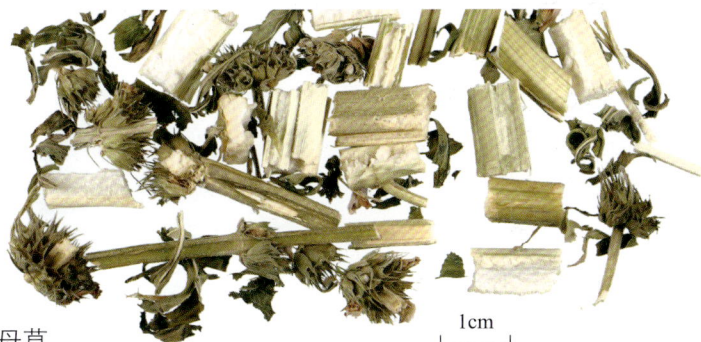

益母草

1cm

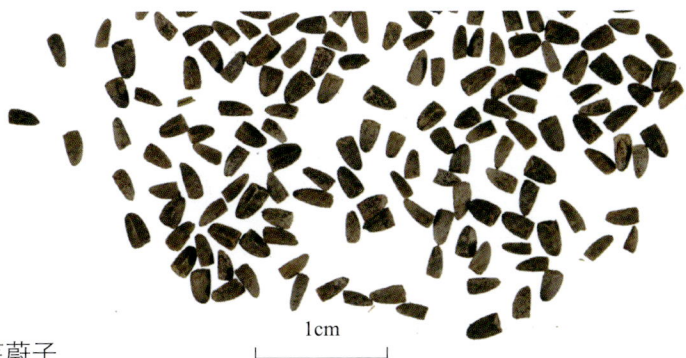

茺蔚子

1cm

○ 鸭跖草 ○

【基　　原】本品为鸭跖草科植物鸭跖草 *Commelina communis* L. 的干燥地上部分。

【采收加工】北京平原及山区多有野生。生于路边、田边、荒地、沟边湿地。

【植物形态】一年生草本。茎具节，单叶互生，叶披针形至卵状披针形，叶基部有膜质叶鞘；总苞片佛焰苞状折叠；花蓝色两性，萼片3，花瓣3；雄蕊3；蒴果。花、果期6～10月。

【采收加工】夏、秋二季采收，晒干。

【经验鉴别】本品呈黄绿色或黄白色，茎有纵棱，多分枝。叶互生，披针形，平行叶脉，基部下延成膜质叶鞘，抱茎。聚伞花序，花多脱落，花瓣蓝黑色。气微，味淡。质量以色黄绿者为佳。

【性味归经】甘、淡，寒。归肺、胃、小肠经。

【功能主治】清热泻火，解毒，利水消肿。用于感冒发热，热病烦渴，咽喉肿痛，水肿尿少，热淋涩痛，痈肿疔毒。

【用法用量】15～30g。外用适量。

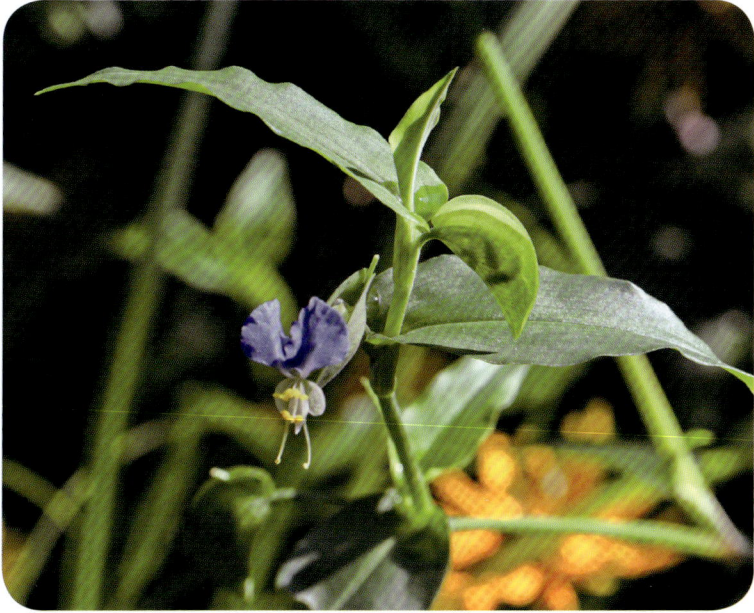

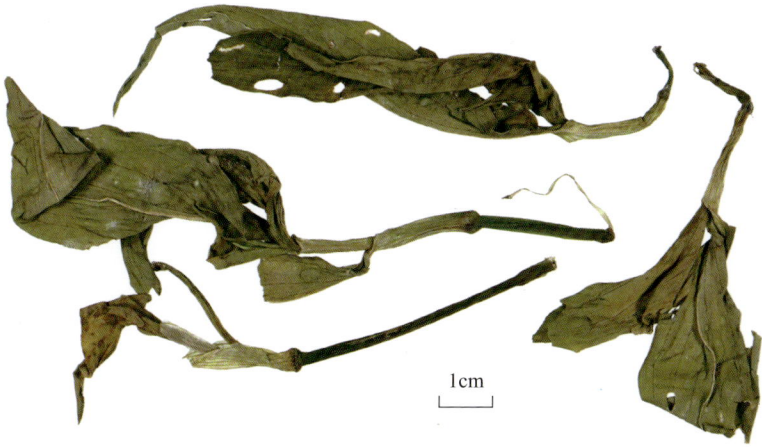

1cm

○ 萹 蓄 ○

【基　　原】本品为蓼科植物萹蓄 *Polygonum oviculare* L. 的干燥地上部分。

【分布生境】北京平原及山区多有野生。生于路边、田边、荒地、沟边湿地。

【植物形态】一年生草本。茎多平卧；叶披针形，长圆形倒卵形，全缘，托叶鞘膜质。花生于叶腋；花被 5 裂。雄蕊 8；花柱 3，分离。瘦果。花、果期 5 ～ 10 月。

【采收加工】夏季叶茂盛时采收，除去根及杂质，晒干。或趁鲜切段，干燥。

【经验鉴别】本品茎呈圆柱形而略扁，有分枝，表面灰绿色或棕红色；节部有浅棕色膜质的托叶鞘；质硬，断面髓部白色。叶互生，两面均呈棕绿色或灰绿色。气微，味微苦。质量以质嫩、叶多、色灰绿者为佳。

【性味归经】苦，微寒。归膀胱经。

【功能主治】利尿通淋，杀虫，止痒。用于膀胱热淋，小便短赤，淋沥涩痛，皮肤湿疹，阴痒带下。

【用法用量】9 ～ 15g。外用适量，煎洗患处。

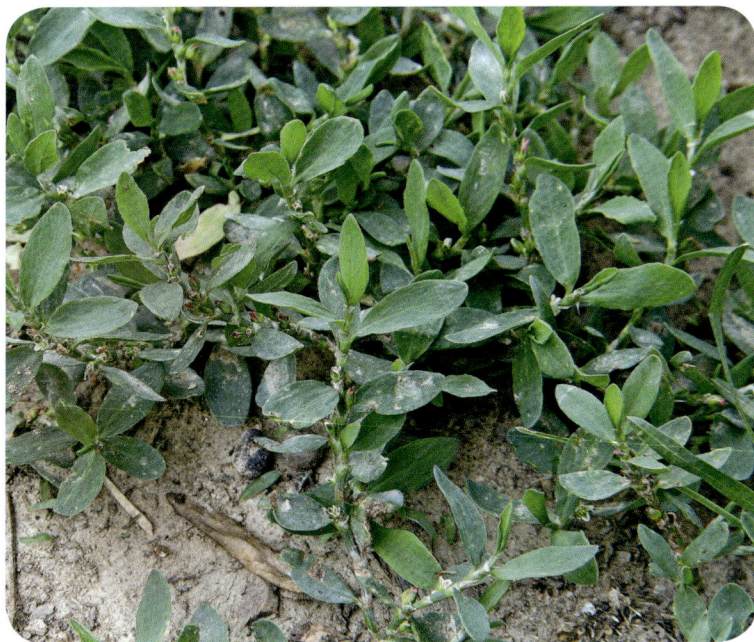

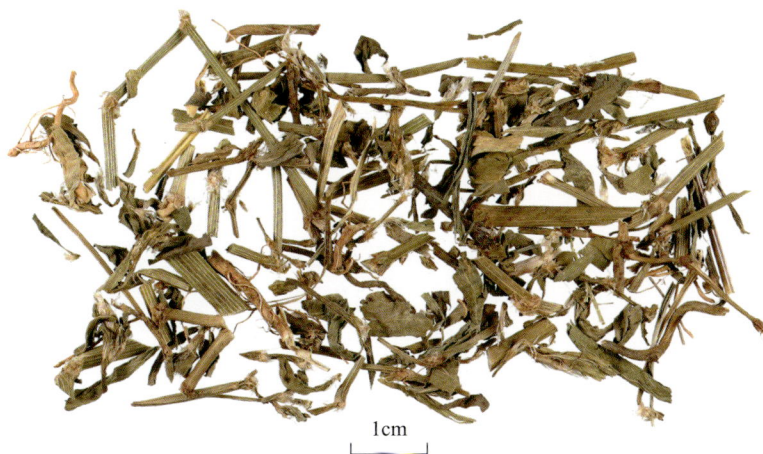

1cm

○ 蒲公英 ○

【基　　原】本品为菊科植物蒲公英 *Taraxacum mongolicum* Hand.Mazz. 的干燥全草。

【分布生境】北京平原及山区多野生。生于路边、田间、荒地。

【植物形态】多年生草本。叶长圆状倒披针形或倒披针形，羽状分裂。花茎数个；总苞淡绿色。舌状花黄色，瘦果，冠毛白色。花、果期 3 ～ 6 月。

【采收加工】春至秋季花初开时采挖，除去杂质，洗净，晒干。或洗净，趁鲜切段，干燥。

【经验鉴别】本品呈皱缩卷曲的团块。根呈圆锥状，表面棕褐色，抽皱；根头部有棕褐色或黄白色的茸毛，叶基生，绿褐色或暗灰绿色，边缘浅裂或羽状分裂，基部渐狭，下延呈柄状，下表面主脉明显。花茎 1 至数条，每条顶生头状花序，花冠黄褐色或淡黄白色。瘦果多数，具白色冠毛的长椭圆形。气微，味微苦。质量以叶多、色绿、根长者为佳。

【性味归经】苦、甘，寒。归肝、胃经。

【功能主治】清热解毒，消肿散结，利尿通淋。用于疔疮肿毒，乳痈，瘰疬，目赤，咽痛，肺痈，肠痈，湿热黄疸，热淋涩痛。

【用法用量】9 ～ 15g。外用鲜品适量捣敷或煎汤熏洗患处。

【附　　注】中国药典还收载菊科植物碱地蒲公英 *Taraxacum sinicum* Kitag. 或同属数种植物的全草作蒲公英使用。

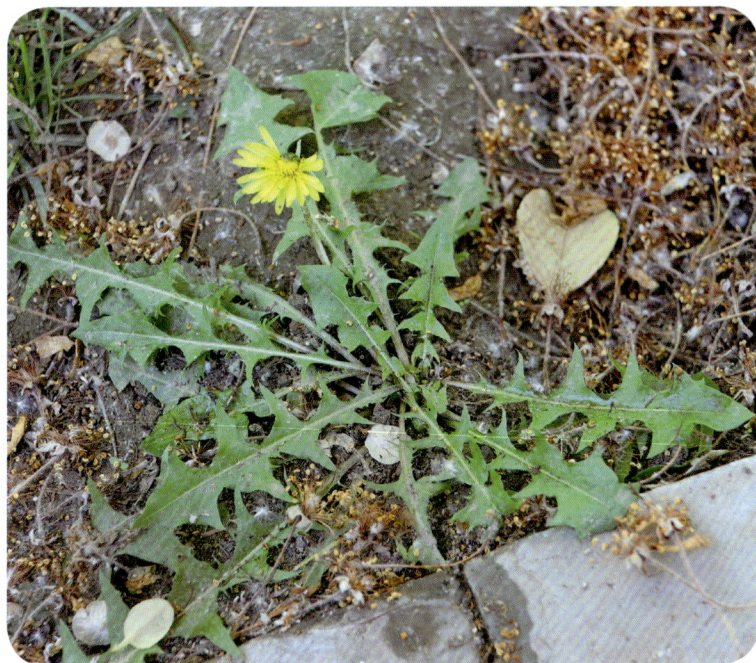

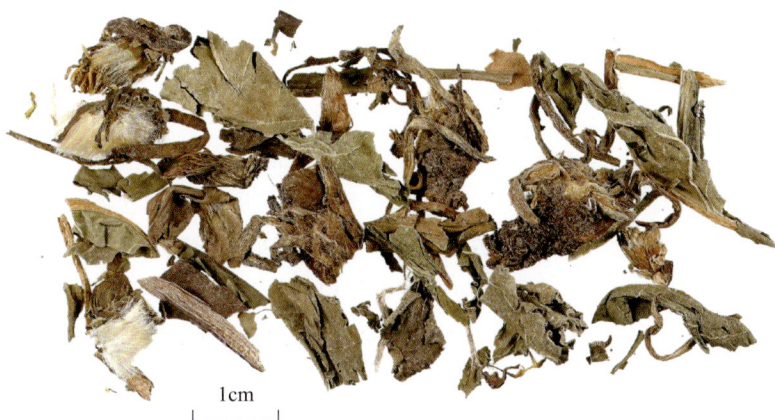

1cm

○ 豨莶草 ○

【基　　原】本品为菊科植物腺梗豨莶 *Siegesbeckia pubescens* Makino 的干燥地上部分。

【分布生境】北京山区有野生，如怀柔二道关。生于潮湿的山坡路边、荒地、沟边。

【植物形态】一年生草本。高 40 ～ 100cm。茎被灰白色长柔毛，叶对生，中部叶卵形或菱状卵形，基部宽楔形下延成翅，叶绿色，两面被短柔毛。头状花序，总苞宽钟状，总苞片密被紫褐色头状具柄腺毛；外层 5 片，线状匙形；内层卵状长圆形；舌状花黄色，舌片先端 3 齿裂；管状花黄色。瘦果。花、果期8 ～ 9 月。

【采收加工】夏、秋二季花开前及花期均可采割，除去杂质，晒干。或趁鲜切段，干燥。

【经验鉴别】本品茎呈圆柱形，嫩茎略呈方柱形，多分枝，表面灰绿色、黄棕色或紫棕色，被灰色柔毛；节明显。质脆，易折断，断面黄白色或带绿色，髓部宽广，类白色，中空。叶对生，灰绿色，边缘有钝锯齿，两面皆有白色柔毛。气微，味微苦。质量以叶多、质嫩者为佳。

【性味归经】辛、苦，寒。归肝、肾经。

【功能主治】祛风湿，利关节，解毒。用于风湿痹痛，筋骨无力，腰膝酸软，四肢麻痹，半身不遂，风疹湿疮。

【用法用量】内服：煎汤，9 ～ 12g；捣汁或入丸、散。外用适量，捣敷；或研末撒；或煎水熏洗。

【附　　注】同科植物豨莶 *Siegesbeckia orientalis* L.、毛梗豨莶 *Siegesbeckia glabrescens* Makino 的干燥地上部分也作豨莶草使用。

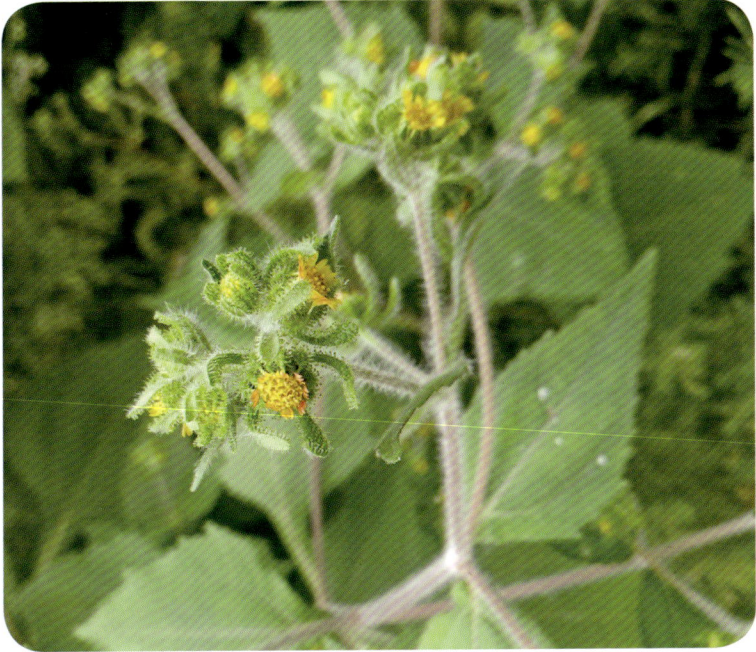

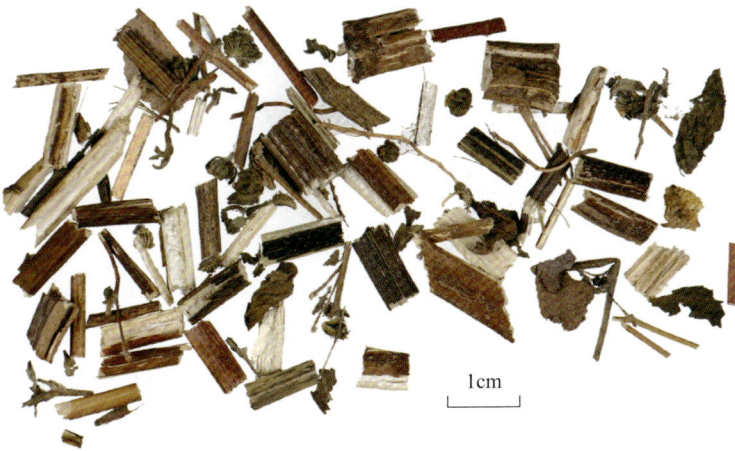

1cm

○ 墨旱莲 ○

【基　　原】本品为菊科植物鳢肠 *Eclipta prostrata* L. 的干燥地上部分。

【分布生境】北京平原及山区有野生，如卧佛寺等地。生于水边湿地。

【植物形态】一年生草本。株高达 60cm。茎细弱被糙毛；折断面很快呈黑色。叶长圆状披针形或披针形，两面密被硬糙毛，近无叶柄；头状花序；总苞球状钟形；总苞片绿色 5～6 个排成 2 层，长圆形或长圆状披针形。外围舌状花雌性，2 层，白色；中央管状花两性，白色，中间为管状花；瘦果。花、果期 6～9 月。

【采收加工】花开时采割，晒干。或趁鲜洗净去根，切段，干燥。

【经验鉴别】本品全体被白色茸毛。茎呈圆柱形，有纵棱，表面绿褐色或墨绿色。叶对生，墨绿色。头状花序小，瘦果椭圆形而扁，棕色或浅褐色。气微，味微咸。质量以色墨绿、叶多者为佳。

【性味归经】甘、酸，寒。归肾、肝经。

【功能主治】滋补肝肾，凉血止血。用于牙齿松动，须发早白，眩晕耳鸣，腰膝酸软，阴虚血热，吐血，衄血，尿血，血痢，崩漏下血，外伤出血。

【用法用量】6～12g，外用鲜品适量。

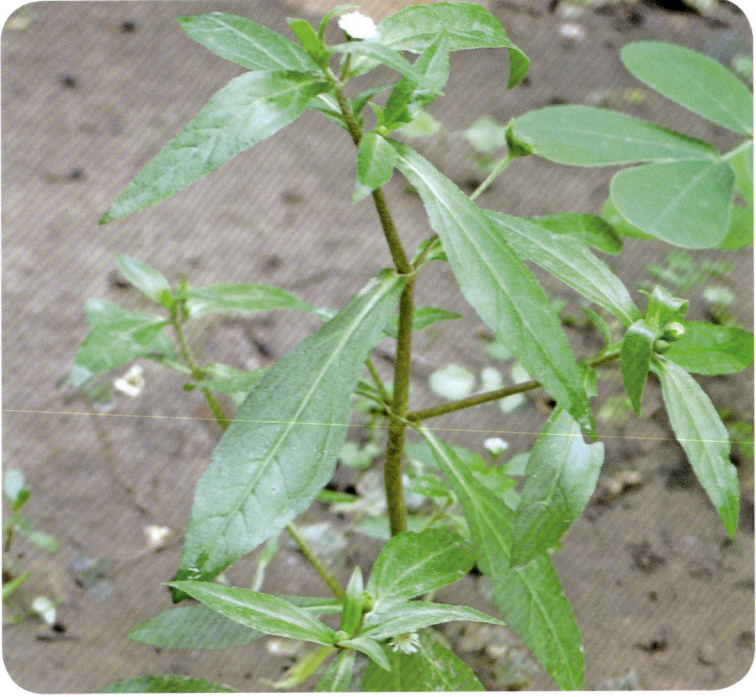

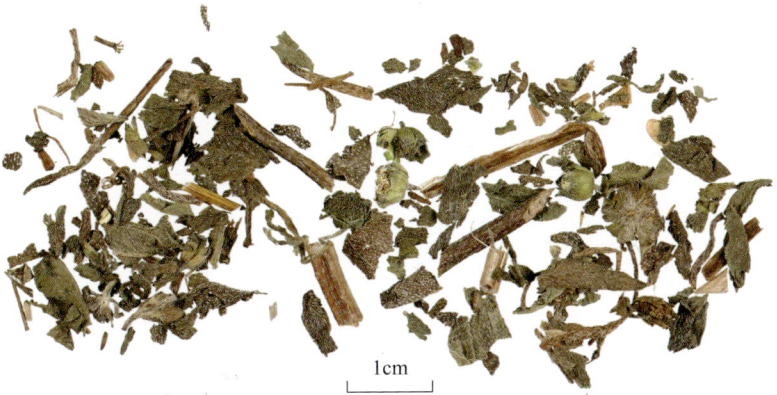

1cm

○ 薄 荷 ○

【基　　原】本品为唇形科植物薄荷 *Mentha haplocalyx* Briq. 的干燥地上部分。

【分布生境】北京有栽培。

【植物形态】多年生草本，茎直立，具匍伏的根茎。茎四棱形；单叶对生，叶披针形、卵状披针形、长圆状披针形至椭圆形，边缘疏生牙齿状锯齿；轮伞花序腋生；花萼管状钟形，外被柔毛及腺鳞，唇形花冠淡紫色至白色，雄蕊4，雌蕊花柱略超出雄蕊；小坚果。花、果期7～10月。

【采收加工】花开时采割，阴干。

【经验鉴别】本品茎呈方柱形，有对生分枝，表面紫棕色或淡棕色，棱角处有茸毛，断面白色，髓部中空。叶对生，有短柄，叶片皱缩，完整的叶片展开后呈宽披针形、长椭圆形或卵形，上表面深绿色，下表面灰绿色，稀披茸毛，有凹点状腺鳞。揉搓后有特殊清凉香气，味辛凉。质量以叶多，香气浓郁者为佳。

【性味归经】辛，凉。归肺、肝经。

【功能主治】宣散风热，清头目，透疹。用于风热感冒，风温初起，目赤，头痛，口疮，喉痹，麻疹，风疹，胸胁胀闷。

【用量用法】煎服，3～6g，入煎剂宜后下。

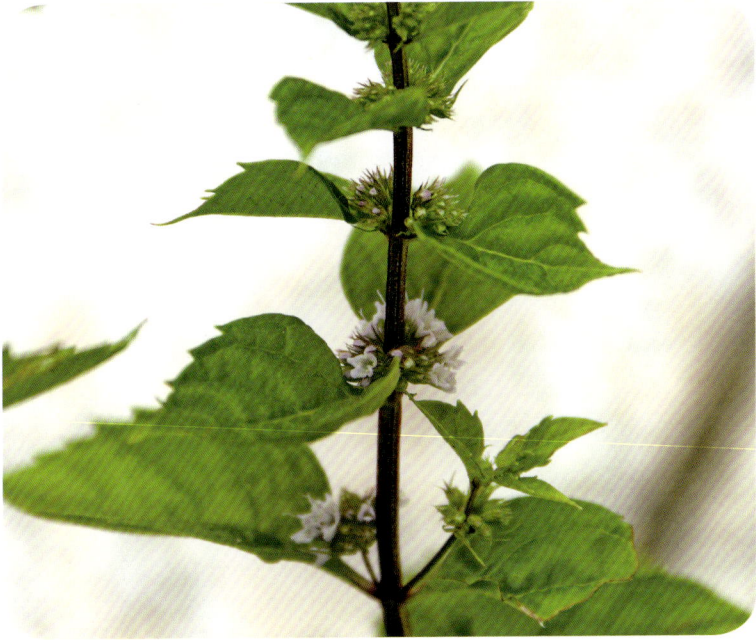

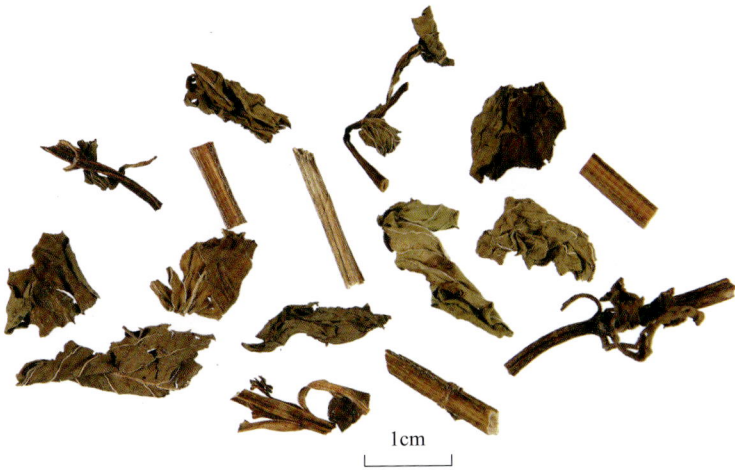

1cm

○ 翻白草 ○

【基　　原】本品为蔷薇科植物翻白草 *Potentilla discolor* Bge. 的干燥全草。

【分布生境】北京山区有野生，如怀柔二道关。生于山坡、路边。

【植物形态】多年生草本。根粗壮，下部常肥厚呈纺锤形。茎直立密被白色绵毛。羽状复叶，小叶片长圆形，上面绿色，下面密被白色茸毛，聚伞花序；副萼片线形，比萼片短；花瓣黄色；雄蕊多数。瘦果。花、果期 5 ～ 9 月。

【采收加工】夏、秋二季开花前采挖，除去泥沙和杂质，干燥。

【经验鉴别】本品根呈纺锤形或圆柱形，表面黄棕色或暗红棕色，质地硬脆，断面黄白色。基生叶丛生，上表面暗绿色，下表面密被白色长茸毛。质量以根肥大、叶片上表面灰绿者为佳。注意与"委陵菜"区别，本品小叶呈长圆形。

【性味归经】甘、微苦，平。归肝、胃、大肠经。

【功能主治】清热解毒，止痢，止血。用于湿热泻痢，痈肿疮毒，血热吐衄，便血，崩漏。

【用法用量】内服：煎汤，9 ～ 15g；或浸酒服。外用：适量，煎水熏洗或鲜品捣敷。

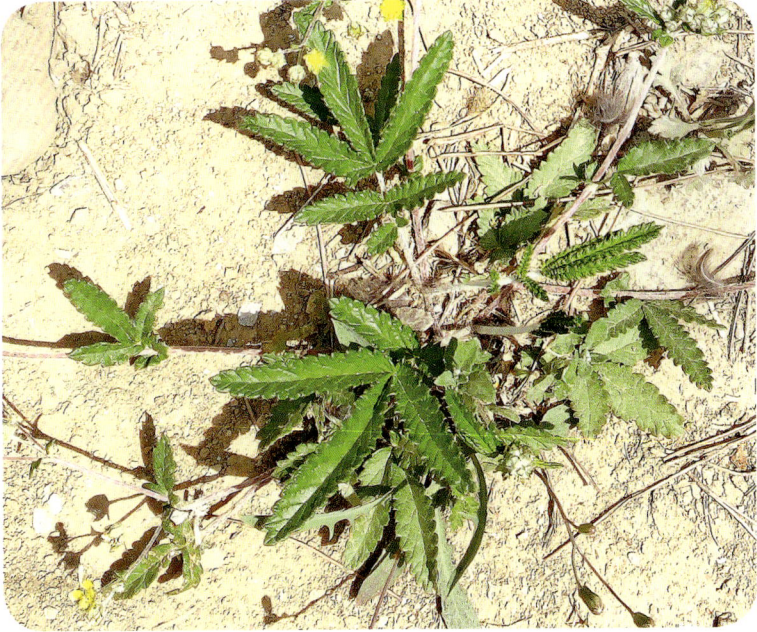

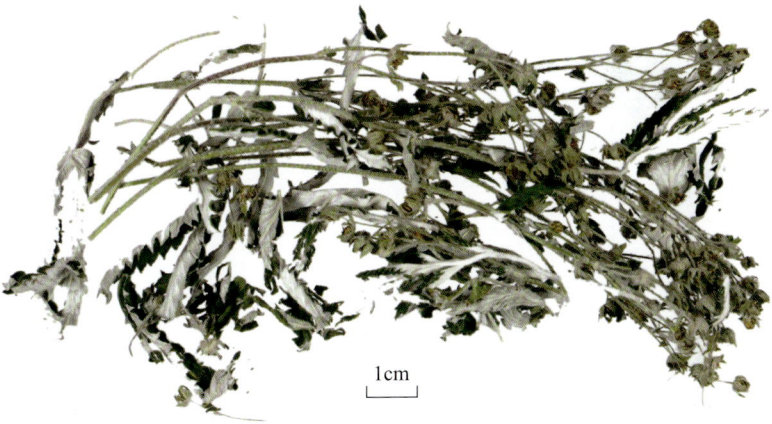

1cm

○ 瞿 麦 ○

【基　　原】本品为石竹科植物瞿麦 *Dianthus supeybus* L. 或石竹 *Dianthus chinensis* L. 的干燥地上部分。

【分布生境】瞿麦高山野生。石竹低山野生，常作为园林观赏植物栽培。

【植物形态】**瞿麦**　多年生草本。株高 30 ～ 50cm。茎丛生；叶线状披针形，基部成短鞘围抱茎节。花单生或数朵集成疏聚伞状。苞片 2 ～ 3 对；萼圆筒形；萼齿 5。花瓣 5，淡红色，瓣片边缘细裂成流苏状，雄蕊 10；花柱 2。蒴果狭圆筒形，包于宿存萼内。花期 7 ～ 8 月。

石竹　与瞿麦相似，区别是花瓣先端为齿裂。花期 5 ～ 9 月。

【采收加工】夏、秋二季花果期采割，除去杂质，干燥。或趁鲜切段，干燥。

【经验鉴别】瞿麦茎圆柱形，上部有分枝，表面淡绿色或黄绿色，光滑无毛，节明显，断面中空。叶对生，多皱缩。花萼筒状，苞片宽卵形，长约为萼筒的 1/4；蒴果长筒形，与宿萼等长。种子细小，多数。气微，味淡。石竹苞片长约为萼筒的 1/2；花瓣先端浅齿裂。质量均以色绿、花和叶多者为佳。

【性味归经】苦，寒。归心、小肠经。

【功能主治】利尿通淋，破血通经。用于热淋，血淋，石淋，小便不通，淋沥涩痛，经闭。

【用法用量】内服：煎汤，9 ～ 15g；或入九、散。外用：适量，煎汤洗。

【注意事项】孕妇慎用。

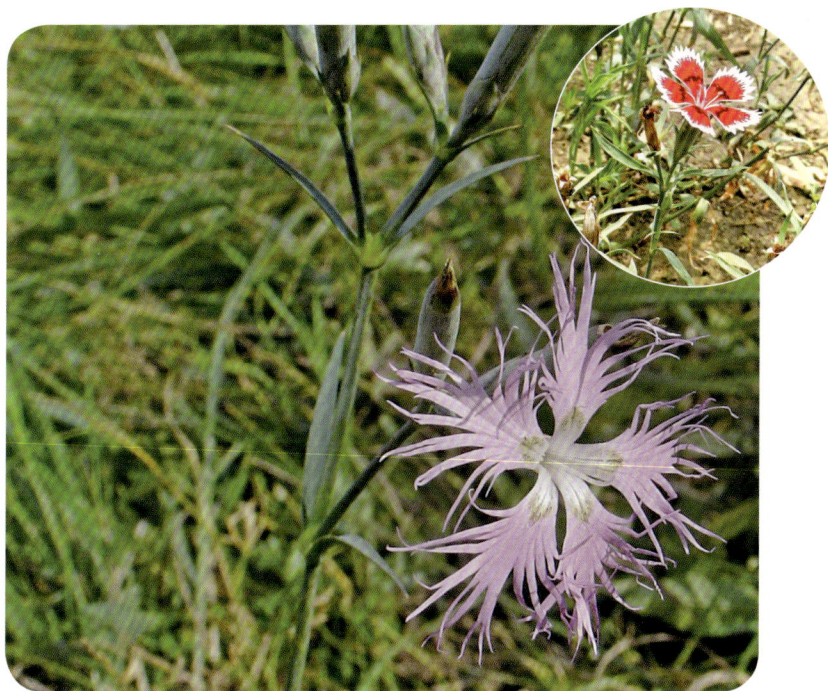

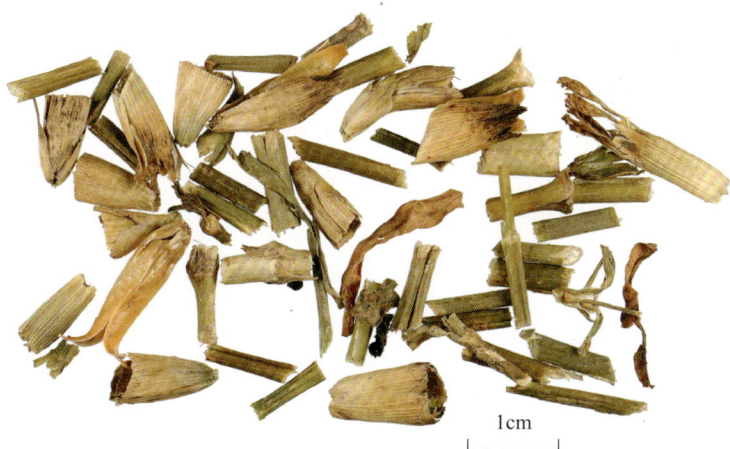

○ 蛇 莓 ○

【基　　原】本品为蔷薇科植物蛇莓 *Duchesnea indica* (Andr.) Focke 的全草。

【分布生境】生于山坡、道旁及杂草间。

【植物形态】多年生草本；根茎短；匍匐茎多数，长 30～100cm，有柔毛。复叶，小叶 3 枚，倒卵形至菱状长圆形，两面皆有柔毛，小叶柄有柔毛；托叶窄卵形至宽披针形。花单生于叶腋；萼片 5，被毛；副萼片倒卵形比萼片长；花瓣黄色；雄蕊多数；心皮多数；果实鲜红色有光泽。花期 6～8 月，果期 8～10 月。

【采收加工】夏、秋二季采收，洗净，晒干。以色绿、叶多、带果者为佳。

【经验鉴别】全草多缠绕成团，全体被白色茸毛。叶互生，三出复叶，叶缘具钝齿，表面黄绿色。聚合果棕红色，瘦果小，花萼宿存。质量以色绿、叶多、带果实者为佳。

【性味归经】甘、苦，寒。归脾、肺经。

【功能主治】清热凉血，消肿解毒。用于热病惊痛，咳嗽，吐血，咽喉肿痛，痢疾，痈肿，疔疮，蛇虫咬伤，烫伤。

【用法用量】9～15g。外用适量。

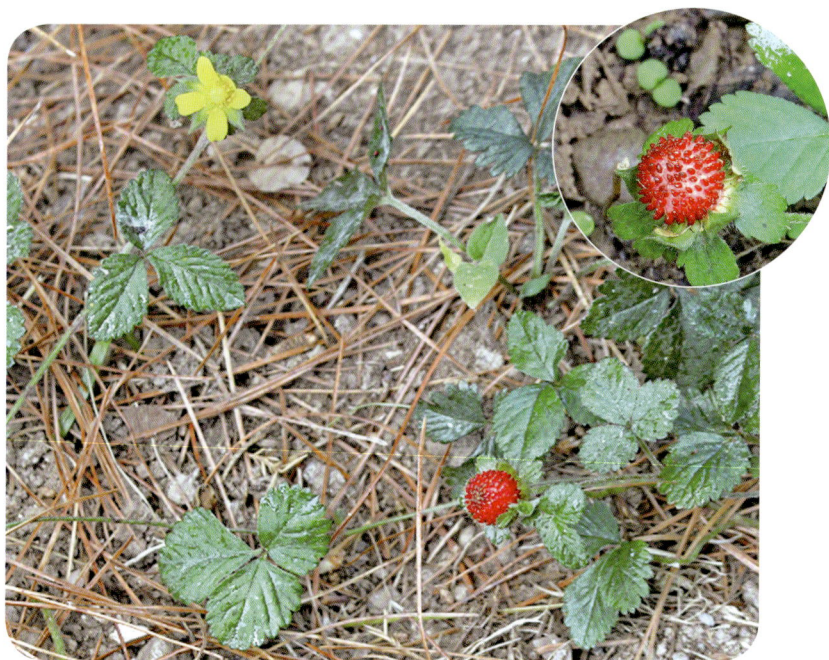

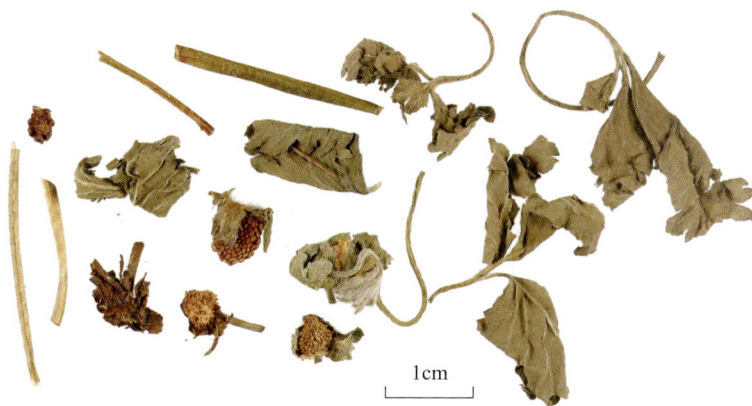

○ 麻 黄 ○

【基　　原】本品为麻黄科植物木贼麻黄 *Ephedra equisetina* Bge. 的干燥草质茎。

【分布生境】北京有零星栽培。

【植物形态】小灌木，高 70～100cm。木质茎粗大，直立；草质茎节间纤细而短，通常长 1.5～2.5cm，直径 1～1.5mm。鳞叶膜质鞘状，下部 3/4 合生，上部通常 2 裂，钝三角形。雄花序多单生，或 3～4 集生于节上，有苞片 3～4 对，基部约 1/3 合生；假花被窄倒卵形，雄蕊 6～8；雌花序单生，常在节上成对，花序窄椭圆形，苞片 3 对，最上 1 对约 2/3 合生，胚珠 1～2，珠被管长 1.5～2.5mm，常略弯曲。雌花序成熟时成肉红色浆果状，有短柄。种子多为 1 枚，窄长卵形。花期 6～7 月。种子成熟期 8～9 月。

【采收加工】秋季采割绿色的草质茎，晒干。

【经验鉴别】本品茎细圆柱形，多分枝，常带灰棕色的长木质茎，表面灰绿色或暗绿黄色，膜质鳞叶下部约 2/3 合生成鞘状，基部常呈棕色，上部 2 裂，裂片短三角形，先端钝。质量以色淡绿或黄绿、内心色红棕、手拉不脱节、味苦涩者为佳。

【性味归经】辛、微苦，温。归肺、膀胱经。

【功能主治】发汗散寒，宣肺平喘，利水消肿。用于风寒感冒，胸闷喘咳，风水浮肿。蜜制麻黄润肺止咳。多用于表证已解，气喘咳嗽。

【用法用量】内服：煎汤，2～10g；或入丸、散。

【附　　注】同科植物草麻黄 *Ephedra sinica* Stapf 和中麻黄 *Ephedra intermedia* Schrenk et C.A.Mey. 的干燥草质茎也作麻黄使用。

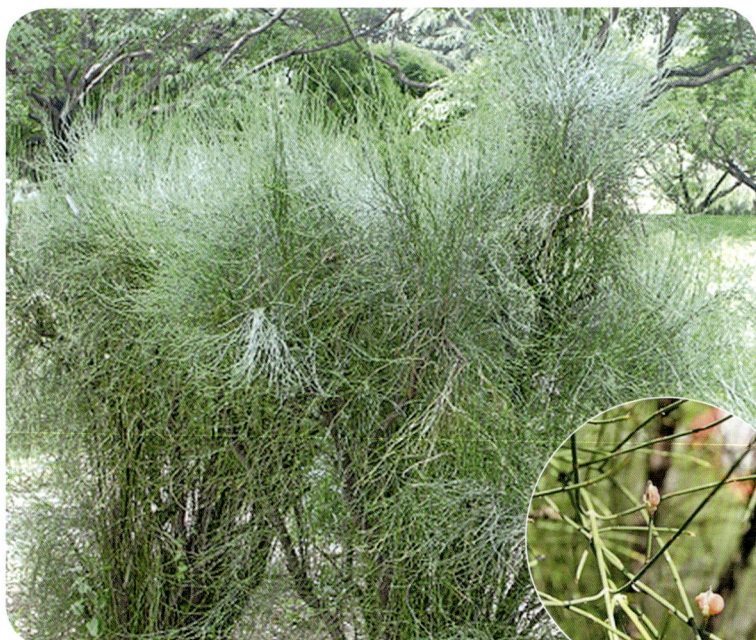

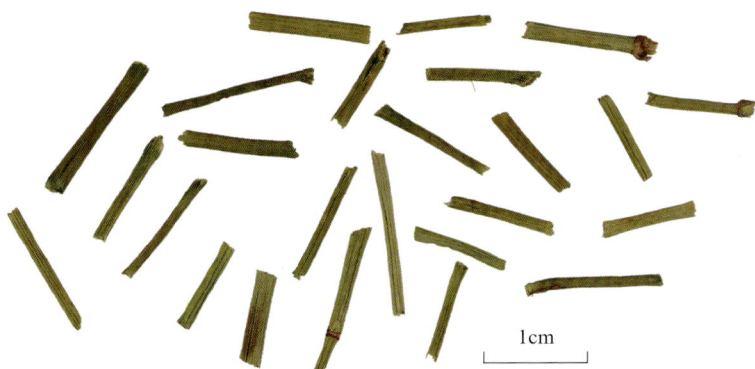

1cm

○ 藿 香 ○

【基　原】本品为唇形科植物藿香 *Agastache rugosa* (Fisch. et.Mey.) O.Ktze. 的新鲜地上部分。

【分布生境】生于阴坡山谷的灌草丛中。

【植物形态】多年生草本。株高达 1.5m。茎直立，四棱形，上部分枝。叶为卵形至披针状卵形，叶缘具粗齿，上面被微毛，下面被微柔毛和腺点。轮伞花序具多花，在主茎或分枝上排列顶生的穗状花序；苞片披针形。花萼管状钟形，具 15 脉，被微毛及黄色小腺体。花冠淡紫蓝色，二唇形，上唇直伸，先端微缺，下唇 3 裂，中裂片较大。雄蕊 4，后对较长；花柱先端短，2 裂。小坚果，卵状长圆形，腹面具棱，先端具短硬毛，褐色。花期 6～9 月，果期 9～11 月。

【采收加工】采收 6～7 月采收干燥。

【经验鉴别】本品通常作为鲜药使用，广藿香一般干燥使用，二者基原不同，注意鉴别应用。鲜品性状同于"植物形态"描述。北京多用茎叶，质量以叶多而嫩、香气浓者为佳。

【性味归经】辛，微温。归脾、胃、肺经。

【功能主治】芳香化浊，和中止呕，发表解暑。用于湿浊中阻，脘痞呕吐，暑湿表证，湿温初起，发热倦怠，胸闷不舒，寒湿闭暑，腹痛吐泻，鼻渊头痛。

【用法用量】内服：煎汤，6～12g，鲜者加倍，不宜久煎；或入丸散。外用：适量，煎水含漱，或浸泡患部；或研末调敷。

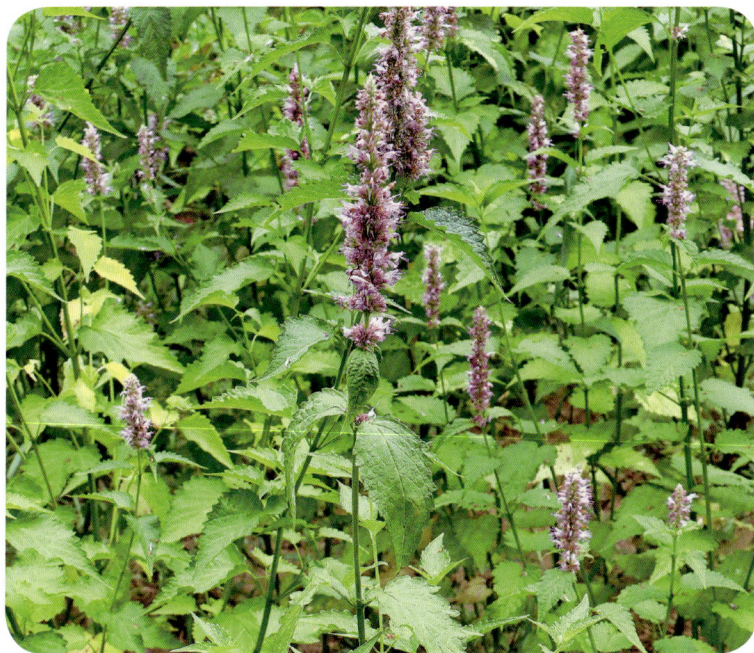

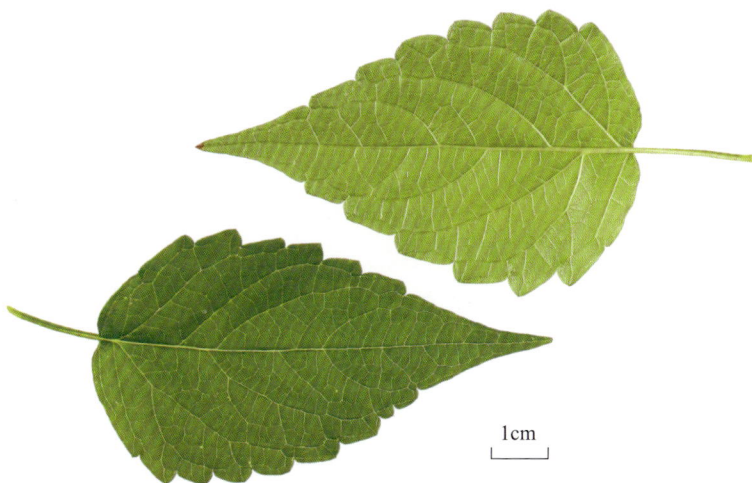

1cm

○ 鬼针草 ○

【基　原】本品为菊科植物鬼针草 *Bidens bipinnata* L.Sp.Pl 的干燥地上部分。

【分布生境】生于山坡路边、荒野或住宅附近。

【植物形态】一年生草本，高 50 ～ 100cm，茎中部叶和下部叶对生，叶二回羽状深裂，裂片再次羽状分裂，小裂片三角状或菱状披针形，先端尖或渐尖，边缘具不规则细齿或钝齿，两面略有短毛；上部叶互生，羽状分裂。头状花序；总苞片条状椭圆形；舌状花黄色，通常有 1 ～ 3 朵不发育；筒状花黄色，裂片 5。瘦果条形，具 3 ～ 4 棱有短毛；顶端芒状，3 ～ 4 枚。花期 8 ～ 9 月，果期 9 ～ 11 月。

【采收加工】夏季采收，除去杂质，晒干。

【经验鉴别】本品茎略呈方形，幼茎有短柔毛。叶纸质，常脱落。茎顶部常有扁平盘状花托，着生 10 余个长条形瘦果。气微，味淡。质量以色黄绿、叶多者为佳。

【性味归经】苦，微寒。归肺、心、胃经。

【功能主治】清热解表，活血散瘀。用于感冒发热，咽喉肿痛，肠痈，跌扑损伤，腰痛。

【用法用量】15 ～ 30g。外用捣敷或煎水熏洗。

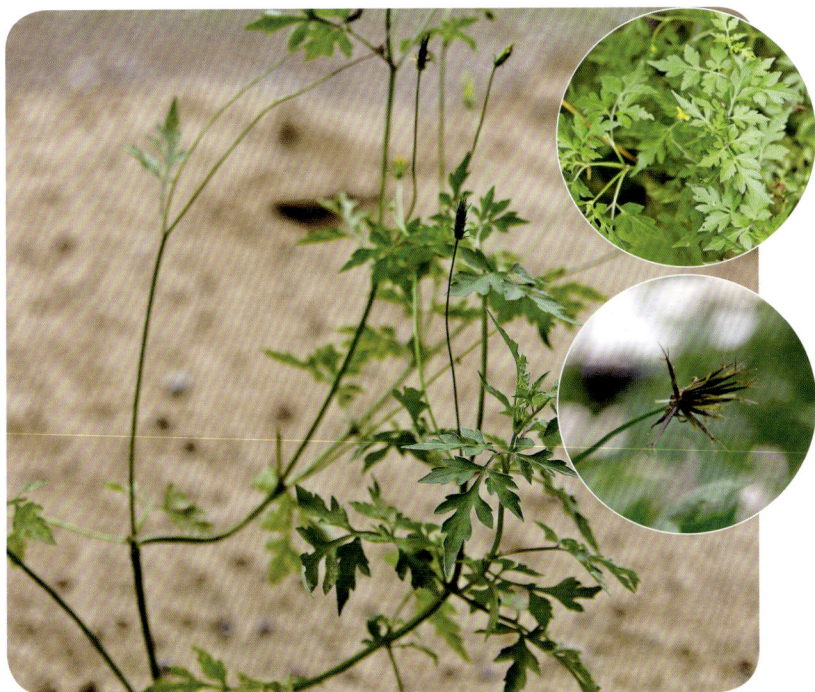

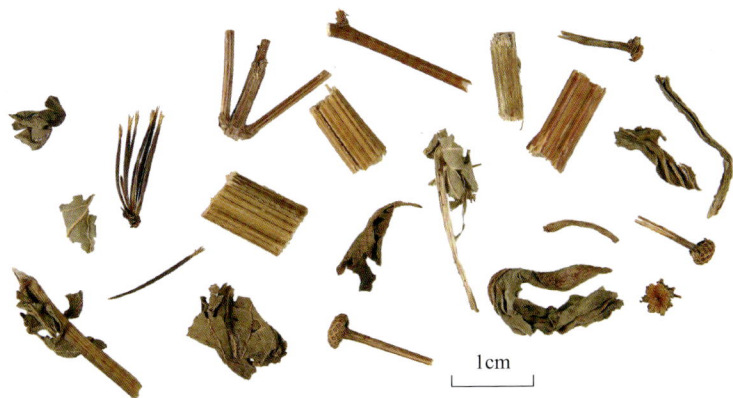

○ 兔儿伞 ○

【基　　原】本品为菊科植物兔儿伞 *Syneilesis aconitifolia* (Bge.) Maxim 干燥全草或根。

【分布生境】生于山坡荒地、林缘、路旁。

【植物形态】多年生草本，高 70～120cm。根状茎匍匐。茎直立，单一。基生叶 1 枚，幼时伞形，下垂。茎生叶互生；叶片圆盾形，掌状分裂，直达中心，裂片复羽状分裂，裂片 4～9，边缘具不规则的锐齿，上面绿色。下部叶直径 20～30cm。上部叶较小，裂片 4～6。头状花序多数，密集成复伞房状，顶生，基部有条形苞片；总苞圆筒状，总苞片 1 层，5 枚；花两性，8～11 朵，花冠管状长约 1cm，先端 5 裂，雄蕊 5，着生花冠管上；子房下位，1 室；花柱纤细，柱头 2 裂。瘦果有纵条纹；冠毛灰白色或带淡红褐色。花期 7～9 月，果期 9～10 月。

【采收加工】夏秋采收全草，洗净，鲜用或晒干。

【经验鉴别】本品根扁圆柱形，表面棕褐色，具不规则的环节和纵皱纹，两侧向下生多条根。根类圆柱形，表面灰棕色或淡棕黄色，表面密被灰白色根毛。质脆，断面皮部白色，木部棕黄色。气微特异，味辛凉。质量全草以色绿者为佳。

【性味】辛，微温。

【功能主治】活血舒筋，祛风湿。治颈部淋巴结炎，毒蛇咬伤。

【用法用量】用量 6～15g，水煎服或泡酒服用。

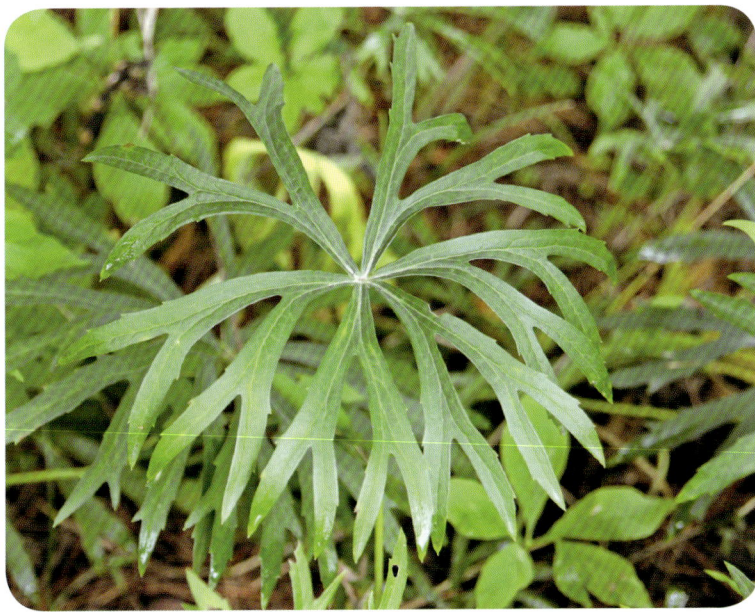

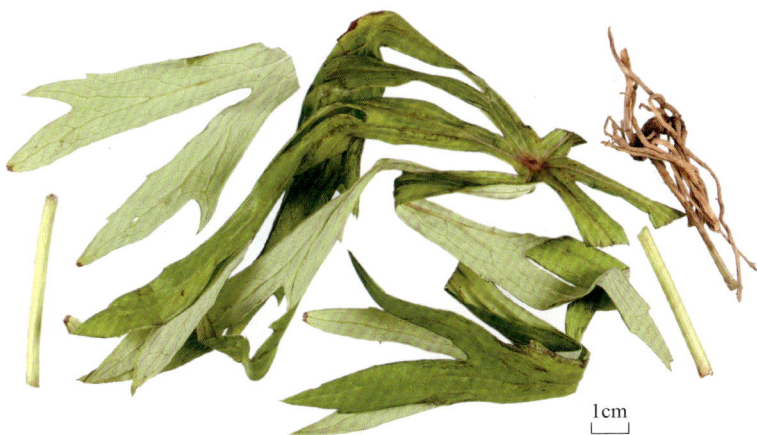

1cm

中草药名称索引

2016 年 3 月，首批北京市朝阳区中药特色技术传承工程启动，4 名中药师、25 名中医医师拜国医大师金世元教授嫡传弟子李京生、鞠海为师，以传承国医大师金世元教授的学术思想和特色技术为主并兼学其他流派技术，成为首批医药圆融班学员。中药特色技术传承涉及药用植物辨识、中药材及饮片传统性状鉴别、中药饮片传统炮制、传统中药制剂制作、中药饮片调剂、中成药合理使用等诸多方面。学员跟师实践的同时，迫切希望能有适合传承教学的系列教材。在没有现成教材情况下，首批师生在教学同时收集文献资料、拍摄原植物、中药材和饮片照片，着手自己编写教材，用于后续传承教学和基层中医药人的学习。随着第二、三批医药圆融班的启动，国医大师金世元教授嫡传弟子金艳、于葆墀、罗容、翟华强和北京中医药大学中药学院李向日教授加入朝阳区医药圆融班师资团队，学员队伍不断壮大。朝阳区中医协会作为朝阳区中医药薪火传承人才培养工程的项目实施单位，认真组织教学，各位指导老师带领学员们从野外药用植物辨识、药材饮片鉴别学习过程中拍摄的标本图片里精心挑选，中药师学员和参与本书编写的首批中医医师学员提出拟编教材体例和内容需求，编写组师生利用周末或工作日晚上时间遴选照片、审校文字，历时3年余，在首批医药圆融班学员结业后终成初稿，呈请国医大师金世元教授审核后定稿。

在朝阳区医药圆融班实践教学和本书编印过程中，作为朝阳区中药饮片教学实践基地的北京春风一方制药有限公司和北京太洋树康药业有限责任公司给予鼎力支持，在此由衷表示感谢。

回顾三年多书稿成书过程，编写组全体成员辛勤付出的情景历历在目：

京郊大地识本草，饮片优劣能知晓。

医药协同集资料，师生携手编书稿。

教学基地肩重担，国医大师亲审校。

历尽艰辛精品出，岐黄传承杏林茂。

冯传有

2019 年 12 月 31 日